总主编简介

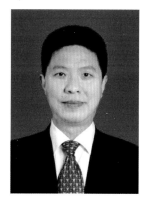

吴绪平，男，三级教授、主任医师、硕士研究生导师。现任中国针灸学会微创针刀专业委员会主任委员、中国针灸学会针刀产学研创新联合体理事长、世界中医药学会联合会针刀专业委员会学术顾问、湖北省针灸学会针刀专业委员会主任委员、湖北中医药大学"针刀医学"重点学科带头人、国家自然科学基金评审专家。已被收入《针刀医学传承家谱》，为中华针刀传承脉络第一代传承人。先后指导海内外硕士研究生60余名，2002年12月赴韩国讲学，分别于2003年3月和2011年5月赴香港讲学。2013年11月赴澳大利亚参加第八届世界针灸学术大会，并做学术报告。

40余年来，一直在湖北中医药大学从事针灸与针刀教学、临床及科研工作。主讲《经络腧穴学》《针刀医学》及《针刀医学临床研究》。先后发表学术论文80余篇，主编针灸、针刀专著60余部。获省级以上科研成果奖6项。编著大型系列视听教材《中国针刀医学》（20集）；主编《针刀临床治疗学》《分部疾病针刀治疗丛书》（1套9部）及《专科专病针刀治疗与康复丛书》（1套16部）及《针刀医学临床诊疗与操作规范》；主编新世纪全国高等中医药院校研究生教材《针刀医学临床研究》，全国中医药行业高等教育"十二五"规划教材《针刀医学》《针刀影像诊断学》和《针刀治疗学》，全国高等中医药院校"十三五"规划教材《针刀医学》；主持研制的行业标准《针刀基本技术操作规范》于2014年5月31日由中国针灸学会发布；总主编《分部疾病针刀临床诊断与治疗丛书》（1套10部）；独著出版《中国针刀治疗学》；主持研制的中国针灸学会针灸团体标准项目《循证针灸临床实践指南：针刀疗法》于2019年12月由中国针灸学会发布。在中国针灸学会的领导下，吴绪平教授任项目总负责人，组建中国针灸学会针灸病例注册登记研究联合体针刀疗法工作室，首批在全国组建了5个区域性工作室，即深圳工作室、十堰工作室、合肥工作室、黄石工作室和成都工作室，大力开展真实世界大数据、多中心的针刀临床病例注册登记研究工作，为针刀医学走出国门作出贡献。

主要临床专长：擅长运用针刀整体松解术治疗各种类型颈椎病、肩周炎、肱骨外上髁炎、腰椎间盘突出症、腰椎管狭窄症、强直性脊柱炎、类风湿关节炎、膝关节骨性关节炎、神经卡压综合征、腱鞘炎、跟骨骨刺及各种软组织损伤疼痛等。

作 者 简 介

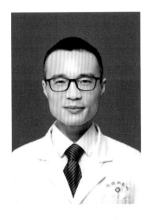

张仕玉，咸宁麻塘中医医院（咸宁麻塘风湿病医院）疼痛科病区主任、副主任医师、医学硕士，国家级非物质文化遗产"镇氏风湿病马钱子疗法"传承人。出生于中医世家，幼承家学，熟读中医经典著作，师从著名风湿病专家镇万雄、镇万林主任医师。读研究生期间，又拜国家级中医药传承导师梅国强教授、田玉美教授为师，并紧跟全国针刀名家吴绪平教授研习针刀疗法，潜心学习中医经典和针刀技术。经过长期的学习和临床观察，积累了较为丰富的经验，在《中医杂志》《中国中西医结合杂志》等医学期刊上以第一作者发表论文 32 篇，参编专著 2 本，参与国家 973 科研项目 1 项、国家中医药管理局科研项目 1 项、省级科研项目 1 项。

擅长运用针刀及其他中医疗法治疗强直性脊柱炎、风湿性关节炎、类风湿关节炎、痛风、颈椎病、腰椎间盘突出症、坐骨神经痛、股骨头坏死早期、产后风湿、纤维肌痛综合征、复发性风湿病等多种常见疾病。

专科专病针刀整体松解治疗与康复丛书

总主编　吴绪平

强直性脊柱炎针刀整体松解治疗与康复

主编　张仕玉

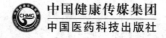

中国健康传媒集团
中国医药科技出版社

内 容 提 要

　　本书共分十三章，第一章介绍脊柱的临床应用解剖；第二章介绍脊柱生物力学；第三章介绍骨与软组织的力学系统——人体弓弦力学系统；第四章介绍脊柱疾病病因病理学理论；第五章介绍强直性脊柱炎的病因病理及诊断；第六章介绍强直性脊柱炎的体格检查方法；第七章介绍强直性脊柱炎针刀影像诊断；第八章介绍针刀操作技术；第九章介绍强直性脊柱炎针刀整体松解治疗；第十章介绍强直性脊柱炎针刀术后康复治疗与护理；第十一章介绍强直性脊柱炎针刀临证医案精选；第十二章介绍强直性脊柱炎针刀临床研究进展；第十三章介绍强直性脊柱炎针刀术后康复保健操。

　　全书内容丰富，资料翔实，图文并茂，言简意赅，实用性强。适合广大针刀临床医师及中医院校针灸、骨伤、针刀等相关专业大学生、研究生阅读参考。

图书在版编目（CIP）数据

强直性脊柱炎针刀整体松解治疗与康复 / 张仕玉主编. —北京：中国医药科技出版社，2021.8

（专科专病针刀整体松解治疗与康复丛书）

ISBN 978-7-5214-2604-5

Ⅰ. ①强… Ⅱ. ①张… Ⅲ. ①关节强直-脊椎炎-针刀疗法 Ⅳ. ①R274.94

中国版本图书馆 CIP 数据核字（2021）第 128866 号

美术编辑　陈君杞
版式设计　张　璐

出版	**中国健康传媒集团**｜中国医药科技出版社
地址	北京市海淀区文慧园北路甲 22 号
邮编	100082
电话	发行：010-62227427　邮购：010-62236938
网址	www.cmstp.com
规格	787×1092mm ¹⁄₁₆
印张	15¾
字数	373 千字
版次	2021 年 8 月第 1 版
印次	2021 年 8 月第 1 次印刷
印刷	北京市密东印刷有限公司
经销	全国各地新华书店
书号	ISBN 978-7-5214-2604-5
定价	49.00 元

获取新书信息、投稿、为图书纠错，请扫码联系我们。

《强直性脊柱炎针刀整体松解治疗与康复》
编 委 会

序

  针刀医学发展至今，已具备较完整的理论体系，治疗范围也已由慢性软组织损伤和骨质增生类疾病扩展到内、妇、儿、五官、皮肤、美容与整形等临床各科疾病。针刀医学事业要不断发展壮大，需确立个人的研究方向，做到专科、专家、专病、专技。把针刀治疗的优势病种分化为多个专病或专科。从事针刀医学的各位中青年人才，应该走先"专而精"，后"博而广"的道路，这样才能为针刀医学的繁荣发展打下坚实的基础，才能为针刀医学走出国门、面向世界，"让针刀医学为全世界珍爱健康的人民服务"成为现实。

  得阅由湖北中医药大学吴绪平教授总主编的《专科专病针刀整体松解治疗与康复丛书》，甚感欣慰。该套丛书提出了人体弓弦力学系统和慢性软组织损伤病理构架——网眼理论的新概念，进一步阐明了慢性软组织损伤和骨质增生类疾病的病因病理过程及针刀治疗的作用机制，将针刀的诊疗思路发展到综合运用立体解剖学、人体生物力学等知识来指导操作的高度上来，将针刀治疗从"以痛为腧"的病变点松解提升到对疾病病理构架进行整体松解的高度上来，发展和完善了针刀医学的基础理论，从不同的角度诠释了针刀医学的创新，这将极大地提高针刀治疗的愈显率，让简、便、廉、验的针刀医学更加深入人心。

  该套丛书按专病和专科分为 16 个分册，每分册详细地介绍了相关疾病的病因、临床表现以及针刀整体松解治疗的全过程，将每一种疾病每一支针刀的具体操作方法淋漓尽致地展现给读者，做到理论与实践紧密结合，提高临床医师学习效率。该丛书是一套不可多得的针刀临床与教学专著，将对针刀医学的推广应用起到重要作用。故乐为之序。

中 国 工 程 院 院 士
天津中医药大学教授
国 医 大 师
2017 年 3 月 10 日

前　言

　　《专科专病针刀治疗与康复丛书》（一套 16 本）由中国医药科技出版社于 2010 年出版以来，深受广大针刀临床医师和全国高等中医药院校本专科大学生的青睐，该套丛书发行量大，社会反响强烈。在 7 年多的临床实践中，针刀治疗的理念不断更新、诊断技术不断完善、治疗方法不断改进，有必要将上述优秀成果吸收到本套丛书中来。应广大读者的要求，我们组织全国针刀临床专家编写了《专科专病针刀整体松解治疗与康复丛书》。本套丛书是在《专科专病针刀治疗与康复丛书》的基础上，对针刀基础理论、针刀治疗方法进行了修改与补充，增加了针刀影像诊断、针刀术后康复及针刀临床研究进展的内容，以适应针刀医学的快速发展和广大读者的需求。

　　《专科专病针刀整体松解治疗与康复丛书》包括《颈椎病针刀整体松解治疗与康复》《腰椎间盘突出症针刀整体松解治疗与康复》《强直性脊柱炎针刀整体松解治疗与康复》《脊柱侧弯针刀整体松解治疗与康复》《痉挛性脑瘫针刀整体松解治疗与康复》《中风后痉挛性瘫痪针刀整体松解治疗与康复》《股骨头坏死针刀整体松解治疗与康复》《肩关节疾病针刀整体松解治疗与康复》《膝关节疾病针刀整体松解治疗与康复》《类风湿关节炎针刀整体松解治疗与康复》《关节强直针刀整体松解治疗与康复》《常见运动损伤疾病针刀整体松解治疗与康复》《神经卡压综合征针刀整体松解治疗与康复》《常见内科疾病针刀整体松解治疗与康复》《常见妇儿科疾病针刀整体松解治疗与康复》《常见美容减肥与整形科疾病针刀整体松解治疗与康复》。各分册分别介绍了针刀临床应用解剖、生物力学、骨与软组织的力学系统——人体弓弦力学系统、慢性软组织损伤的病因病理学理论及骨质增生的病理构架、疾病的诊断与分型、针刀操作技术、针刀整体松解治疗、针刀术后康复治疗与护理、针刀临证医案精选、针刀治疗的临床研究进展及针刀术后康复保健操等内容。

　　本套丛书以人体弓弦力学系统和慢性软组织损伤的病理构架理论为基础，从点、线、面的立体病理构架分析疾病的发生发展规律。介绍临床常见病的针刀基础术式，如"T"形针刀整体松解术治疗颈椎病，"C"形针刀整体松解术治疗肩周炎，"回"字形针刀整体松解术治疗腰椎间盘突出症及"五指定位法"治疗膝关节骨性关节炎等。将针刀治疗从"以痛为腧"病变点的治疗提升到对疾病的病理构架进行整体治疗的高度上来，提高了针刀治疗的临床疗效。同时，以人体解剖结构的力学改变为依据，着重介绍了针刀闭合性手术的术式设计、体位、针刀定位、麻醉方法、针刀具体操作方法及其疗程，并按照局部解剖学层次，描述每一支针刀操作的全过程，将针刀医学精细解剖学和立体解剖学的相关知识充分应用到针刀的临床实践中，提出了针刀术后整体康复的重要性和必要性，制定了针刀术后的康复措施及具体操作方法。

　　本套《专科专病针刀整体松解治疗与康复丛书》共计 300 余万字，插图 3000 余幅，图文并茂，可操作性强。成稿后，经丛书编委会及各分册主编多次修改审定后召开编委会定稿，突出了影像诊断在针刀治疗中的指导作用，达到了针刀基础理论与针刀治疗相联系、针刀治疗原理与针刀术式相结合、针刀操作过程与局部解剖相结合的目的，强调了针刀术后护理及康复治疗的重要性，反映了本时期针刀临床研究的成果。由于书中针刀治疗原则、术式设计及操作步骤全过程均来源于作者第一手临床资料，可使读者直接受益。本丛书适合广大针刀临床医师、全国高等中医药院校针灸推拿学、针刀、骨伤及中医学专业大学生和研究生阅读参考。

  丛书编委会非常荣幸地邀请到中国工程院院士、国医大师、天津中医药大学石学敏教授为本套丛书作序，在此表示诚挚的谢意！

  尽管我们做出了很大努力，力求本套丛书全面、新颖、实用，但由于针刀医学是一门新兴的医学学科，我们的认识和实践水平有限，疏漏之处在所难免，希望广大中西医同仁及针刀界有识之士多提宝贵意见。

丛书编委会

2017 年 6 月

编写说明

  《强直性脊柱炎针刀治疗与康复》于 2010 年出版发行以来，至今已经 10 余年了。该书指导临床医师应用针刀治疗强直性脊柱炎，对提高针刀诊疗与术后康复技术起到重要作用，深受广大读者的青睐，社会反响强烈。随着社会的飞速发展，临床诊疗技术日新月异，针刀整体松解治疗疾病的思路不断拓展。经本书编委会反复酝酿、讨论，对该书进行了认真修订，进一步明确了针刀整体松解术治疗强直性脊柱炎的新理念和具体操作方法，有助于提高临床疗效；强化了现代康复治疗，重视针刀治疗与术后康复相结合。故将书名改为《强直性脊柱炎针刀整体松解治疗与康复》。

  本书共分十三章，第一章介绍脊柱的临床应用解剖；第二章介绍脊柱生物力学；第三章介绍骨与软组织的力学系统——人体弓弦力学系统；第四章介绍脊柱疾病病因病理学理论；第五章介绍强直性脊柱炎的病因病理及诊断；第六章介绍强直性脊柱炎的体格检查方法；第七章介绍强直性脊柱炎针刀影像诊断；第八章介绍针刀操作技术；第九章介绍强直性脊柱炎针刀整体松解治疗；第十章介绍强直性脊柱炎针刀术后康复治疗与护理；第十一章介绍强直性脊柱炎针刀临证医案精选；第十二章介绍强直性脊柱炎针刀临床研究进展；第十三章介绍强直性脊柱炎针刀术后康复保健操。

  本书的特色在于以骨与软组织的力学系统为主线，详细阐述了强直性脊柱炎的力学病因、发病机制，论述了强直性脊柱炎立体网络状病理构架与临床表现之间的联系，并根据骨与软组织的力学系统平衡失调，设计了针刀整体松解术式。本书的另一个特色在于重视针刀术后的整体康复治疗对针刀疗效的影响，设计了多种针刀术后康复方法供针刀医师在临床上使用。

  全书内容丰富，资料翔实，图文并茂，言简意赅，实用性强。适合广大针刀临床医师及中医药院校针灸、骨伤、针刀等相关专业大学生、研究生阅读参考。

本书编委会
2021 年 5 月

目　录

第一章

脊柱的临床应用解剖

第一节　脊柱躯干表面解剖

一、颈部表面解剖

（一）体表标志（图 1-1）

1. 舌骨

位于颏隆凸的下后方，适对 $C_3\sim C_4$ 椎间盘平面；舌骨体两侧可扪到舌骨大角，是寻找舌动脉的标志。

2. 甲状软骨

位于舌骨下方，上缘平对 C_4 上缘，即颈总动脉分叉处；前正中线上的突起为喉结。

3. 环状软骨

位于甲状软骨下方。环状软骨弓两侧平对 C_6 横突，是喉与气管、咽与食管的分界标志；又可作为甲状腺触诊和计数气管环的标志。

4. 颈动脉结节

即 C_6 横突前结节。颈总动脉行经其前方。在胸锁乳突肌前缘中点，平环状软骨弓向后压迫，可阻断颈总动脉血流。

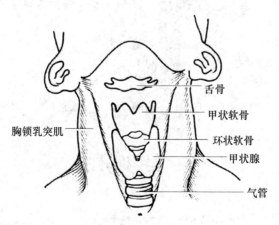

舌骨

甲状软骨

胸锁乳突肌

环状软骨

甲状腺

气管

图 1-1　颈部体表标志

5. 胸锁乳突肌

位于颈侧部，是颈部分区和划分各三角的重要标志。其起端两头之间称为锁骨上小窝，位于胸锁关节上方。胸锁乳突肌后缘中点又是颈丛皮神经的汇聚处。

6. 下颌后窝

位于下颌支后方，窝内主要有腮腺。其后界为乳突及胸锁乳突肌，上界为外耳道，前界为下颌支后缘，内侧界为茎突和起自茎突的茎突舌骨肌、茎突舌肌和茎突咽肌。

7. 锁骨上大窝

是锁骨中 1/3 上方的凹陷，窝底可扪到锁骨下动脉的搏动、臂丛和第 1 肋。

8. 胸骨上窝

位于颈静脉切迹上方的凹陷处，是触诊气管的部位。

（二）体表投影（图1-2）

1. 颈总动脉及颈外动脉

下颌角与乳突尖连线的中点，右侧至胸锁关节、左侧至锁骨上小窝的连线，即两动脉的投影线；甲状软骨上缘是二者的分界标志。

2. 锁骨下动脉

相当于右侧自胸锁关节、左侧自锁骨上小窝向外上至锁骨上缘中点的弧线，最高点距锁骨上缘 1～1.5cm。

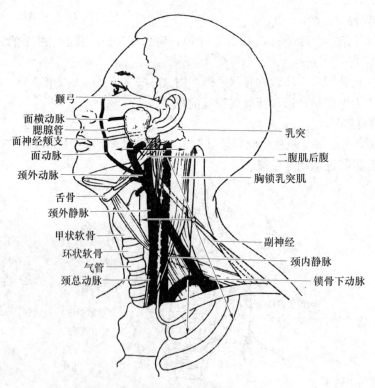

图 1-2　颈部体表投影

3. 颈外静脉

位于下颌角至锁骨中点的连线上，是小儿静脉穿刺的常用部位。

4. 副神经

自乳突尖与下颌角连线的中点，经胸锁乳突肌后缘上、中 1/3 交点至斜方肌中、下 1/3 交点的连线。

5. 臂丛

自胸锁乳突肌后缘中、下 1/3 交点至锁骨中、外 1/3 交点稍内侧的连线。

6. 神经点

约在胸锁乳突肌后缘中点处，是颈丛皮支浅出颈筋膜的集中点，为颈部皮神经阻滞麻醉的部位。

7. 胸膜顶及肺尖

位于锁骨内 1/3 上方，最高点距锁骨上方 2～3cm。在颈根部行臂丛阻滞麻醉或针刺治疗时，不应在此处进针，以免发生气胸。

二、背部表面解剖（图 1-3）

1. 棘突

在后正中线上可触及大部分椎骨的棘突。第 7 颈椎的棘突较长，常作为辨认椎骨序数的重要标志；胸椎的棘突斜向后下，呈叠瓦状。

2. 肩胛冈

肩胛冈为肩胛骨背面高耸的骨嵴。在正常人体，两侧肩胛冈内侧端的连线，平对第 3 胸椎棘突。其外侧端为肩峰，为肩部的最高点。

3. 肩胛骨下角

当上肢下垂时，易于触及肩胛骨下角。两侧肩胛骨下角的连线，平对第 7 胸椎棘突。

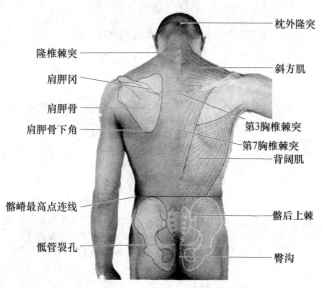

图 1-3　背部的体表标志

4. 第 12 肋

在竖脊肌外侧可触及第 12 肋，但有时应注意该肋甚短，因此易将第 11 肋误认为第 12 肋，以致在此处进行针刀治疗时损伤胸膜，造成气胸及内脏损伤。

5. 竖脊肌

竖脊肌为棘突两侧可触及的纵行隆起。该肌的外侧缘与第 12 肋的交角，称为脊肋角，肾脏位于该角的深部。

三、腰部表面解剖

1. 腰椎棘突（图 1-4）

在后正中线上，可以摸到腰椎棘突，其棘突呈水平位，第 4 腰椎棘突平两侧髂嵴最高点。其上有背阔肌、竖脊肌、横突棘肌、棘上韧带、棘间韧带、腰背筋膜等附着。

2. 骶正中嵴

骶骨背面后正中线上，有一列纵行隆起，即骶正中嵴，由骶椎棘突融合而成。骶正中嵴上有 3~4 个后结节，以第 2、3 后结节最显著，其附着结构同腰椎棘突。

3. 骶中间嵴

在骶正中嵴外侧，有一列不明显的粗线，为关节突愈合的遗迹。有竖脊肌、骶髂后韧带等附着。

4. 骶外侧嵴

骶外侧嵴为横突愈合的遗迹，在骶中间嵴稍外侧，4 个隆起形成一断续的粗线，即骶外侧嵴，其内侧一拇指宽处为骶后孔。其上有腰背筋膜、骶髂后韧带、骶结节韧带等附着。

5. 骶管裂孔

沿骶正中嵴向下，由第 4、5 腰椎背面的切迹与尾骨围成的孔称为骶管裂孔，是椎管的下口。

6. 骶角

为骶管裂孔两侧向下的突起，是骶管麻醉进针的标志。

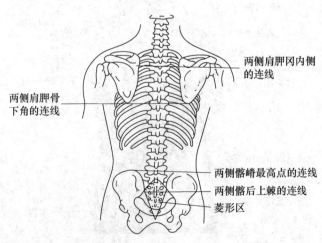

图 1-4　脊柱区体表标志

7. 尾骨

由 4 块退化的尾椎融合而成，位于骶骨的下方。肛门后方，有肛尾韧带附着。

8. 髂嵴

髂嵴为髂骨翼的上缘，是计数椎骨的标志，两侧髂嵴最高点的连线平对 L_4 棘突。

9. 髂后上棘

是髂嵴后端的突起，两侧髂后上棘的连线平 S_2 棘突，其上有骶结节韧带、骶髂后韧带及多裂肌附着。

10. L_3 横突

较粗大，在腰部易触及。其上有竖脊肌，腹内、外斜肌及腰方肌等附着。

11. 脊肋角

为竖脊肌外侧缘与第 12 肋的交角，肾脏位于该角深部。在肾脏疾患时，是肾囊封闭常用的进针部位。

12. 米氏凹

是左右髂后上棘与 L_5 棘突和尾骨尖的连线，凹陷的两侧为髂后上棘，上端平 L_5 棘突下方，下端为两侧髂后上棘至尾骨尖的连线，称为米氏凹。当腰椎或骶尾椎骨折或骨盆骨折时，米氏凹可变形。

四、胸部表面解剖

（一）体表标志（图 1-5）

1. 颈静脉切迹

颈静脉切迹为胸骨柄上缘的切迹，在正常人体，该切迹平对第 2、3 胸椎之间。临床上，常以此切迹用来检查气管是否存在偏移。

2. 胸骨角

胸骨柄与胸骨体连接处微向前突的角，称为胸骨角。该角两侧平对第 2 肋软骨，是计数肋的重要标志。该角向后平对第 4 胸椎体的下缘，纵隔内的一些重要器官在此平面发生形态改变，如主动脉弓在此平面与升、降主动脉分界；气管在此平面分为左、右主支气管；胸导管在此平面由右转向左行等。

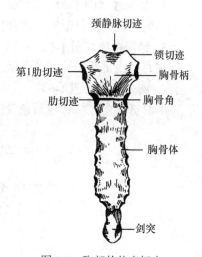

颈静脉切迹
锁切迹
第1肋切迹
胸骨柄
肋切迹
胸骨角
胸骨体
剑突

图 1-5　胸部的体表标志

3. 剑突

剑突与胸骨体的连接处，称为剑胸结合，平对第 9 胸椎，上端两侧与第 7 肋软骨相连，下端游离，并伸至腹前壁上部。

4. 锁骨和锁骨下窝

沿颈静脉切迹至肩峰可触及锁骨的全长。锁骨中、外 1/3 交界处的下方，有一凹陷，称为锁骨下窝。锁骨下窝的深处有腋动、静脉及臂丛通过。

在锁骨下方一横指处，锁骨下窝内，可以触及肩胛骨的喙突。

5. 肋弓和胸骨下角（图 1-10）

肋弓系由第 7、8、9、10 肋软骨相连而成，沿剑突两侧向外下方可触及肋弓的全长。在临床上，该结构是肝、脾触诊的重要标志。肋弓的最低部位是第 10 肋，平对第 2、3 腰椎体之间。

胸剑结合与两侧肋弓共同围成的结构，称为胸骨下角，角内有剑突。剑突与肋弓之间的角，称为剑肋角。临床上，将左剑肋角作为心包穿刺的常用部位。

6. 肋和肋间隙

在胸骨角平面可触及第 2 肋，依次向下可触及下部的肋及相应的肋间隙。二者可作为胸腔及腹腔上部器官的定位标志，如在左第 5 肋间隙锁骨中线内侧 1～2cm 处，可触及或观察到心尖的搏动。

7. 乳头

男性乳头一般位于锁骨中线与第 4 肋间隙交界处，而女性的乳头略低，偏向外下方。

（二）标志线

胸部的标志线主要是通过胸部的一些骨性或肌性标志所作的参考线，其常用于胸部器官位置关系的确定及临床诊疗的定位。

1. 前正中线（图 1-6）

前正中线是经胸骨正中所做的垂线，此线将胸前区分为左、右对称的两部分。

2. 胸骨线（图 1-6）

胸骨线是经胸骨最宽处的外侧缘所做的垂线。

3. 锁骨中线（图 1-6）

锁骨中线是经锁骨中点所做的垂线。

4. 胸骨旁线（图 1-6）

胸骨旁线是经胸骨线与锁骨中线之间的中点所做的垂线。

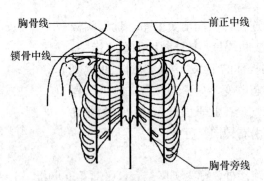

图 1-6　胸部体表标志（前面观）

5. 腋前线与腋后线（图 1-7）

腋前线与腋后线是分别经腋前、后襞与胸壁的交界处所做的垂线。

6. 腋中线（图 1-7）

腋中线是经腋前、后线之间的中点所做的垂线。

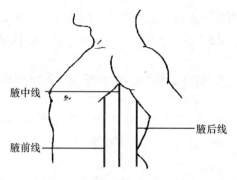

图 1-7 胸部体表标志（侧面观）

7. 肩胛线（图 1-8）

肩胛线是两臂下垂时经肩胛骨的下角所做的垂线。

8. 脊柱旁线（图 1-8）

脊柱旁线是沿脊柱横突外侧端所做的连线，为一稍凸向内侧的弧形线。

9. 后正中线（图 1-8）

后正中线是经躯干后面正中所做的垂线，相当于各椎体棘突尖的连线。

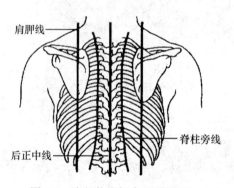

图 1-8 胸部体表标志（后面观）

五、腹部表面解剖

（一）软组织标志（图 1-9）

1. 腹上窝

腹上窝为腹部前正中线最高处的小凹，仰卧时更易见到腹上窝位于剑胸结合的直接下方，其两侧是肋缘。

2. 前正中线

上自剑胸结合处，下达耻骨联合上缘，全长被脐分成脐上、下 2 段。前正中线是一皮肤浅沟，为任脉循行部位。其正中是腹白线，由腹部三层扁肌的腱膜在左、右侧腹直肌之间交织构成。

3. 脐

脐与左、右侧髂嵴最高点约在同一平面，一般向后平齐 L_4 棘突，但位置不稳定。

自脐向两侧并稍向上斜的带状皮肤节段，由第 10 胸神经皮支支配，据此可以推算腹部的其他皮肤节段，则可据脐的位置来判断脊髓和脊神经损害或麻醉平面。

4. 腹直肌

腹直肌为腹白线两侧的纵行肌性隆起。此肌发达者可显出数条横纹，为腹直肌腱划。

5. 半月线

又称腹直肌线，为沿腹直肌外侧缘的弧形线，自耻骨联合外侧向上与第 9 肋软骨下缘相交，其右侧的交点即为胆囊底的体表投影。

6. 腹股沟韧带

腹股沟韧带为附着于髂前上棘和耻骨结节之间的韧带，也是腹部和股部的分界线。此韧带的中点上方一横指处为腹股沟管腹环所在部位。中点的深面有股动脉通过。

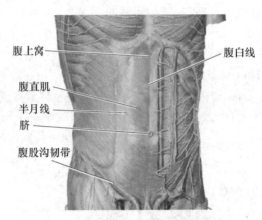

图 1-9　腹部软组织的体表标志

（二）骨性标志

腹部骨性标志主要有髂前上棘、髂嵴、耻骨联合、耻骨嵴和耻骨结节，还有剑突、肋弓等（图 1-10）。

1. 肋下角和剑突

左、右侧肋缘的夹角叫胸骨下角或称肋下角，此角可随腹部膨隆和腹内压增高而加大，角内有剑突。一侧肋缘与剑突侧缘之间，为剑肋角。

2. 髂前上棘和髂嵴

髂前上棘位于髂嵴的上端，在腹部外侧缘的内侧约 2cm。人直立时，髂嵴的最高点为髂结节。髂嵴是骨髓穿刺的常用部位，两侧髂嵴最高点连线平对 L_4 棘突，是进行腰椎麻醉和穿刺的标志。

3. 耻骨联合

在腹部前正中线下端易于扪及。耻骨联合上缘是骨盆入口的界标之一，空虚状态的膀胱位于耻骨联合上缘平面以下。其前面有腹直肌附着。

4. 耻骨嵴和耻骨结节

耻骨嵴是自耻骨联合上缘向外侧方延伸的横向骨嵴，长 2～3cm，终于耻骨结节。男性可以阴茎悬韧带向上两横指取之。耻骨嵴的直上方，是腹股沟管浅环的内侧份，此环的中心点在耻骨结节的直上方。耻骨嵴上有锥状肌及腹直肌附着。耻骨结节上有腹股沟韧带附着。

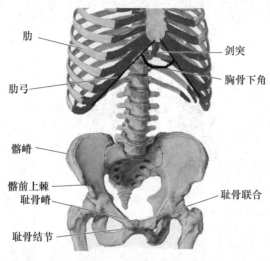

图 1-10 腹部骨性标志

（三）体表投影

腹腔主要器官在腹前壁的投影有较大的个体差异，随体位、年龄、体型、器官的充盈状态及腹壁肌肉紧张度的差异而有所变化。卧位时器官上移，膈肌上升；直立时则相反。老年人常有内脏下垂；成年人内脏位置较固定。矮胖者因腹部上宽下窄，膈肌、肝、盲肠和阑尾等位置较高，胃趋于横位；瘦长者与此相反。

第二节 脊柱弓弦力学系统

脊柱弓弦力学系统由静态弓弦力学单元和动态弓弦力学单元及辅助装置（籽骨、副骨、滑囊、脂肪及皮肤）组成，脊柱静态弓弦力学单元由弓（躯干骨骼）和弦（关节囊、韧带、筋膜）组成，脊柱动态弓弦力学单元由躯干骨骼加上附着于脊柱的骨骼肌组成。

一、脊柱静态弓弦力学单元

（一）弓

1. 颈椎骨

颈椎共有 7 个，除第 1、2、7 颈椎因结构有所差异，属于特殊颈椎外，余下 4 节称为普通颈椎（图 1-11）。

（1）普通颈椎：普通颈椎的每节椎骨均由椎体、椎弓和突起等 3 部分所组成（图 1-12，图 1-13）。

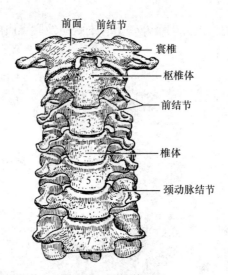

图 1-11 颈椎前面观

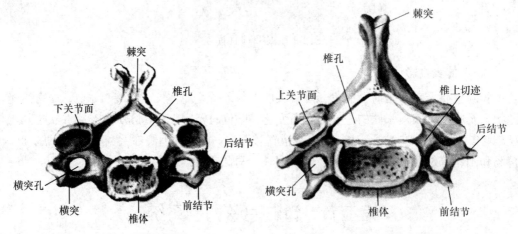

图 1-12 第 4 颈椎下面观   图 1-13 第 6 颈椎上面观

①椎体：椎体是支持体重的主要部分，颈椎椎体较胸、腰椎明显为小，其横径大于矢状径，上面较下面略小。一般下位颈椎较上位颈椎大。椎体主要由松质骨构成，表层的密质骨较薄，受伤时，可被压扁。

从正面观，椎体上面中部微凹，两侧偏后呈隆起状，似元宝形，此唇状隆起称为钩突。从椎体的侧面观，由于钩突的隆起，而使椎体形如山峰状。椎体的下面前缘呈唇状突向前下方，因此椎体的前后径，下方大于上方，且椎间盘的平面前方略低，此与颈椎前路手术关系密切。椎体的后方较为平坦，中央部有数个小孔，有静脉通过。这些静脉参与构成椎内静脉丛，在手术时如伤及此处，则易引起难以控制的出血。

钩突起自椎体前外侧交界处，沿椎体侧方向后陡然突起，并延伸达椎体后缘中外 1/3 交界处变平，因其似钩状，故名钩突。其与相对应的上一椎体下面的斜坡处相咬合而构成钩椎关节，又名 Luschka 关节。钩突前方为颈长肌，外侧为横突孔，其内通过椎动脉、静脉及包绕的交感神经丛，后外侧参与构成椎间孔前壁，有颈神经根及椎动脉通过

（图 1-14）。内侧为椎间盘。上述各结构联合构成钩突横突关节突复合，由于其附近通过的都是颈部重要血管、神经，一旦发生病变，如钩突增生，斜度过大，横突孔过小或关节突肥大，向前突出，均可引起血管、神经压迫，如同时再伴有颈椎假性滑脱，后纵韧带骨化，椎间盘突出或黄韧带增厚发生皱褶，就会加重症状。

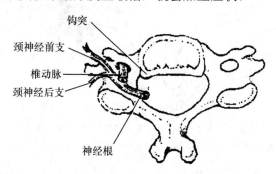

图 1-14 颈椎钩突与神经根、椎动脉的关系

②椎弓：自椎体侧后方发出，呈弓状。由两侧 1 对椎弓根和 1 对椎板所组成。椎弓根短而细，与椎体的外后缘成 45°相连接，上下缘各有一较狭窄的凹陷，分别称为颈椎椎骨上切迹和颈椎椎骨下切迹。在相邻两个颈椎上、下切迹之间形成椎间孔，有脊神经和伴行血管通过。由于椎弓根短而细，故椎间孔较为狭窄，为颈脊神经受挤压的原因之一。

颈椎椎弓板是椎弓根向后延伸部分，呈板状，较胸、腰椎椎弓板狭长。其在椎体后缘与两侧椎弓根合拢构成椎管。侧面观呈斜坡状，上缘靠近前方使椎管与神经根管入口处的矢状径略小，而下方则较远离椎管，而使椎管与神经根管的矢径略大，在下缘前面有弓间韧带或称黄韧带附着，并向下延伸，止于下一椎节椎弓板的上缘，于两节椎弓根之间构成椎管后壁，当其肥厚或松弛时，可突向椎管而压迫脊髓。

③突起：突起分横突、上关节突、下关节突和棘突。

横突起自椎体侧后方与椎弓根处，短而宽。中央部有圆形横突孔，有椎动脉与椎静脉通过。横突孔的横径较前后径对椎动脉受压更为重要，因此在减压时，应以扩大横径为主。紧贴横突孔的后方有一自内上向外下走行的斜形深沟，即脊神经沟，有脊神经经此穿出。于脊神经沟的终端分成前后 2 个结节，即前结节和后结节。行颈椎侧前方手术时，勿超过前结节，否则易误伤脊神经根和伴行的血管。C_6 前结节较为隆起粗大，又称颈动脉结节，正好位于颈总动脉后方，用于头颈部出血时的压迫止血。

颈椎横突及其后的关节突有许多肌肉附着，自前向后有颈长肌、头长肌、前斜角肌、中斜角肌、后斜角肌、肩胛提肌、颈夹肌、颈髂肋肌、颈最长肌、头最长肌、头半棘肌、颈半棘肌及多裂肌等（图 1-15）。

横突对脊柱侧屈及旋转运动起杠杆作用。颈部活动时，特别是椎骨间不稳定时，横突孔内部结构容易受到牵拉和挤压。横突孔周围结构的改变，如钩突增生、孔内骨刺、上关节突增生均可影响横突孔的大小，尤其是钩突增生，更易压迫椎动脉。

棘突居于椎弓的正中。C_3～C_6 多呈分叉状，突向侧、下、后方，以增加与项韧带和肌肉的附着面积，对颈部的仰伸和旋转运动起杠杆作用。

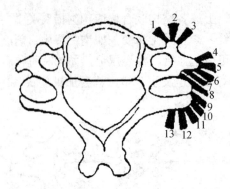

图 1-15　颈椎横突及关节突的肌肉附着

1. 颈长肌；2. 头长肌；3. 前斜角肌；4. 中斜角肌；5. 后斜角肌；6. 肩胛提肌；7. 颈夹肌；
8. 颈髂肋肌；9. 颈最长肌；10. 头最长肌；11. 头半棘肌；12. 颈半棘肌；13. 多裂肌

关节突分为上关节突和下关节突，左右各一，呈短柱状，起自椎弓根与椎板的交界处。关节面呈卵圆形，表面平滑，与椎体纵轴成 45° 角，因此易受外力作用而导致脱位。此关节属滑膜囊关节，其表面有软骨面，周围为较松弛的关节囊。在其周围有丰富的肌群附着，以增加其稳定性。其前方直接与脊神经根相贴，因此当该处增生、肿胀或松动时，则易压迫脊神经根。

④椎间孔：或称椎间管，其内有颈神经根和血管通过，其余空隙为淋巴管和脂肪组织所占据。在枕骨与寰椎之间，寰枕关节后面与寰枕后膜前缘间形成一孔，有第 1 颈神经和椎动脉穿行。在寰椎与枢椎之间，寰枢关节后面与黄韧带前缘之间也形成一孔，有第 2 颈神经穿行。$C_3 \sim C_7$ 椎间孔（图 1-16）上、下壁分别为上一椎骨的椎下切迹和下一椎骨的椎上切迹；前壁为椎体后面侧部的下半、椎间盘后外侧面和钩椎关节；后壁为椎间关节囊。椎间孔实际为一向前、下、外方的斜行管，长度为 6～8mm，内通椎管的外侧角。

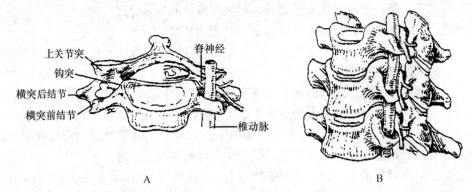

图 1-16　椎间孔

A. 上面观；B. 侧面观

椎间孔的矢状切面呈椭圆形或卵圆形。椎间孔平均值，矢径为 6.68mm±0.5mm，纵径为 7.85mm±0.54mm，其最小数值，平均长度（矢径）男、女分别为 5.7mm 和 5.8mm，平均高度（纵径）男、女分别为 7.5mm 和 6.0mm。如小于此值，可能会产生椎间孔狭窄。

颈前屈时，两侧的椎间孔变大；颈后伸时，两侧椎间孔变小；当颈侧屈和旋转时椎间孔也有变化，转动或侧弯的一侧椎间孔变小，而对侧的变大。$C_2 \sim C_7$ 椎间孔自上向下依次有第 3~7 颈神经走行。颈部处于自然体位时，颈神经根在生理张力下被拉紧，且位于椎间孔的最上部，靠近椎弓根的内侧面；当屈颈时更是如此；伸颈时，神经根放松，下降于椎间孔中部，不再与孔上方的椎弓根内侧面紧密接触。牵引可增大椎间隙和椎间孔。在椎间孔中部，后根在上，前根在下，神经根与椎间孔大、小之比 1:2~1:8，第 1 椎间孔约有 50%大于其他椎间孔，而通过的神经根却相对较小，故甚少受压。

椎间盘退行性变可引起颈椎病。椎间关节及钩椎关节因应力改变发生骨质增生，可致椎间管狭窄变形，压迫神经根，致神经根水肿及变性等改变。由于神经根由上一椎骨下切迹穿出后，在椎动脉后方斜行交叉通过，上述改变亦会使椎动脉及脊髓受到影响。切除突出的钩椎关节，扩大椎间孔，可使受压的神经根解除压迫。

⑤椎孔：或称椎管，由椎体与椎弓围成，颈椎的椎孔呈三角形，其内有颈段脊髓通过。相当于颈丛和臂丛发出处，椎孔显得较大。颈椎椎孔矢径平均为 15.47mm±1.11mm，横径为 22.58mm±1.22mm，男性大于女性。颈椎椎管矢径以 C_1 及 C_2 最大。一般认为，如颈椎椎管矢径小于 12mm，横径 C_1~C_2 小于 16~17mm，C_3~C_7 小于 17~19mm，即可认为颈椎椎管狭窄。

椎管的大小与其内容物是相适应的，椎管各段大小不一，其内容物的体积亦有变化，在矢径上，有硬膜前组织、硬膜后组织、硬脊膜囊。硬脊膜囊内包含脊髓和各层膜之间的间隙。椎管内容物与椎管在矢径上的比值越大，缓冲余地越小，越容易受压。正常人颈髓矢径一般在 7.5mm 左右，与椎管壁间有一定缓冲间隙。颈段脊柱屈伸时，颈椎椎管的长度发生改变。当颈椎前屈时椎管拉长，硬膜后移，同时脊髓亦拉长变细，横截面积变小；颈椎后伸时，硬膜前移靠近椎间盘，脊髓缩短变粗，横截面积可增加 9%~17%。而椎管与硬膜矢径反而缩小，硬膜囊前后壁紧靠脊髓，缓冲间隙消失，脊髓易于受到挤压，故脊髓型颈椎病后伸时症状会加重。

（2）特殊颈椎

①寰椎（图 1-17）：即第 1 颈椎，呈不规则环形。它由一对侧块，一对横突和前后两弓组成，上与枕骨相连，下与枢椎构成关节。

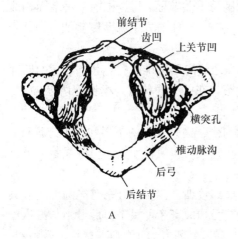
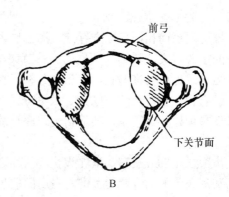

前结节
齿凹
上关节凹
横突孔
椎动脉沟
后弓
后结节
A

前弓
下关节面
B

图 1-17 寰椎上、下面观
A. 上面观；B. 下面观

侧块位于寰椎的两侧，相当于普通颈椎的椎弓根与上下关节突，为一对肥厚而坚硬的骨块。从上面观，有两个肾形凹陷的关节面，朝向内、上、后方，称上关节凹，与枕骨髁构成寰枕关节。在关节中部有一稍微狭窄的切迹将其分为前后两部。侧块的内侧面有一粗糙结节，系寰椎横韧带附着部。在此结节上尚有一小结节，参与寰枢关节的运动。侧块的前方为头直前肌附着点。从下面观，为一对圆形微凹的下关节面，与枢椎的上关节面构成寰枢外侧关节。于上、下关节面的周围分别有寰枕关节囊与寰枢关节囊包绕。

横突侧块的两端为一三角形的横突，尖端向外，表面粗糙，稍厚，而无分叉，有肌肉与韧带附着，对头颈部的旋转活动起平衡作用。横突孔位于横突基底部偏外，较大，有椎动脉和椎静脉穿行。

前弓短而稍平，呈板状与侧块前方相连接。前方正中的隆突称为前结节，有颈前肌与前纵韧带附着。后方正中有圆形的齿突关节面，与枢椎的齿突构成寰齿前关节。在前弓的上下两缘分别有寰枕前膜和前纵韧带附着。

后弓长而曲度较大，呈不规则的圆棍状与侧块后方相连。后面正中部为粗糙的后结节，与普通颈椎的棘突相似，有项韧带和头后小肌附着，限制头部过度后伸。后弓上方偏前各有一斜形深沟通向横突孔，因有椎动脉出第1颈椎横突孔后沿此沟走行，故名椎动脉沟，此沟尚有枕下神经通过。当手术切除第1颈椎后弓减压时，勿涉及此沟，以免误伤椎动脉而造成无法控制的大出血。后弓上缘有寰枕后膜附着，椎动脉穿过此膜进入颅腔。后弓下面靠近侧块处亦有一较浅的沟槽，与枢椎椎弓根上缘的浅沟相吻合而形成椎间孔，有第2颈神经通过。前后弓均较细，尤其与侧块连接处，易遭受暴力而引起该处骨折与脱位。

②枢椎（图1-18）：即第2颈椎，椎体上方有柱状突起，称齿突。除齿突外，枢椎外形与普通颈椎相似。

枢椎椎体较普通颈椎为小，于齿突两旁各有一朝上的圆形上关节面，与寰椎的下关节面构成寰枢外侧关节。椎体前方中部两侧微凹，为颈长肌附着部。

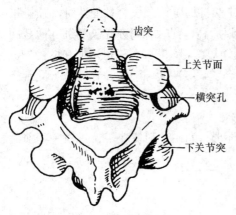

齿突

上关节面

横突孔

下关节突

图1-18 枢椎上面观

椎弓根短而粗，其上方有一浅沟，与寰椎下面之浅沟形成椎间孔。其下方有面向前下方的下关节突，与第3颈椎的上关节突构成关节。在关节的前方为枢椎下切迹与第3颈椎上切迹构成的椎间孔，有第3颈神经经此穿出。

横突较短小，前结节缺如，故不分叉，亦无沟槽。横突孔由内下斜向外上方走行。椎弓板呈棱柱状，较厚，其下切迹较深，故椎间孔较大。棘突粗而大，呈分叉状，下方有纵行深沟。

齿突长1.5cm左右，呈乳头状，顶部稍粗而根部较细。其前后分别有椭圆形之前关节面和后关节面。前者与寰椎前弓后面的齿突关节面构成寰齿前关节。后者则与寰椎横韧带构成寰齿后关节。齿突的顶端称为齿突尖，上有齿突韧带，两侧则有翼状韧带附着。因齿突根部较细，在外伤时易骨折而引起危及生命的高位截瘫。

枢椎齿突的血供较为复杂，可能与颈枕部活动量较大有关，齿突及其韧带主要由以下 4 条动脉供给：

前升动脉，成对，起自相应椎动脉的前内面，自 C$_2$、C$_3$ 椎间孔穿出后，在颈长肌深面向内上侧上行，在枢椎体中心，越过中线互相吻合，并发出穿支至枢椎前面，在枢椎关节平面，其分支穿入前内面，供应关节囊及前内侧的滑膜。每个前升动脉发出细支，穿入齿突基底前外面，在此平面接收裂穿动脉后，继续在齿突外面向上后方行走。此动脉还供应软骨下骨、关节囊及翼状韧带。

后升动脉，亦成对，较前升动脉为大，起自相应椎动脉的后内面，在枢椎椎体与椎弓根交接处的沟内上升，发出穿支至前面，并分支至覆膜，在上行过程中，距齿突外缘 1～2mm 越过寰椎横韧带后面，弯向内侧，越过相应翼状韧带的后面。在翼状韧带的上缘，后升动脉在齿突外缘上升，最后在齿突尖端与前升动脉形成尖形的弓。

裂穿动脉为从颈内动脉颅外段最上部发出的众多小支，至咽后裂，在枢椎两侧与前升动脉吻合。

齿突的血供主要有 2 个来源（图 1-19）：

中央动脉，从前方进入，在齿突体中心上升。

经齿突尖韧带、翼状韧带及副韧带进入的动脉，此动脉对维持齿突上部的血供甚为重要。对这些韧带的过度牵引（如在治疗脊柱侧弯时应用颅骨-骨盆拔伸牵引）或这些韧带的断裂可引起齿突的缺血坏死，多发生在上 1/3～1/4 处。

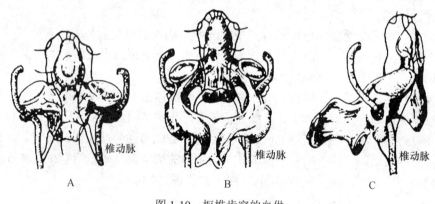

图 1-19 枢椎齿突的血供
A. 前面观；B. 后面观；C. 侧面观

③隆椎：即第 7 颈椎，其大小与外形均介于普通颈椎与胸椎之间（图 1-20，图 1-21）。但其棘突长而粗大，无分叉。因明显隆起于颈项部皮下，故又名隆椎。在临床上常以此作为辨认椎骨顺序的标志。

横突较粗大，后结节大而明显，但前结节较小或缺如，如横突过长，且尖端向下，或有肋骨出现（即颈肋），则可引起胸腔出口狭窄症候群。横突孔较小，且畸形较多，其中通常没有椎动脉通过，仅有椎静脉通过。

2. 胸椎骨

（1）椎骨：系由前方呈短圆柱形的椎体及后方呈板状的椎弓共同构成。

①椎体椎体是椎骨主要的负重部分，其内部为骨松质，表面为薄层骨密质，上、下面较为粗糙，并借椎间盘与邻近的椎骨连接。椎体后面微凹陷，与椎弓共同围成椎孔。

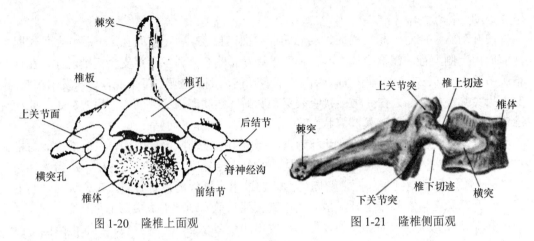

图 1-20　隆椎上面观　　　　　　　　图 1-21　隆椎侧面观

各椎骨的椎孔连接起来，构成椎管，椎管主要容纳脊髓。

②椎弓椎弓为一弓形的骨板。椎弓与椎体的连接部分较缩窄，称为椎弓根。根的上、下缘各有一切迹。相邻椎骨的椎上切迹与椎下切迹共同围成椎间孔。椎间孔内有脊神经及血管通过。两侧的椎弓根向后内侧扩展为宽阔的骨板，称为椎弓板。

自椎弓上发出 1 个棘突、1 对横突及 2 对关节突共 7 个突起。

棘突椎弓棘突向后方（胸椎棘突向后下方）伸出，棘突的尖端可于体表触及，为一重要的骨性标志。

横突椎弓横突向两侧伸出，椎体的横突与棘突均为肌以及韧带的附着处。

关节突椎弓根与椎弓板结合处分别向上、下方突起，形成上关节突与下关节突。相邻椎骨的上、下关节突共同构成关节突关节。

（2）胸椎的主要特征：胸椎共 12 块。胸椎的椎体由上向下逐渐增大，其横切面呈心形。椎体侧面后份接近椎体上、下缘处，各有一小关节面，分别称为上肋凹与下肋凹（但第 1 胸椎及第 9 以下各胸椎的肋凹并不典型），肋凹与肋骨肋头组成关节。横突末端的前面，有横突肋凹，其与肋结节组成关节。关节突关节面几乎呈冠状位。胸椎的棘突较长，向后下方倾斜，呈叠瓦状排列。（图 1-22，图 1-23）

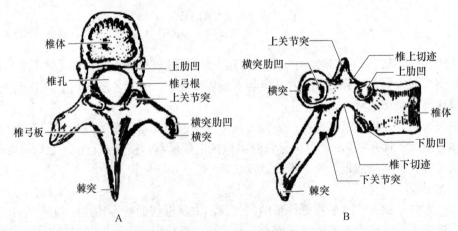

图 1-22　胸椎整体观

A. 上面观；B. 侧面观

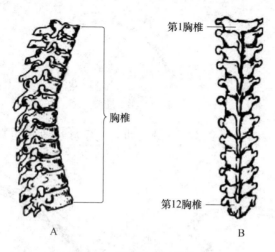

图 1-23　脊柱胸背区整体观

A. 侧面观；B. 后面观

3. 胸部骨骼

（1）胸骨（图 1-5）：为位于胸前壁正中的扁平骨，其前面微突，后面略凹。胸骨自上而下依次由 3 部分组成，即胸骨柄、胸骨体及剑突。

①胸骨柄：该部分的上半段较宽厚，下半部较扁窄。胸骨柄外侧缘的上分与第 1 肋相接。

②胸骨体：该部分为一长方形的骨板，两侧外侧缘与第 2～7 肋软骨相接。

③剑突：其扁而薄，与胸骨体的下端相接。其形状变化较大，下端游离。

（2）肋

①肋软骨：肋软骨位于各肋骨的前端，由透明软骨构成，终身不发生骨化。

②肋骨：肋骨呈长条形，属扁骨，分为体与前、后两端。

肋骨后端膨大的部分，称为肋头，肋头有关节面与相应胸椎的椎体肋凹构成关节。肋头外侧稍细的部分，称为肋颈。肋颈的外侧端向后方粗糙的突起，称为肋结节，肋结节上有关节面与相应胸椎的横突肋凹构成关节。

肋体扁而长，分为内、外两面及上、下两缘。其内面近下缘处有肋沟，其内有神经及血管经过。肋体后部的曲度最大，其急转处称为肋角。肋骨前端稍宽，与肋软骨相接。

第 1 肋骨（图 1-24）扁、宽而短，无肋角及肋沟，分为上、下两面及内、外两缘。其内缘前份有前斜角肌结节，为前斜角肌肌腱的附着处。此结节前、后方分别有锁骨下动脉与锁骨下静脉经过。

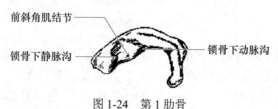

图 1-24　第 1 肋骨

第 2 肋骨（图 1-25）为第 1 肋骨与典型肋骨之间的过渡型肋骨。

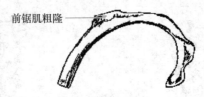

图 1-25　第 2 肋骨

第 12 肋骨（图 1-26）无肋结节、肋颈及肋角（第 11 肋骨的结构与第 12 肋骨相似）。

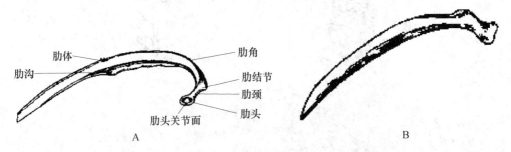

图 1-26　肋骨

A. 第 6 肋骨，为典型肋骨；B. 第 12 肋骨

肋弯曲而富有弹性，但第 5～8 肋曲度较大，而且缺乏保护及活动度，因此，肋骨骨折多发生于第 5～8 肋。骨折断端若向内移位，可刺破胸膜、肺及肋间血管，引起血、气胸及肺不张。

4. 腰骶尾部的骨骼

腰骶尾部包括 5 块腰椎、5 块骶椎和 4～5 块尾椎。至成年，5 块骶椎愈合成 1 块骶骨，4～5 块尾椎愈合成 1 块尾骨。

（1）腰椎（图 1-27）

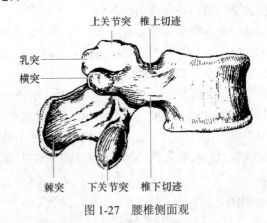

图 1-27　腰椎侧面观

①椎体：腰椎椎体因为负重关系在所有脊椎椎骨中，体积最大，L_1～L_2 椎体的横断面呈肾形，L_3 椎体或 L_4 椎体过度为椭圆形，L_5 椎体则呈橄榄形。

腰椎椎体从侧面观呈楔形，椎体前缘高度自 L_1 至 L_5 逐渐递增，而后缘高度则逐渐递减，以适应腰段脊柱前凸。椎体由纵向及横向略呈弧形的骨小梁构成，交织成网，以抵抗压应力及拉应力。随着年龄增长，骨质逐渐疏松，单位体积骨量减少，横行骨小梁变细，有的甚至消失，纵行骨小梁增粗，周围皮质变薄。椎体由于长期负荷，可逐渐压缩变扁，呈楔形。髓核也可经软骨板突向椎体，而形成许莫结节；椎间盘退变后，椎体边缘会出现骨质增生。

腰椎椎体横径及矢径自 L_1 向 L_4 逐渐增大，与椎体负重自上向下逐渐增加一致，但重力到达 L_5 下部时，部分经腰骶椎间关节传递至骶髂关节，L_5 椎体下部负重小于上部，其下部横、矢径与 L_4 椎体相应部位也相应变小。每个腰椎的上、下横径及矢径均大于中横矢径；每个腰椎椎体的下横径（除女性 L_5 外）均大于上横径，每个椎体下矢径（除 L_5 外）均大于上矢径。各椎体矢径均较横径为小，L_5 更小。

②椎弓板：腰椎椎弓板较厚，并略向后下倾斜，椎孔在下部比上部大；两侧椎弓板会合形成椎弓板夹角，夹角变小可影响椎管的狭窄程度。

③椎弓根：腰椎的椎弓根伸向后外，外形呈弧形，与椎板、椎体、关节突融合在一起。其厚度自上而下逐渐递增，L_5 约为 L_1～L_2 的 1 倍。其横断面呈卵圆形，上方有一较浅的椎弓根上切迹，切迹较小，自 L_1 向下矢径下降，构成椎间孔的下壁，下方有一较深的椎弓根下切迹，切迹较深，椎下切迹较大，上下区别不大，构成椎间孔的上壁。腰椎侧位 X 线片上，根据椎上切迹矢径的大小，可大致估计侧隐窝的宽窄。

④关节突：位于椎管的后外方，椎间孔后方，上关节突由椎弓根发出，向内与上一节腰椎的下关节突相接，下关节突由椎弓板发出，向外由此椎间关节的方向呈矢状位，以利于腰椎的屈伸动作，但向下逐渐呈斜位，至于 L_5 几乎呈冠状位。腰椎关节突间部又称峡部，其前外侧和后内侧皮质骨之间只有少量骨小梁，较坚固。当身体前屈时发生的剪力，作用于腰骶部的关节突间部时，由于关节突的方向与作用力垂直，相邻 2 个关节被挤压很紧；如果关节突间部长期承受这种压力，可能发生峡部不连，甚至滑脱，是引起腰痛的原因之一。

⑤横突：横突起源于椎弓根的后部，由椎弓根与椎弓板会合处向外突出。腰椎横突较薄，呈带状，与腹壁外形相适应。在上关节突的后缘有一卵圆形隆起，称乳突，横突根部的后下侧有一小结节，为副突，乳突与副突之间可形成浅沟、切迹、孔或管。腰神经后内侧支则由此骨孔或管穿行，骨质增生则可压迫相应神经。

L_3 横突最长，其次为 L_2 和 L_4 横突，L_5 横突最短，并向后方倾斜，L_3 横突弯度大，活动多，所以受到的杠杆作用最大，受到的拉应力也最大。其上附着的筋膜、韧带、肌肉承受的拉力也较大，损伤机会也相对较多。

腰椎的横突有众多大小不等的肌肉附着，在相邻横突之间有横突间肌，横突尖端与棘突之间有横突棘肌，横突前侧有腰大肌及腰方肌，L_2 横突前尚有膈肌，横突的背侧有竖脊肌，还有腹内、外斜肌和腹横肌，借助腰背筋膜起于 L_1～L_4 横突。腰神经后支自椎间孔发出后，其外侧支穿横突间韧带骨纤维孔后，沿横突的背面和上面走行，并穿过起于横突的肌肉至其背侧。

⑥棘突：腰椎的棘突由两侧椎板在中线处汇合而成，呈长方形骨板，腰椎的棘突宽并且水平向后。其末端膨大，下方如梨状为多裂肌肌腱附着处。腰椎的棘突有众多肌肉、韧带附着其上，更增加了脊柱的稳定性。相邻棘突间空隙较大，适于穿刺，L_3～L_5 棘突间是腰椎穿刺或麻醉的常用进针部位。

⑦腰段椎管：各腰椎椎孔连成椎管。L_1～L_2 呈卵圆形，L_3 呈三角形，L_5 呈三叶形，

其余可呈橄榄形（图 1-28）。

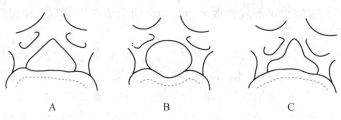

图 1-28　椎孔形状

A. 三角形；B. 卵圆形；C. 三叶形

中央椎管腰段前界为椎体、椎间盘纤维环后面及后纵韧带；后界为椎弓板、棘突基底及黄韧带；两侧为椎弓根；后外侧为关节突。腰椎椎管自 $L_1 \sim L_2$ 间隙以下包含马尾神经根，其被硬脊膜包围的部分形成硬膜囊，各神经根自硬膜鞘袖发出后在椎管内行程的一段骨性结构称为神经根管，以后分别自相应椎间孔穿出。

腰椎椎管的矢径为自椎体后缘中点至棘突基底，后者在 $L_1 \sim L_3$ 相当于上、下关节突尖部的连线，在 L_4 为此连线向后 1mm，在 L_5 为棘突透明影的前缘向前 1mm。腰椎椎管矢径平均为 17mm（14～20mm），正常最低值为 13～15mm。横径为两侧椎弓根内面连线，平均为 24mm（19～29mm），在 L_2、L_4 最窄。男性椎管横径平均值较女性大1.12mm。

腰椎椎管矢、横径的增减关系与椎体者大致平行，但矢径基本相等，L_5 的矢、横径相差约 10mm，其矢径与横行之比约为 0.62:1。

（2）骶骨：呈扁平的三角形，其底向上，尖向下，向后下方弯曲，由 5 个骶椎愈合而成。两侧与髋骨相关节。可分为骶骨底、侧部、背侧面、骨盆面及尖端。

①骶骨底（图 1-29）：骶骨底向上方，由 S_1 的上部构成。中央有一平坦而粗糙的卵圆形关节面，与 L_5 构成腰骶关节，其前缘向前突出，称为岬，为女性骨盆内测量的重要标志。底的后方，有一个三角形大孔，称为骶管上口，相当于 S_1 孔，孔的外上侧，有突向上方的上关节突，中央有一凹陷的后关节面，一般呈斜位，与 L_5 的下关节突相关节。在上关节突的后外侧，有一粗糙面，相当于腰椎的乳突。由 S_1 伸向两侧的部分，称为骶翼，此部向下移行于骶骨的外侧部。

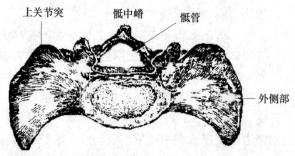

图 1-29　骶骨上面观

②侧部：侧部为骶前、后孔外侧的部分，由横突与肋突愈合而成。上部宽而肥厚，下部薄而狭窄，上部有耳状的关节面，称为耳状面，与髂骨相关节。耳状面的后方，骨

面粗糙不平，称为骶粗隆，为骶髂骨间韧带及骶髂后韧带的附着部。耳状面下方的骶骨外侧缘粗糙，有骶棘韧带及骶结节韧带附着，其末端形成突起，称为骶骨下外侧角。角的下方有一切迹，由第 1 尾椎的横突及骶尾外侧韧带围成一孔，有第 5 骶神经的前支通过。

③背侧面（图 1-31）：背侧面向后上方，粗糙而凸隆。在正中线上，有 3～4 个结节连结而成的纵形隆起，称为骶正中嵴，为棘突融合的遗迹。骶正中嵴两侧的骨板略为凹陷，由椎弓板相互融合而成。其外侧，有一列不太明显的粗线，称为骶中间嵴，为关节突愈合的遗迹嵴的下端突出，称为骶角，相当于 S_5 的下关节突，与尾骨角相关节。骶骨背面上、下部，各有一缺损，腰骶间隙和骶尾间隙，腰骶间隙高 1cm，宽 2cm。骶尾间隙成"Λ"形，居两骶角之间，这个间隙亦叫骶管裂孔或骶管裂隙，为骶管的下口。骶关节嵴的外侧，有 4 个大孔称为骶后孔，与骶前孔相对，但比后者略小，亦借椎间孔与骶管相通，有骶神经的后支及血管通过，临床上常用来行骶神经的阻滞麻醉。

通常第 1 骶后孔与正中线相距 3cm，第 1、2 及第 2、3 骶后孔之间均为 2.5cm，第 3、4 骶后孔之间为 2cm。由第 4 骶后孔至骶骨下缘的距离为 2cm。骶后孔两外侧，有 4 个隆起形成一断续的粗线，称为骶外侧嵴，为横突愈合的遗迹，有肌肉及韧带附着。

④骨盆面（图 1-30）：骨盆面斜向前下方，平滑而凹陷，而于 S_2 则略为突出。中部有 4 条横线，为 5 个骶椎愈合的痕迹。各线的两端均有一孔，称为骶前孔，借椎间孔与骶管相通，有骶神经的前支及血管通过。

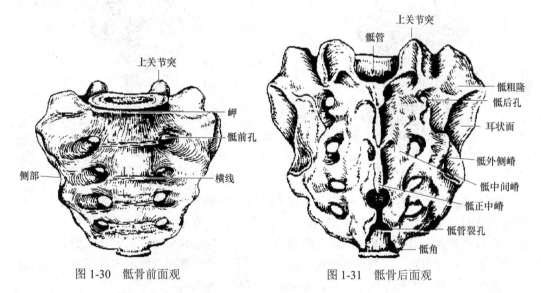

图 1-30　骶骨前面观　　　　　　图 1-31　骶骨后面观

⑤尖端：由 S_5 椎体的下部构成，狭小，垂直向下。下面有一横卵圆形的关节面，与尾骨相接，骶管（图 1-32）为椎管下端的延续部分，由各骶椎的椎孔连合而成，纵贯骶骨全长，长度为 64～66.8mm。有上、下两口，上口的矢状径为 13.4～14mm，横径为 31mm；下口（骶管裂孔尖端）的矢状径平均为 5mm。骶管的外侧壁上，有 4 个椎间孔，骶管借此孔与骶前、后孔相通。骶管容积为 25～28ml。骶管内软组织主要有硬脊膜囊，椎内静脉丛和小动脉，骶神经根和骶神经节，脂肪组织和疏松结缔组织等。

男女骶骨是有差异的。通常男性骶骨横径较小，纵径较长，弯曲度较大，耳状面较长；女性骶骨短而宽，横径较大，弯曲度较小，向后倾斜，S_1椎体较小，耳状面略短。

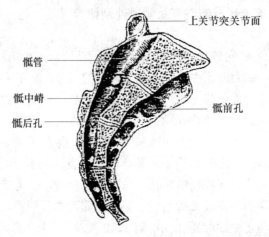

图 1-32　骶管侧面观

（3）尾骨（图 1-33，图 1-34）：为三角形的小骨块，通常是由 4 个尾椎愈合而成。向前下方，上宽下窄。幼年时，尾椎彼此分离，成年后相互愈合。

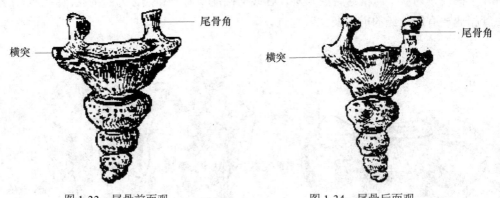

图 1-33　尾骨前面观　　　　　　　　　　图 1-34　尾骨后面观

第 1 尾椎最大，有椎体、横突及退化的椎弓。椎体的上面构成尾骨的底部，有一卵圆形关节面，与骶骨尖相关节，其间有纤维软骨盘。关节面的后外侧，有 2 个向上的突起，称为尾骨角，相当于腰椎的椎弓根及上关节突，与骶骨角之间由韧带围成裂孔，相当于最末一对椎间孔，有骶神经通过。横突发育不全，自椎体两侧伸向外下方，与骶骨的下外侧角之间也由韧带围成一孔，有骶神经的前支通过。

第 2 尾椎比第 1 尾椎小，有椎体及横突的遗迹，两侧及后面有微小的结节，为退化的椎弓。

第 3 及第 4 尾椎则退化成结节状的小骨块。尾骨上有重要肌肉及韧带附着，后有臀大肌、肛门括约肌附着于尾骨尖端的前方，肛提肌附着于尾骨尖端的后方；骶尾韧带环绕骶尾关节，骶尾前韧带及直肠的一部分附着于尾骨前面。尾骨的两侧有尾骨肌、骶结节韧带及骶棘韧带附着。其尖部有肛门外括约肌腱附着。

（二）弦

1. 颈部

（1）椎间盘：又名椎间纤维软骨盘，由纤维软骨组成，连结上下两个椎体，自第2颈椎下方至第1胸椎上方，共6个。椎间盘的生理功能除连结椎体外，还因富有弹性，可减轻和缓冲外力对脊柱与颅脑的震荡，并参与颈椎的活动及增加运动幅度。椎间盘由纤维环和髓核两部组成（图1-35）。

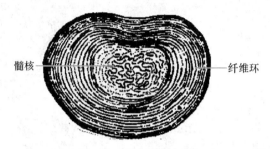

图1-35　椎间盘横切面

①纤维环：纤维环为周边部的纤维软骨组织，围绕于髓核周围，其前份较厚，后外侧份较薄，质地坚韧而富有弹性，将上下2个椎体紧密连结。在横切面上，呈同心圆形排列，于中部冠状切面亦呈同心圆形的外观，于其切线位观察，则呈正反交错的斜形（约30°）走行。此种结构对增加椎间关节的弹性、扭曲与旋转角度等十分有利。

纤维环有深浅之分，浅部纤维分别与椎体前部的前纵韧带和椎体后方的后纵韧带相连结。深部纤维则依附于软骨板上，甚至部分纤维可穿至椎体内骨质，在中心部则与髓核相融合。纤维环的前部较厚，因此髓核偏后，并易使髓核向后方突出或脱出。

②髓核：髓核呈白色胶状，位于纤维环的中央偏后，为富有水分、类似黏蛋白物，内含有软骨细胞与成纤维细胞。幼年时含水量达80%以上，随着年龄增加而水分递减，至老年时甚至可低于70%。此种水分改变使髓核可调节椎间盘内压力。椎间盘在颈椎总长度中占20%～24%，但随着年龄增长其水分脱失，所占百分比亦逐渐减少。椎间盘的厚度以 C_6～C_7 为最大，上部颈椎则最小。由于前纵韧带宽大肥厚，且髓核偏居于椎间隙的后方，因此当其病变或遭受外力时不易从前方脱出，而易于向狭窄薄弱的后纵韧带处突出或脱出。

椎间盘血供以幼年时最为丰富，其血管细小分支可达深层。但随年龄增长而逐渐减少，血管口径变细，一般在13岁以后已无血管再穿入深层。神经纤维仅分布于纤维环浅层，而其深层及髓核部并无神经纤维进入。

（2）颈部韧带（图1-36）

①项韧带（图1-37）：项韧带呈三角形，它的基底部向上，附着于枕外隆凸和枕外嵴，尖部向下，同寰椎后结节及 C_1～C_6 棘突的尖部相连，后缘游离而肥厚，有斜方肌附着，两侧有头夹肌、颈夹肌等多块肌肉附着，在其起点的深面是棘间韧带。项韧带是一个双层弹性纤维肌间隔，常被认为与棘上韧带和颈部棘突间韧带同源，但结构不同。结构上是双层致密弹性纤维板，其间由一层网状组织所分离，两板层的后游离缘结合，后者延伸于枕外隆凸到 C_7 棘突，弹性纤维板从此处附着于枕外嵴的正中部，C_1 后结节

和颈椎分叉棘突的内侧面。它的功能主要是维持头颈部的直立体位，控制颈部过度前屈和头的左右旋转。

在其他肌肉的作用下，颈部后伸时，项韧带被牵拉，极易劳损。头的过度前屈、高角度仰卧或持续低头工作（前屈），造成项韧带受到持续反复的牵拉性损伤，引起前斜角肌、中斜角肌、肩胛提肌、斜方肌等软组织的联合损伤。严重的项韧带损伤可导致项韧带出现硬化、钙化、骨化。

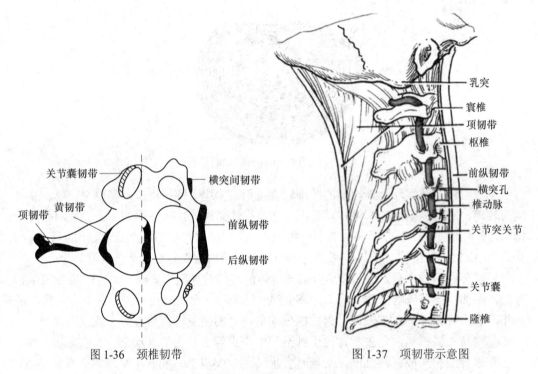

图 1-36　颈椎韧带　　　　　　　　　　图 1-37　项韧带示意图

②黄韧带：黄韧带又称弓间韧带，连于相邻两椎弓板之间，由黄色弹性纤维构成，参与围成椎管的后外侧壁。向上附着于上位椎弓板下缘的前面，向下附着于下位椎弓板上缘的后面，薄而较宽。在中线，两侧黄韧带之间有一缝隙，有静脉通过，连结椎骨后静脉丛与椎内静脉丛。黄韧带向外延展至椎间关节囊，但并不与其融合。黄韧带有一定弹性，颈椎屈曲时，可使相邻椎弓板稍分开，过伸时可稍缩短，而不致发生皱褶突入椎管内，这样其弹性张力可协助项部肌肉维持头颈挺直。若该韧带变性肥厚，失去正常弹性，则当颈椎后伸时，黄韧带可发生皱褶而突入椎管，这是造成椎管狭窄的原因之一。

③棘间韧带：棘间韧带是连于相邻棘突之间的韧带，较薄，前方与黄韧带融合，有限制脊柱过屈的作用。

④横突间韧带：横突间韧带位于相邻颈椎横突之间，呈扁平膜状束带编织，可使颈椎保持在正常中立位，如该韧带粘连、挛缩，可造成颈椎倾斜或者旋转错位。

⑤关节囊韧带：关节囊韧带附着于相邻椎体上下关节突关节囊外面的韧带，对关节突关节囊起保护作用。

⑥前纵韧带：前纵韧带位于椎体和椎间盘前方，上自枕骨基底部，向下经寰椎前弓及各椎体的前面，下至第1、2骶椎。此韧带宽而坚韧，与椎体边缘和椎间盘连结紧密，

有防止椎间盘向前突出和限制脊柱过度后伸的作用。

⑦后纵韧带：后纵韧带位于椎体和椎间盘后方，上自枢椎，下至骶骨，窄细而坚韧，尤以腰段者为窄，与椎体边缘和椎间盘连结紧密，而与椎体连结疏松，有防止椎间盘向后突出和限制脊柱过度前屈的作用。由于此韧带窄细，椎间盘的后外侧部相对较为薄弱，是椎间盘突出的好发部位。有时后纵韧带可骨化肥厚，会向后压迫脊髓。

（3）颈部筋膜

①颈浅筋膜：颈浅筋膜或称颈皮下筋膜，与面部、胸部相邻部位的浅筋膜相延续，围绕于颈部的周围，不发达。含有不定量的脂肪，颈前外侧部较为疏松，颈后部较为致密，形成许多坚韧的纤维隔，分隔脂肪组织形成脂肪柱。此部的皮下组织是头皮皮下组织的直接延续，尤其在颈后的上部，皮下组织与覆盖于斜方肌的深筋膜紧密相连。其下部的皮下组织亦由纤维隔分隔成蜂窝组织，内含有较多的脂肪组织，特别是在 C_7 的棘突处，常可发生较大的脂肪瘤。颈前外侧部浅筋膜内藏有颈阔肌，构成颈阔肌的肌纤维鞘。浅筋膜内分布着皮神经、浅静脉和淋巴结。皮神经有面神经颈点和颈丛皮支，即枕小神经、耳大神经、颈横神经、锁骨上神经浅静脉为颈前静脉和颈外静脉。它们均走行于颈阔肌的深面。

②颈深筋膜及筋膜间隙：颈深筋膜位于浅筋膜和颈阔肌的深面，围绕颈部诸肌和器官，并在血管、神经周围形成筋膜鞘及筋膜间隙。颈深筋膜分为浅、中、深三层（图1-38，图1-39）。

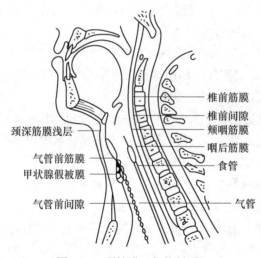

图 1-38　颈筋膜（矢状断面）

a. 筋膜浅层：筋膜浅层像一个圆筒形的套子，环绕颈部，包被筋膜，故又称封套筋膜。此筋膜上方附着于枕外隆凸、上项线、乳突和下颌骨下缘，下方除与背部深筋膜连续外，还附着于肩峰、锁骨和胸骨下缘，后方附着于项韧带和 C_7 棘突，向两侧延伸至斜方肌后缘处，分为两层包裹该肌，形成斜方肌鞘。至斜方肌前缘处，两层融合成一层，向前覆盖颈外侧部，形成颈后三角的外侧壁。达胸锁乳突肌的后缘处，又分为两层包裹该肌，形成胸锁乳突肌鞘。到胸锁乳突肌前缘，再融合成一层，至颈正中线处，与对侧交织融合成颈白线。

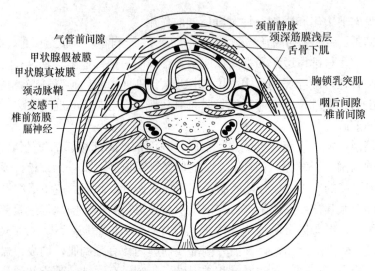

图 1-39　颈筋膜（横断面）

筋膜浅层在舌骨上方覆盖口底，并在下颌下腺处分为浅、深两层包裹下颌下腺，构成该腺的筋膜鞘。筋膜至腮腺处也分浅、深两层形成腮腺鞘。浅层与腮腺紧密相接，并形成腮腺咬肌筋膜，附着于颧弓；深层与颊咽筋膜相延续，附着于颅底。筋膜浅层在舌骨下方又分为浅、深两叶。浅叶向下附着于胸骨柄和锁骨前缘；深叶又称肩胛锁骨筋膜，包绕舌骨下肌群，形成舌骨下肌群筋膜鞘，向下附着于胸骨柄和锁骨后缘。在胸骨柄上方，封套筋膜浅、深叶之间形成胸骨下间隙。

　　b. 筋膜中层：又称内脏筋膜或颈内筋膜，包绕颈部器官（喉、气管、咽、食道、甲状腺和甲状旁腺等），筋膜在气管和甲状腺前方形成气管前筋膜和甲状腺假被膜囊，两侧形成颈动脉鞘，后上部形成颊咽筋膜。

　　气管前筋膜，其上方附着于舌骨、甲状软骨斜线和环状软骨弓，向下越过气管的前面和两侧进入胸腔，至上纵隔与纤维心包融合。气管前筋膜在环状软骨外侧面的部分增厚，使甲状腺固定于喉部，故又称甲状腺悬韧带。

　　甲状腺假被膜囊包绕整个甲状腺，前部筋膜较为致密坚实，而后部较薄弱。因此，当甲状腺肿大时，多绕气管和食管的两侧，甚至可延伸到它们的后方。

　　颈动脉鞘简称颈鞘，包绕颈总动脉（或颈内动脉）、颈内静脉和迷走神经，上起颅底，下达纵隔。鞘内有纵行的纤维隔，把动、静脉分开。迷走神经在动、静脉之间的后部纤维鞘包绕动脉的部分较厚，包绕静脉的部分较薄，在呼吸时有助于静脉的充盈扩张。

　　颊咽筋膜，其上部覆盖咽壁的后外面和颊肌的外面，上方附着于颅底。此筋膜向下形成食管后方的筋膜，并随食管进入后纵隔内。

　　c. 筋膜深层：颈筋膜深层较中层强韧，位于脊柱颈部前侧，又叫椎前筋膜。其前方与咽壁筋膜之间为一疏松结缔组织间隙，叫作椎前间隙。臂丛根部、颈丛、交感干和副神经均位于颈筋膜深层的深面。此筋膜在食管及咽的后面遮盖于颈深肌群和颈椎体的前面，上方于颈静脉孔的后方附着于颅底，下方在 T_3 平面与前纵韧带相融合，两侧覆盖前、中斜角肌和肩胛提肌等构成颈后三角的底，向后与颈后部筋膜相续。臂丛神经干和锁骨下动脉穿出斜角肌间隙时，携带该层筋膜延伸至腋窝，形成腋鞘。

③颈后部筋膜：颈后部浅筋膜及深筋膜浅层与颈前外侧部的浅筋膜及深筋膜浅层相移行。颈后部的深筋膜深层叫项筋膜。项筋膜位于项部斜方肌、菱形肌和上后锯肌的深面，覆盖在头夹肌、颈夹肌和头半棘肌的表面。其上方附着于上项线，下方移行于腰背筋膜，内侧自上而下附着于项韧带、C₇和上位 6 个胸椎棘突。其上部与斜方肌深面的筋膜相接较松，下部则与菱形肌和上后锯肌深面的筋膜隔以裂隙。自该层筋膜的深面，向颈后部各肌之间，伸出许多肌间隔，构成各肌的肌纤维鞘。

（4）颈部关节

①寰枕关节（图 1-40）：寰枕关节系由寰椎的上关节凹与枕骨髁构成，借寰枕前、后膜加强关节的稳定性。其动脉主要来自椎动脉和脑膜后动脉的分支，主要由枕下神经的分支支配。头后大、小直肌参与寰枕关节上的仰头活动。寰枕关节囊的后部和外侧较肥厚，内侧薄弱，有时缺如，呈松弛状，可使头部做屈伸和侧屈运动，其周围有以下韧带。

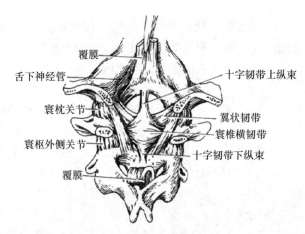

图 1-40　寰枕关节、寰枢外侧关节及部分韧带

a. 寰枕前膜：连于枕骨大孔前缘和寰椎前弓上缘之间，为前纵韧带的延续部，中间肥厚，有前纵韧带加强，而两侧宽阔而略薄，与关节囊融合。

b. 寰枕后膜：连于枕大孔后缘和寰椎后弓上缘之间，位于枕下三角深面，较前者薄而稍窄，中部略厚，前方与硬脊膜相融合，后方接头后小直肌，两侧与关节囊相延续，在与寰椎后弓的椎动脉沟之间形成一管，有椎动脉和枕下神经通过。

c. 寰枕外侧韧带：连于寰椎横突的上面与枕骨的颈静脉突之间，起加强关节囊外侧壁的作用。

②寰枢关节（图 1-41）：寰枢关节包括 3 个小关节和 2 组韧带。3 个小关节分别为寰枢外侧关节、寰齿前关节、寰齿后关节，寰齿前关节与寰齿后关节又合称寰枢正中关节。2 组韧带分别为寰枢关节间的韧带（寰枢前膜、寰枢后膜、寰椎横韧带）及枢椎与枕骨间的韧带（覆膜、翼状韧带、齿突间韧带）。

a. 3 个小关节：寰枢外侧关节由寰椎的下关节面与枢椎上关节面咬合构成，关节囊和周围韧带松弛，在一定限度内有较大范围的运动。

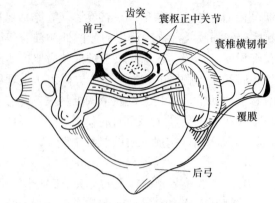

图 1-41　寰枢关节解剖关系

寰齿前关节由寰椎的齿突关节面与枢椎齿突的前关节面构成，关节囊壁薄面松弛。

寰齿后关节由寰椎横韧带与枢椎齿突的后关节面构成，关节囊薄而松弛，且常与囊枕关节相交通。

b. 寰枢关节间的韧带：寰枢前膜起自寰椎前弓前方和下缘，止于枢椎椎体前方，位于两侧的寰枢关节之间，其中部与前纵韧带相移行，故长而坚韧。

寰枢后膜位于寰椎后弓下缘与枢椎椎弓上缘之间，宽而薄，中部略厚，两侧有第 2 颈神经穿过。

寰椎横韧带附于寰椎左右两侧块内侧面，肥厚而坚韧，将寰椎的椎孔分成前、后两部。前部较小，容有齿突，并与此韧带前面中部略凹的由纤维软骨构成的关节面构成寰齿后关节，其后部较大，容纳脊髓及其被膜。自此韧带中部向上、下各发出一束纵行纤维，分别附于枕骨大孔前缘和枢椎椎体后面，纵横纤维形成十字状，故名寰椎十字韧带。此十字韧带十分坚强，有限制齿突后移的作用，但强烈暴力或其他病变仍可使其断裂或病变，以致引起寰枢关节脱位而压迫脊髓。

c. 枢椎与枕骨间的韧带：覆膜起自枕骨底部的斜坡，在齿突及其周围韧带的后方向下移行于后纵韧带，覆盖在齿突后方，有防止齿突后移、保护脊髓的作用。齿突尖韧带位于寰椎韧带深面，张于齿突尖与枕骨大孔前缘之间，甚薄。其前面连接寰椎十字韧带，外侧附于寰枢外侧关节囊。

翼状韧带位于寰椎横韧带的前上方，起自齿突尖的两侧，左右各一条，为坚韧的圆索状，斜向外上方，止于枕骨髁内侧面的粗糙部，并分别与寰齿前、后关节囊以及寰枕关节相融合。此韧带的主要功能是限制头部过度前屈和旋转。寰椎横韧带和翼状韧带又合称为寰枢复合韧带，具有稳定寰枢关节和寰枕关节的作用。寰椎横韧带是主要组成部分，使齿突局限于寰椎前弓后面的关节凹内；翼状韧带是辅助部分，阻止寰椎向前移位和头部的过度旋转运动。

齿突尖韧带呈细索状，居中，位于齿突尖和枕骨大孔前缘，并分别与寰枕前膜及寰椎十字韧带的上脚相融合，仰头时此韧带紧张，俯首则松弛。

寰枢关节的动脉主要来自椎动脉的分支，由第 1 和第 2 颈神经之间的神经袢的分支支配。头上、下斜肌参与寰椎沿枢椎的旋转。

③钩椎关节（图 1-42）：钩椎关节又称 Luschka 关节。在第 2～6 颈椎的椎体上面的

侧方有嵴样隆起，称为钩突，与上位椎体下面侧方相应斜坡的钝面形成钩椎关节。该关节属于滑膜关节，其表层有软骨覆盖，周围有关节囊包绕，随着年龄的增长而出现退行性改变。

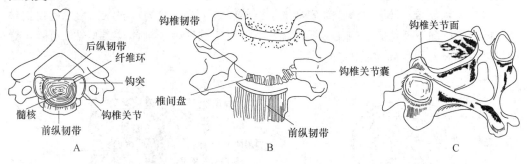

图 1-42　钩椎关节

A. 上面观；B. 后面观；C. 侧面观

钩椎关节与许多重要结构毗邻：其后部邻近脊髓；后外侧部构成椎间孔的前壁，邻近颈神经根或（和）后根神经节；外侧为椎动脉、椎静脉和椎动脉表面的交感神经丛；紧贴钩突后面有窦椎神经和营养椎体的动脉。钩椎关节由椎动脉发出的根动脉分支供应，其关节囊由窦椎神经（脊膜支）支配，内有丰富的有髓及无髓纤维，其中含有交感神经纤维的脊髓返支，主要支配钩椎关节囊壁及后纵韧带。

钩椎关节参与颈椎的活动，并限制椎体向侧方移动而增加椎体间的稳定性。当发生错位时，可引起血管、神经压迫，产生相应的临床症状。钩椎关节骨质增生是引起颈椎病的主要原因之一。

④关节突关节：颈椎关节突分为上关节突和下关节突，左右各一，呈短柱状。上关节突关节面的方向朝前下方，下关节突关节面的方向朝后上方，与椎体轴成45°夹角（图 1-43）。

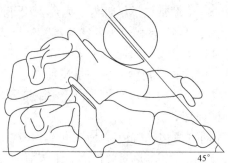

图 1-43　颈椎关节突与水平面的角度示意图

2. 背部

（1）椎间盘（图 1-44）：是连结相邻两椎体的纤维软骨盘，成人共有23个椎间盘，而胸背段有 11 个。椎间盘由外周部的纤维环及中央部的髓核共同构成。纤维环环绕在髓核周围，由多层同心圆排列的纤维软骨环构成。纤维环坚韧，牢固地连结相邻的两个椎体，并保护和限制髓核向外膨出。髓核为柔软而富有弹性的胶状物质。

椎间盘既坚韧又富有弹性，当承受压力时可被压缩，在除去压力后又可复原，因此其具有"弹性垫"样作用，对作用于脊柱的震荡及冲击起到缓冲的作用，并可增加脊柱运动的范围。各节段椎间盘的厚薄不同，腰段最厚，颈段次之，胸段最薄，所以颈、腰椎的活动度较大。

（2）前纵韧带（图 1-45）：该韧带位于椎体前面，宽而坚韧。前纵韧带上起自枕骨大孔的前缘，向下抵达第 1 或第 2 骶椎体。其纤维牢固地附于椎体及椎间盘，可防止脊柱过度后伸及椎间盘向前脱出。

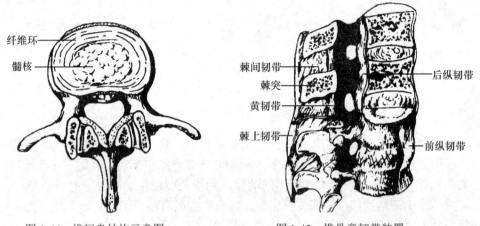

图 1-44　椎间盘结构示意图　　　　图 1-45　椎骨旁韧带装置

（3）后纵韧带（图 1-45）：该韧带位于椎管的前壁，为附于所有椎体及椎间盘后面的纵长韧带，窄而坚韧。后纵韧带可限制脊柱过度前屈及椎间盘向后突出。

3. 椎弓间连结

椎弓间连结包括椎弓板与各突起间的韧带连结，以及上、下关节突间的滑膜关节连结。

（1）黄韧带（图 1-45）：该韧带位于椎管内，为连于相邻两椎弓板间的韧带。其主要由黄色弹性纤维构成，因此得名。黄韧带主要参与椎管的构成，可限制脊柱过度前屈。

（2）棘间韧带（图 1-45）：该韧带为连于相邻两棘突间的短韧带，向前与黄韧带相接，向后移行为棘上韧带。棘间韧带可限制脊柱过度前屈。

（3）棘上韧带（图 1-45）：该韧带为连于胸、腰、骶椎各棘突间的纵长韧带，前与棘间韧带融合，可限制脊柱前屈。

（4）横突间韧带：该韧带为连于相邻椎骨横突间的韧带。

（5）关节突关节：该关节是由相邻胸椎骨的上、下关节突的关节面构成的微动关节。

4. 腰骶部

（1）腰骶尾部韧带

①前纵韧带：在椎体前面，位于椎体和椎间盘前方，上端起于枕骨基底部和第 1 颈椎前结节，向下经寰椎前结节及各椎体的前面，止于骶椎的上部。韧带的宽窄与厚薄都不相同，于胸椎部及各椎体前面的部分均较窄而略厚。于颈腰两部和椎间盘前面的部分则相反。前纵韧带由 3 层并列的致密的弹性纵行纤维构成，浅层纤维可跨越 4～5 个椎体；中层纤维跨越 2～3 个椎体；而深层纤维仅连结相邻的两个椎体。前纵韧带与椎间

盘及椎体的上、下缘紧密相连，但与椎体之间则连结疏松。前纵韧带有限制脊柱过度后伸的作用，能帮助防止因体重作用而增加腰部弯曲的趋势。前纵韧带还有防止椎间盘向前突出的作用。

②后纵韧带（图1-46）：在椎管内，位于椎体后方，细长而坚韧，起自 C_2，向下沿各椎体的后面至骶管，与骶尾后深韧带相移行。韧带的宽窄与厚薄各部也不同，于颈椎、上部胸椎及椎间盘的部分较宽，而下部胸椎、腰椎和各椎体的部分则相反。在较宽处，韧带的中部较厚而向两侧延展部较薄，故椎间盘向两侧突出者较多。后纵韧带含浅、深两层纤维，其浅层纤维可跨越 3～4 个椎体，深层呈"八"字形跨越一个椎间盘连于相邻的两椎体，"八"字弧形边缘部分紧靠椎弓根部，有椎体的静脉通过，后纵韧带有限制脊柱过度前屈的作用。

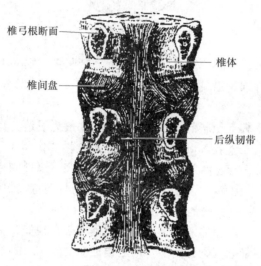

图1-46 后纵韧带

图中标注：
- 椎弓根断面
- 椎间盘
- 椎体
- 后纵韧带

③黄韧带（图1-47）：又名弓间韧带，呈膜状，走行于相邻两椎弓板之间，主要由黄色弹性纤维构成。向上附着于上一椎弓板下缘的前面，向外至下关节突构成椎间关节囊的一部分，再向外附于横突的根部，向下附着于下一椎弓板上缘的后面及上关节突前下缘的关节囊，其正中部有裂隙，有少许脂肪填充，连结椎骨后静脉丛与椎内静脉丛的小静脉从中通过。在外侧，黄韧带与椎间关节的关节囊相融合，并参与椎间关节囊前部的构成，它的侧缘形成椎间孔的软性后壁。因此，除椎间孔和后方正中线的小裂隙外，黄韧带几乎充满整个椎弓间隙，占据椎管背侧 3/4 的面积。此韧带由上而下增强，胸椎部的窄而略厚，以腰椎部的最厚，为 2～3mm，黄韧带限制脊柱的过度前屈，同时也有维持身体直立姿势的作用。

④棘上韧带：起自 C_7 棘突，细长而坚韧，向下沿各椎骨的棘突尖部，止于骶中嵴；向上移行于项韧带，外侧与背部的腱膜相延续；前方与棘间韧带融合。各部的宽窄与厚薄不同，其中以 T_3～T_5 的尤为薄弱，腰椎的棘上韧带发育较好，于中线相接而附着于棘突末端的后方及两侧，能限制腰椎过度前屈，其深部纤维与棘突相连，其浅层纤维可跨越 3～4 个椎骨的棘突，中层可跨越 2～3 个。随年龄增长，可出现纤维软骨化并有部分脂肪浸润，或出现囊性变。棘上韧带具有限制脊柱过度前屈的作用。

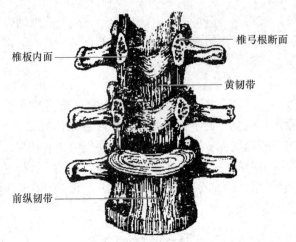

图 1-47　黄韧带

⑤棘间韧带：位于棘突间，较薄，不如棘上韧带坚韧，主要由致密排列的胶原纤维构成，杂以少量弹性纤维。沿棘突根部至尖部连结相邻两个棘突，前方与黄韧带愈合，后方移行于棘上韧带。

棘间韧带的厚度由胸部至腰部逐渐增加，在腰部最为发达，其纤维方向可与直立时肌肉过度收缩相对抗。在下腰部，棘间韧带有稳定腰椎的作用。

棘间韧带的纤维分 3 层，两侧浅层纤维由上一棘突下缘斜向后下，附着于下一棘突上缘和黄韧带，中层纤维由后上向前下。棘间和棘上韧带均有限制脊柱过度前屈的作用。脊柱前屈超过 90°时，竖脊肌松弛，仅由韧带维持脊柱姿势。

⑥横突间韧带：位于两相邻的横突之间，其颈椎部常缺如，胸椎部的呈细索状，腰椎部的发育较好，该韧带分内、外两部。在上腰椎横突间隙，外侧部发育不良，仅为薄的筋膜层，在下 2 个腰椎横突间隙，参与构成髂腰韧带，内侧部作腱弓排列，保护脊神经后支和血管，其厚度由上向下逐渐增厚，在 L_5 与 S_1 间，横突间韧带即髂腰韧带的腰骶部。

⑦髂腰韧带：位于 $L_4 \sim L_5$ 横突及髂嵴与骶骨上部前面之间，其纤维相当于腰背筋膜的深层，由 $L_4 \sim L_5$ 横突呈放射状散开，前部纤维附着于髂嵴内唇的后面，偶尔形成一硬的镰刀形纤维束。髂腰韧带为宽而坚强的纤维束，是覆盖盆面腰方肌筋膜的加厚部分。其内侧与横突间韧带和骶髂后短韧带相混，由于 L_5 在髂嵴平面以下，可抵抗身体重量所引起的剪力，此韧带可限制 L_5 旋转，防止它在骶骨上朝前滑动。当 L_5 横突的位置低于髂嵴水平时，髂腰韧带对 L_5 起着吊带作用。这样，两侧髂腰韧带可以承担部分负重作用。

⑧腰骶韧带：上部与髂腰韧带相连起自 L_5 椎体与横突，纤维呈扇形，向下附于髂骨和骶骨的盆面，与骶髂前韧带相混，它的内侧锐缘有第 5 腰神经的前支通过。腰骶连结位于腰骶角的顶点，身体的重量很容易使 L_5 向前滑脱，正常时因为关节突关节、椎间盘的存在以及髂腰韧带的维持而防止了这种倾向。如因外伤或发生变异，这些支持组织变软弱时，可以引起关节不稳。腰骶连结为人体躯干和下肢的桥梁，负重大，活动多，遭受外伤机会较多，有时可发生关节突骨折或腰部急性损伤。

⑨骶尾关节周围的韧带：骶尾前韧带位于骶骨及尾骨的前面，是前纵韧带向下的延续部，沿骶骨及尾骨的前面下降。

骶尾后深韧带为后纵韧带的延续部，沿 S_5 椎体的后面下降，于尾椎的下缘与终丝及骶尾后浅韧带融合。

骶尾后浅韧带为棘上韧带的延续部，自骶管裂孔的边缘，沿尾骨的后面下降。此韧带经过骶管裂孔的上方，几乎完全封闭该孔。骶管麻醉时，刺针通过此韧带后有明显的落空感，提示已进入骶管。

骶尾外侧韧带相当于横突间韧带。连结骶骨外侧缘的下端与尾椎横突之间。上方与骶结节韧带融合，与骶骨外侧缘之间，围成一孔，有第 5 骶神经的前支通过。

（2）腰骶尾部关节

①关节突关节：又称椎间关节，属于滑膜关节，由上、下相邻关节突的关节面构成，从 C_2～S_1，每 2 个相邻椎骨间左、右各有 1 个关节突关节。关节面表面覆盖一层透明软骨，关节囊附着于关节软骨周缘，颈椎的关节囊较松弛，胸椎的较紧张，腰椎的则较厚。前方有黄韧带加强，后方为部分棘间韧带加强。关节囊韧带主要为胶原纤维，背侧较薄。在下腰部，关节囊下部有坚韧的纤维性结构至椎弓板，并部分为棘间韧带所代替，前部几乎全为黄韧带构成。在上腰部，关节囊附着线在关节突边缘的内侧 1～2mm 处。越向下越靠内，在腰骶部几乎至其内侧 13mm 处。

关节囊滑膜层呈光滑半透明状，贴在纤维层内面，不易分开，滑膜层约 1/3 起自关节软骨边缘，约 2/3 滑膜起点至关节软骨有一定距离，滑膜起点与关节软骨缘间由结缔组织连结，关节腔狭小密闭。滑膜层在相邻关节面之间 2 层突入形成滑膜皱襞，伸至关节腔内，滑膜皱襞根部连滑膜层。

关节突关节构成椎间孔的后界，不同平面腰椎间盘的后面与关节突的关系有差异。当直立时，在下腰部，特别是 L_5～S_1 或 L_4～L_5，椎间盘的后面与下脊柱骨的关节突前面相对，这部分椎间盘正常位于椎间管的下部。

关节突关节由脊神经后内侧支所发关节支支配，内侧支恰在横突根的近侧，继而在上关节突之上，乳突及副突之间，偶被此骨化的乳突副韧带覆盖，发出 2 个关节支。近侧支小，在关节突下方勾住骨，供应关节小面；另一个比较大的降支行向下内，支配下关节囊的上内侧，还有一附加支，恰在横突间筋膜之前，至上关节小面的上部。如此每个内侧支至少供给同一平面和下一平面的 2 个椎间关节。而每个椎间关节至少接受 2 个脊神经后支发出的关节支。关节小面如果肥大或不对称，可使椎间孔相对变小，神经受压，可引起关节小面综合征。

②腰骶连结：由 L_5 椎体与骶骨底以及 L_5 两侧下关节突与 S_1 上关节突的关节面构成。具有关节腔和关节囊，关节面上覆盖有透明软骨，关节面的方向较其他腰椎的关节面倾斜，近似额状位，这样就可以防止 L_5 在骶骨上向前滑动，同时在运动上具有较多的灵活性。L_5～S_1 之间的椎间盘较其他腰椎间的椎间盘为厚，前侧较后侧尤厚，以加大腰椎前凸。

腰骶连结周围的韧带大致与其他腰椎间关节相同，前、后纵韧带向下分别止于骶骨的前、后，在椎弓板之间以及棘突之间也有黄韧带、棘间韧带和棘上韧带。此外，尚有髂腰韧带和腰骶韧带，在位置上相当于横突间韧带。

③骶尾关节：位于S_5椎体与Co_1椎体之间，借椎间盘及韧带相连构成。其椎间盘呈卵圆形，薄而较软，前后较厚，两侧较薄，中部常有一小腔。

骶尾关节可有轻微的屈伸运动，肛提肌收缩时，这个关节略微前屈，增大肛门直肠交接处的屈曲度，以控制大便的排出。肛提肌松弛时则微微后伸，有助于大便的排出，但过度后伸可以引起尾骨角的骨折。臀部摔伤都会扭伤或撕伤骶尾周围韧带。由于坐的动作、排便等可持续地拉伤已经损伤了的韧带，使损伤成为慢性。骶尾关节亦脆弱，常伴有尾骨半脱位。

④尾椎间的连结：幼年时，尾椎间主要借骶尾前韧带和骶尾后深韧带相连。随着年龄的增长，尾椎间的连结逐渐骨化融合成骨结合。尾骨韧带是一束纤维组织，由尾骨尖伸至皮肤，在肛门后中线形成一个凹陷。

（3）椎间盘

①椎间盘的解剖结构：脊柱由32块椎骨构成，C_1～C_2间和骶椎、尾椎间无椎间盘组织，故椎间盘仅有23个。椎间盘由软骨终板、纤维环和髓核3部分构成，通过薄层的透明软骨与椎体相连（图1-48）。

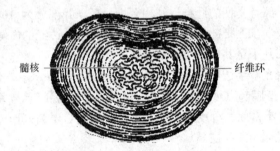

图1-48　椎间盘的切面解剖

a. 软骨终板：软骨终板细胞与其他软骨细胞一样为圆形细胞。软骨终板在椎体上、下缘各一个，位于椎体骺环（骺环在成人为椎体周围的骨皮质骨环）之内，平均厚度1mm，中心区稍薄，呈半透明状。

软骨终板有很多微孔，是髓核的水分和代谢产物的通路。在婴幼儿软骨终板的上、下面有毛细血管穿过，出生后8个月血管开始闭合，到20～30岁完全闭合，在成人时属于无血管组织。这种婴幼儿时特殊微血管的出现，说明在儿童时期曾出现过椎间盘的血循感染。同一椎体的上、下软骨终板面积是不同的。

b. 纤维环：纤维环分为外、中、内3层。外层由胶原纤维带构成；内层由纤维软骨带构成。细胞排列与分层的纤维环方向是一致的，各层之间有黏合样物质，彼此之间牢固地结合在一起，而不互相交叉穿插。外层纤维环细胞呈梭形，细胞核呈雪茄形，内层纤维环细胞呈圆形，类似软骨样细胞，不定形的基质增加。纤维环的前侧和两侧部分最厚，约为纤维环后侧部分的两倍。虽然后侧部分较薄，但也有12层纤维。外层纤维位于两个椎体骺环之间。内层纤维位于两个椎体软骨终板之间。中、外层纤维环通过Sharpey纤维连于骺环。纤维环后侧多为内层纤维，附着在软骨终板上。最内层纤维进入髓核内并与细胞间质相连接，与髓核之间无明显界限。

纤维环前侧部由前纵韧带加强，纤维环后侧由后纵韧带加强，由于此部较薄，各层之间黏合样物质亦少，不如前、外侧部分坚实。在纤维环的前侧部分，内、中、外层纤维各自平行斜向两椎体之间，纤维相互交叉重叠，成30°～60°角。纤维环的后侧部分纤维则以更复杂的分层方式排列。整个纤维环是同心环状多层结构，外周纤维比较垂直，接近软骨终板时几乎呈平行纤维。纤维环的相邻纤维层相交叉排列。纤维连接上下相邻椎体，使脊柱在运动时作为一个整体，纤维环很坚固，紧密附着在软骨终板上，使脊柱保持稳定性。如脊柱外伤时，巨大力量使纤维环广泛撕裂，可引起椎体间脱位。纤维环的特殊排列方向，可以使相邻椎体可以有轻度活动，但运动到一定限度时，纤维环紧张，又起节制的作用，限制上下两椎体的旋转运动。

　　c. 髓核：幼儿期的髓核比较软而大，位于椎间盘中央，与椎体无接触。髓核细胞形态各异，细胞核呈椭圆形。细胞可单独一个存在，也可呈6个以上为一组。椎体后面的发育较前面快，因此至成年时，髓核位于椎间盘偏后部。髓核占椎间盘横断面50%～60%的面积。幼儿期椎间盘内层纤维环行包绕在脊索细胞的周围。10岁后脊索细胞消失，仅有软而呈胶冻样的髓核。12岁时髓核几乎完全由疏松的纤维软骨和大量的胶原物质构成。伴随着年龄增长，胶原物质由纤维软骨逐渐所取代。小儿髓核结构与纤维环分界明显，老年时髓核水分减少，胶原纤维增粗，纤维环与髓核两者分界不明显。成年人髓核由软骨细胞样细胞分散在细胞间质内，此处有比较致密的，分化不好的胶原纤维网状结构。

　　每层胶原纤维覆以糖氨多糖和硫酸软骨素，使髓核具有与水结合的能力。年龄不同，水的含量也不同，最多可占髓核总量的75%～90%。细胞间质各种成分结合在一起，形成立体网状胶样结构。在承受压力下，髓核使脊柱均匀地承受负荷。一般正常人的身高一日之间有变化，是由于髓核内水分的改变。晚间较晨起时矮1.5～2.4cm。老年人髓核含水量减少，身高变化较少。

　　椎体的松质骨有丰富的血供，与软骨终板之间无坚质骨相隔。压力的改变可使椎体内的液体进行交换。直立时压力增大，躺下时压力减小，液体可经软骨终板渗透至髓核。

　　椎间盘的细胞密度较大多数组织细胞密度低，细胞的分布不均匀。在软骨终板由浅至深，纤维环由外至内，细胞数逐渐减少。软骨终板及外层纤维环细胞最多，特别邻近于椎体海绵质骨处，髓核处细胞最少。软骨终板的细胞密度相当于髓核细胞密度的4倍，纤维环的细胞密度是髓核的细胞密度的2倍。椎间盘的软骨终板，纤维环和髓核的细胞和基质各有其特点。在透明软骨盘与髓核间可以清楚地看到界限，而在软骨终板与纤维环之间无明确的界限。

　　②腰椎间盘的神经支配：在纤维环的后部，有很多无髓鞘神经纤维，在后纵韧带也有少量相似的神经纤维，这些神经纤维称为窦椎神经，起源于背根神经的神经节远端，经过椎间孔出椎管后，重新进入椎间孔，下行至硬膜外，分布于此神经起始部下两节段的后纵韧带和椎间盘的后面。椎间盘后外侧部由灰质交通支的分支支配。椎间盘的后侧由灰质交通支的分支和腹侧支的直接分支支配。（图1-49）

　　椎间盘组织内有神经末梢，是一种比较复杂的有髓鞘和无髓鞘的感受器。围绕在椎间关节囊的周围和纤维环的腹侧面。有许多游离神经纤维和神经网在前、后纵韧带和外层纤维环内。

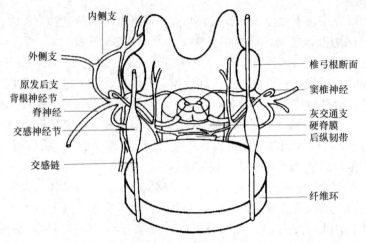

图 1-49　神经在椎管内的分布

③腰椎间盘与邻近重要结构的关系

a. 与软组织的关系：椎间盘侧方与起于腰椎横突的腰大肌相邻，在腰大肌内侧缘有输尿管，紧贴腰椎侧方有交感神经链。腰椎间盘的后方结构与椎体一并构成椎管的前壁。椎间盘纤维环后侧中央部分与后纵韧带相连，两侧无后纵韧带加强，故椎间盘突出多发生在一侧。后侧椎间盘与椎管结构有密切的关系。当腰椎间盘突出时，可以影响椎管内脊椎动静脉的循环，或使神经从椎间孔出椎管。

b. 与血管的关系：椎体和椎间盘的前面是后腹壁的中央部分。前纵韧带由上而下逐渐增宽，附着和覆盖在椎体和椎间盘的前方。膈肌右侧起自于 $L_1 \sim L_3$ 椎体及椎间盘侧方，左侧起自于 $L_1 \sim L_2$ 椎体及椎间盘侧方。椎间盘前侧最重要的结构为中线附近的大动、静脉。腹主动脉与 $L_1 \sim L_3$ 椎间盘相邻。腹主动脉在 L_4 椎体下缘分叉为髂总动脉。左侧髂总动脉在中线偏左与 L_4 椎间盘相邻。髂总静脉与 $L_1 \sim L_5$ 椎间盘相邻。L_5 椎间盘不与上述大动、静脉贴近，但前面有骶中动、静脉通过，两侧有左、右髂总动、静脉，并有骶前血管丛位于它的前方。

c. 腰椎间盘、椎间孔与神经根的关系：脊髓的背根神经纤维和腹根神经纤维，在背根神经节的远端处组合在一起，成为混合神经干，经椎间孔出椎管。腰神经背根神经节大部分在椎间孔外，但骶神经背根神经节位于骶管内。腰神经在椎间孔外分为背侧支和腹侧支。背侧支分为内侧支及外侧支。内侧支向后至背部的肌肉，外侧支成为皮神经分布于皮肤。$L_1 \sim L_3$ 脊神经的皮神经构成臀上皮神经，$L_4 \sim L_5$ 脊神经则无皮神经发出。腹侧支参与腰骶丛。骶神经的腹侧支和背侧支在骶管内，前者经骶骨的骶前孔进入盆腔，后者经骶后孔出骶管。腰骶神经的腹侧支，有 1 根或数根分支与交感神经干相连。腹侧支亦发出返支，经椎间孔进入椎管内，分布于脊膜上，构成纤细的脊膜分支。

神经根在椎间孔处最易受压。椎间孔的纵径（上下径）较横径（前后径）大。L_4 和 L_5 神经，平均直径为 7mm 左右；L_4 椎间孔纵径为 19mm，横径 7mm；L_5 椎间孔纵径为 12mm，横径 7mm。小关节突滑膜肿胀、骨性增生、椎间盘突出等，均可使椎间孔变狭窄，小于神经根的直径，从而压迫腰骶神经根引起腰骶神经根受压相应的症状。腰神经根自马尾神经发出，经椎间孔出椎管前在椎管内行走一定的距离。神经根在硬膜的前壁两侧穿出。一般情况下，L_3～L_4椎间盘突出，压迫 L_4 神经根；L_4～L_5 椎间盘突出，压迫 L_5 神经根；L_5～S_1 椎间盘突出，压迫 S_1 神经根。如腰椎间盘突出较大并且偏于椎管中央部分，则大部分马尾神经受压，单根腰或骶神经根受压症状表现不明显。

（4）筋膜

①浅筋膜：腰骶尾部的浅筋膜是皮下筋膜同相邻区浅筋膜层的连续，致密而厚实，通过结缔组织纤维束与深筋膜相连，其结缔组织纤维分隔形成的小房含大量脂肪。浅筋膜层中有皮神经和皮血管，它们都是小支，发自深层的神经和血管。

②深筋膜：深筋膜即固有筋膜，骶尾区的深筋膜薄弱，与骶骨背面骨膜相愈合。深筋膜分浅、深 2 层，浅层很薄弱，是一层薄的纤维膜，上续胸廓背面的深筋膜浅层，侧方连腹前外侧壁的深筋膜，向下附着于髂嵴，并和臀筋膜延续，内侧方于人体正中平面附至各腰椎棘突、骶中棘和连结各棘突游离端的棘上韧带。腰部深筋膜浅层薄弱，深层较厚，与背部深层筋膜相续，呈腱膜性质，合称胸腰筋膜，又称腰背筋膜。

腰背筋膜在胸背部较为薄弱，覆于竖脊肌表面，向上连接于项筋膜，内侧附于胸椎棘突和棘上韧带，外侧附于肋角和肋间筋膜，向下至腰部增厚，并分为前、中、后 3 层（图 1-50）。

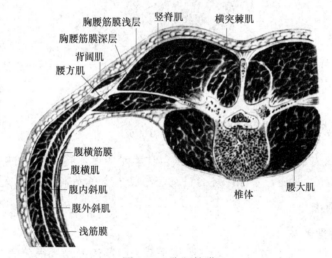

图 1-50　胸腰筋膜

a. 前层又称腰方肌筋膜，覆盖于腰方肌前面，内侧附于腰椎横突尖，向下附于髂腰韧带和髂嵴后份，上部增厚形成内、外侧弓状韧带。前层在腰方肌外侧缘处同腰背筋膜中、后层愈合，形成筋膜板，由此向外侧方，是腹横肌的起始腱膜。

b. 中层位于竖脊肌与腰方肌之间，内侧附于腰椎横突尖和横突间韧带，外侧在腰方肌外侧缘与前层愈合，形成腰方肌鞘，向上附于第 12 肋下缘，向下附于髂嵴，此层上部附于第 12 肋和 L_1 横突之间的部分增厚，形成腰肋韧带（图 1-51）。此韧带的锐利边缘是胸膜下方返折线的标志。

c. 后层在竖脊肌表面，与背阔肌和下后锯肌腱膜愈合，向下附着于髂嵴和骶外侧嵴，内侧附于腰椎棘突、棘上韧带和骶正中嵴，外侧在竖脊肌外侧缘与中层愈合，形成竖脊肌鞘，后层与中层联合成一筋膜板续向外侧方，至腰方肌外侧缘前层也加入，共同形成腹横肌及腹内斜肌的腱膜性肌肉起始。腹横肌的起始腱膜比腹内斜肌的筋膜起始宽很多。由以上可以看出，腰背筋膜即是间隔各肌的筋膜，也是一些骨骼肌腱膜性肌肉起始的附着部位。腰背筋膜后层在髂后上棘连线以上与竖脊肌总腱间隔以少量疏松结缔组织及脂肪，形成腰背筋膜下间隙，腰神经后外侧皮支穿行其中。腰部活动度很大，在剧烈活动中胸腰筋膜可被扭伤。

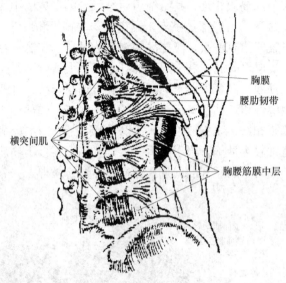

图 1-51　腰肋韧带

二、脊柱动态弓弦力学单元

脊柱动态弓弦力学单元由脊柱静态弓弦力学单元加上附着于脊柱的骨骼肌组成。静态弓弦力学单元如上所述，下面阐述脊柱动态弓弦力学单元中弦的组成及功能。

（一）背部肌肉

1. 浅层（外肌）

（1）上后锯肌（图 1-52）：上后锯肌位于菱形肌的深面，为很薄的菱形扁肌，以腱膜起自项韧带下部和下两个颈椎棘突，以及上两个胸椎棘突。肌纤维斜向外下方，止于第 2～5 肋骨肋角的外侧面。在肋角之外，为小菱形肌所覆盖。此肌收缩时，可上提上部肋骨以助呼气。上后锯肌受肋间神经（T_1～T_4）支配。

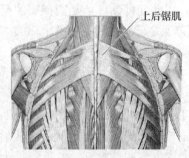

图 1-52　上后锯肌

（2）下后锯肌（图1-53）：在腰部的上段和下4个肋骨的外侧面，起自下2个胸椎及上2个或3个腰椎棘突及棘上棘带，止于下4个肋骨外侧面。其作用是下降肋骨帮助呼气，受第9～12胸神经的前支支配。

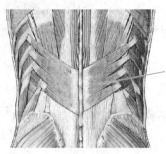

图1-53 下后锯肌

2. 内肌

（1）浅层

①头夹肌（图1-54）：为该肌上方大部分的肌束，起自项韧带的下部（约C_3以下）至T_3棘突，肌纤维斜向外上方，止于上项线的外侧部分；部分肌束于胸锁乳突肌深侧，止于乳突的后缘。夹肌单侧收缩时，使头转向同侧，两侧共同收缩时，使头后仰。受C_2～C_5神经的后支的外侧支支配。

②颈夹肌（图1-54）：为头夹肌下方少数肌束，起自T_3～T_6棘突，肌纤维斜向外上方，在肩胛提肌的深侧，止于C_2～C_3横突后结节。夹肌单侧收缩时，使头转向同侧，两侧共同收缩时，使头后仰。受C_2～C_5神经的后支的外侧支支配。

③竖脊肌（图1-55）：竖脊肌又名骶棘肌，是背肌

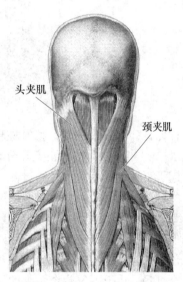

图1-54 头夹肌、颈夹肌

中最强大的肌肉，此肌下端起于骶骨背面、腰椎棘突、髂嵴后部和腰背筋膜，在腰部开始分为3个纵行的肌柱上行，内侧者称为棘肌，中间者叫最长肌，外侧者叫髂肋肌。

a. 棘肌：该肌位于最内侧，紧贴棘突的两侧，较上述二肌薄弱，又分为胸棘肌、颈棘肌和头棘肌。胸棘肌位于胸背面的中部，起自总腱和下部胸椎棘突，肌束一般越过1～2个棘突，止于上部胸椎棘突；颈棘肌较胸棘肌弱小，位于项部。胸棘肌具有伸脊柱胸段的作用；颈棘肌具有伸脊柱颈段的作用。头棘肌多与头半棘肌合并，止于枕骨下项线。棘肌受脊神经（T_2～L_1）后支支配。

b. 最长肌：在髂肋肌的内侧及深侧，自下而上也分为3部，即胸最长肌、颈最长肌和头最长肌。除起于总腱外，还起自全部胸椎及C_5～C_7横突，止于全部胸椎横突和其附近的肋骨、上部颈椎横突及颞骨乳突。一侧收缩时，使脊柱向同侧屈曲；两侧收缩，则竖直躯干。胸和颈最长肌受脊神经（C_4～L_5）后支支配，头最长肌受脊神经（C_1～L_4）支配。

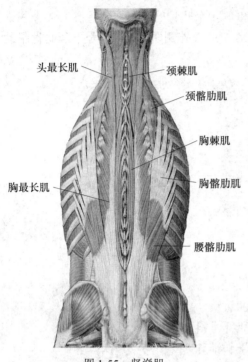

图 1-55　竖脊肌

c. 髂肋肌：此肌为外侧肌束，自下而上又分为 3 部，即腰髂肋肌、胸髂肋肌和颈髂肋肌，这 3 部肌肉互相重叠。腰髂肋肌起自竖脊肌的总腱，向上分为 6～7 束，肌纤维向上，借许多肌束止于下 6 个肋骨肋角的下缘。胸髂肋肌及颈髂肋肌均起于上 6 个肋骨止点的内侧，最后止于 C_4～C_6 横突的后结节。全肌虽然分为 3 部，但纤维相重叠，外形上没有分开，是 1 块肌肉。此肌通过肋骨作用于脊柱，一侧收缩时，使躯干向同侧屈曲；两侧收缩时，则竖直躯干。髂肋肌受脊神经（C_8～L_1）后支支配。

（2）中层

①横突棘肌：横突棘肌由多数斜行的肌束组成，被竖脊肌所覆盖，其肌纤维起自下位椎骨的横突，斜向内上方止于上位椎骨棘突。由浅入深可分为 3 层，即半棘肌、多裂肌和回旋肌。横突棘肌两侧同时收缩，使脊柱伸直；单侧收缩时，使脊柱转向对侧。

a. 半棘肌：按其止点和分布位置，分为胸半棘肌、颈半棘肌和头半棘肌，胸半棘肌起于下位胸椎横突尖，跨过 4～6 节脊椎骨，止于上位数个胸椎和下位数个颈椎棘突尖，为脊椎骨旋转肌，受脊神经（T_1～T_{11}）后支支配。

b. 多裂肌（图 1-56）：位于半棘肌的深面，为多束小的肌性腱束，形状类似半棘肌，但较短，分布于 S_4～C_2 之间。在骶部，起自骶骨后面、髂后上棘及骶髂后韧带；在腰部，起自乳突；在胸部，起自横突；在颈部，起自下位 4 个颈椎的关节突。跨过 1～4 个椎骨，止于上位数个棘突的下缘。肌束长短不一，浅层者最长，止于上 3～4 个棘突；中层者止于上 23 个棘突；深层者止于上 1 个棘突。多裂肌是脊椎的背伸肌，可以加大腰椎前凸，在颈、胸部，尚可以防止脊椎向前滑脱。多裂肌受脊神经（C_3～S_5）后支支配。

c. 回旋肌（图 1-56）：在多裂肌的深面，连结上、下 2 个椎骨之间或越过 1 个椎骨，分颈回旋肌、胸回旋肌和腰回旋肌。为节段性小方形肌，起自各椎骨横突上后部，止于上一椎骨椎弓板下缘及外侧面，直至棘突根部，回旋肌在胸段比较发达，每侧有 11 个，数目可有变化。回旋肌受脊神经（T_1～T_{11}）后支支配。

②枕骨下肌（图 1-57）

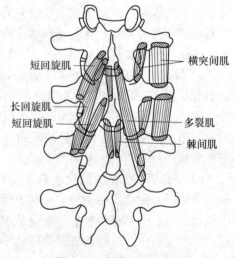

图 1-56　多裂肌及回旋肌

　　a. 头后大直肌：呈三角形，以一尖的腱起于枢椎棘突，止于下项线外侧和枕骨。功能：一侧收缩，使头向同侧旋转；两侧同时收缩，使头后仰。

　　b. 头后小直肌：呈三角形，以腱起于寰椎后结节，止于下项线内侧及下项线与枕骨大孔之间的枕骨，且与硬膜之间有结缔组织相连。功能：仰头。

　　c. 头下斜肌：呈粗柱状，起于枢椎棘突的外侧和邻近的椎板上部，止于寰椎横突下外侧面。功能：使头向同侧旋转并屈曲。

　　d. 头上斜肌：呈粗柱状，以腱起于寰椎横突的上面，止于枕骨上下项线之间。功能：一侧收缩，使头向对侧旋转；两侧同时收缩，使头后仰。

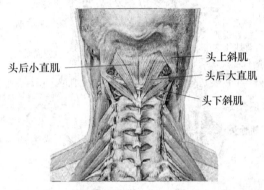

图 1-57　枕骨下肌

　　（3）深层

　　①横突间肌：起止于相邻的横突。此肌在颈部和腰部比较发达，其作用为使脊柱侧屈。

　　②棘间肌：棘间肌起止于上、下相邻棘突的分叉部。其作用为协助伸直脊柱。

　　颈后部上述肌肉位置较深，作用在于稳定各椎骨节段，以利于颈段脊柱有顺序而又协调地做链状运动，一侧肌肉收缩使脊柱转向对侧，两侧共同收缩能伸直脊柱。

　　（二）脊柱侧前方肌群

　　1. 颈肌

　　颈肌分为颈浅肌、颈中肌和颈深肌等 3 群，其功能为运动头颈、舌骨、喉软骨和胸廓。大部分颈肌起源于颈肌节的轴下部分，故受颈神经前支支配；一小部分起源于鳃弓肌结，受脑神经支配。

　　（1）颈浅肌：颈浅肌位于浅层，有颈阔肌和胸锁乳突肌等。

　　①胸锁乳突肌（图 1-58）：呈长带形，位于颈外侧部浅层，被颈阔肌遮盖，为颈部的重要标志，作为颈前后三角的分界，颈后三角许多重要组织由其后缘穿出。向侧方低头时，可在颈部触到此肌。其下端有 2 个起头，胸骨头起于胸骨柄的前面，锁骨头起于锁骨胸骨端上面，两头之间形成一个小凹。上端止于乳突及其后部。通过双侧收缩，使头向后屈，面向上仰，如头部不动，可以上提胸骨，助深吸气。单侧收缩，使头向同侧屈，面向对侧上仰。若一侧发生病变，使该肌挛缩时，则引起病理性斜颈。

　　胸锁乳突肌受副神经支配，其血供来源可分上、中、下 3 部分，各部分均存在广泛吻合（图 1-59）。上部主要为枕动脉的分支；中部主要为甲状腺上动脉的分支和颈外动脉直接发出的小分支；下部主要为甲状颈干和颈横动脉的小分支。胸锁乳突肌病变，亦是引起颈痛及颞乳部偏头痛，甚至面神经麻痹的常见原因。

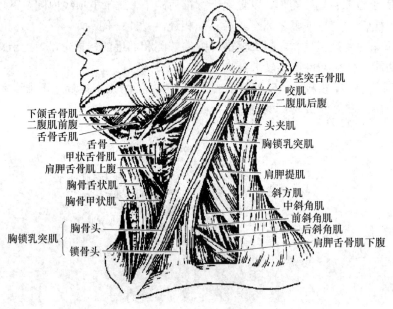

图 1-58　颈肌侧面观

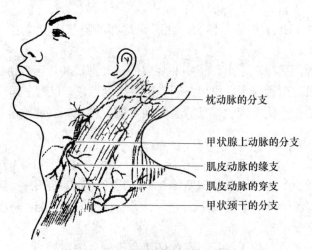

图 1-59　胸锁乳突肌的血供

②颈阔肌（图 1-60）：很薄，位于颈前外侧部。其直接位于颈部浅筋膜中，与皮肤密切结合，属于皮肌范畴，呈长方形。其下缘起自胸大肌和三角肌筋膜，肌纤维斜向上内方，越过锁骨和下颌骨至面部，前部肌纤维止于下颌骨的下颌缘和口角，其最前部的肌纤维左、右相互交错，后部肌纤维移行于腮腺咬肌筋膜和降下唇肌及笑肌表面。颈阔肌受面神经颈支支配，在此肌的深面有浅静脉、颈横神经及面神经颈支等。此肌收缩时，拉口角向后下方，或张口，或上提颈部皮肤，并于颈部皮肤上形成许多皱纹。

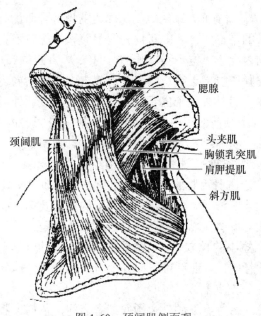

腮腺

颈阔肌

头夹肌
胸锁乳突肌
肩胛提肌

斜方肌

图 1-60 颈阔肌侧面观

（2）颈中肌：颈中肌介于下颌骨、舌骨与胸廓三者之间，分舌骨上肌群和舌骨下肌群（图 1-61）。

①舌骨下肌群：位于喉和气管的前侧，颈前正中线的两旁，介于舌骨与胸骨之间。分浅、深两层，浅层有肩胛舌骨肌和胸骨舌骨肌，深层有胸骨甲状肌和甲状舌骨肌。它们的共同作用是下拉舌骨。以上各肌都可使舌骨及喉下降，甲状舌骨肌亦可使舌骨与甲状软骨接近。

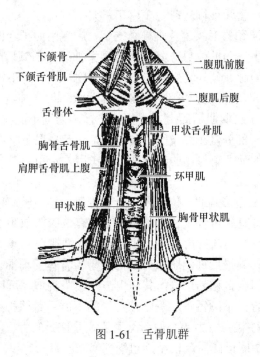

下颌骨
下颌舌骨肌

舌骨体

胸骨舌骨肌

肩胛舌骨肌上腹

甲状腺

二腹肌前腹

二腹肌后腹

甲状舌骨肌

环甲肌

胸骨甲状肌

图 1-61 舌骨肌群

a. 肩胛舌骨肌：位于颈前面，颈阔肌的深侧，胸骨舌骨肌的外侧。大部分被胸锁乳突肌所遮盖，为细而长的带形肌，被中间腱分为上腹和下腹。下腹起自肩胛骨上缘和肩胛横韧带，肌纤维斜向内上方，位于胸锁乳突肌的深侧，在环状软骨平面以下移行于中间腱。该腱借颈固有筋膜中层向下连于锁骨。上腹自中间腱斜向内上方，与胸骨舌骨肌并列，并在其外侧止于舌骨体外侧部的下缘。肩胛舌骨肌受舌下神经的分支支配。

b. 胸骨舌骨肌：位于颈前面正中线的两侧，肩胛舌骨肌的内侧，为窄带状的肌肉。起自胸锁关节囊的后面、胸骨柄和锁骨胸骨端的后面，肌纤维在正中线两侧垂直上行，止于舌骨体内侧部的下缘。胸骨舌骨肌受舌下神经的分支支配。

c. 胸骨甲状肌：位于胸骨舌骨肌的深侧，也是长带状肌肉，上狭下宽，较胸骨舌骨肌短而宽，紧贴于甲状腺的浅面。下端起自胸骨柄的后面及第1肋软骨，肌纤维斜向上外，止于甲状软骨斜线。胸骨甲状肌受舌下神经的分支支配。

d. 甲状舌骨肌：为短小的长方肌，是胸骨甲状肌向上的延续部分，同样也被胸骨舌骨肌遮盖。起自甲状软骨斜线，肌纤维斜向外上方，止于舌骨体外侧部及舌骨大角。甲状舌骨肌受舌下神经的分支支配。

②舌骨上肌群：位于舌骨、下颌骨和颅底三者之间，包括二腹肌、茎突舌骨肌、下颌舌骨肌、颏舌骨肌，参与构成口腔底。其共同作用与咀嚼有关。下颌骨在咬肌前方骨折时，颏舌骨肌、颏舌肌、下颌舌骨肌前部、二腹肌和颈阔肌能把远侧骨折断端拉向后下方。

a. 二腹肌：有前、后二腹和一中间腱，或称下颌二腹肌。后腹起于颞骨乳突部的乳突切迹，位于胸锁乳突肌的深面，向前下内最后终于中间腱。此腱被一由深筋膜发出的悬带系于舌骨大角上，由中间腱发出的纤维即为前腹，向上内在正中线止于下颌骨下缘之二腹肌窝内。前腹位于下颌舌骨肌之浅面，一部分为颌下腺所覆盖。其作用：当下颌骨被固定时，上提舌骨；舌骨被固定时，下牵下颌骨，协助咀嚼。

二腹肌前腹由下颌神经的下颌舌骨肌神经支配，后腹由面神经的二腹肌支支配。后腹是颈动脉三角与下颌下三角的分界。其浅面有耳大神经、下颌后静脉及面神经颈支；深面有颈内动脉、颈内静脉、颈外动脉、迷走神经、副神经、舌下神经及颈交感干；其上缘有耳后动脉和面神经及舌咽神经等；下缘有枕动脉和舌下神经。

b. 茎突舌骨肌：位于二腹肌后腹上方并与其平行，为细小的梭状肌肉。在来源上，本来属于二腹肌后腹的一部分，在二腹肌后腹的深侧，起自颞骨茎突，肌纤维斜向前下方，移行于肌腱，止于舌骨大角与体的结合处，其作用是牵引舌骨向后上方。茎突舌骨肌受面神经的二腹肌支支配。

c. 下颌舌骨肌：为三角形扁肌，位于下颌骨体内侧，为口腔底部肌肉之一，介于下颌骨与舌骨之间。其上方有颏舌骨肌和舌下腺，下方有二腹肌前腹及下颌下腺。起于下颌骨的下颌舌骨肌线，肌纤维向后内下方，前方的肌纤维在正中线上借一细纤维索与对侧同名的肌纤维相结合；其最后部的肌束，向后止于舌骨体的前面。左、右两侧肌肉，共同构成一凹向上方的肌板，称为口膈，其作用与二腹肌相似，可以上提舌骨；舌骨被固定时，可以下拉下颌骨。下颌舌骨肌受下颌神经的下颌舌骨肌神经支配。

d. 颏舌骨肌：为长柱状强有力的小肌，位于下颌舌骨肌的上方，正中线的两侧，舌的下方，与对侧同名肌中间借薄层疏松结缔组织邻靠在一起。它以短腱起自下颌骨的颏棘，肌腹向后逐渐增宽，止于舌骨体前面。其作用：当下颌骨被固定时，牵引舌骨向前；舌骨被固定时，牵引下颌骨向下。颏舌骨肌由上 2 个颈神经的前支支配。

（3）颈深肌（图 1-62）：颈深肌分为内、外侧 2 群。

①内侧群：即椎前肌，位于脊柱前面，正中线的两侧，共有 4 块肌肉，即颈长肌、头长肌、头前直肌及头外侧直肌。其中头前直肌和头外侧直肌尚保持着原始肌节的遗迹。

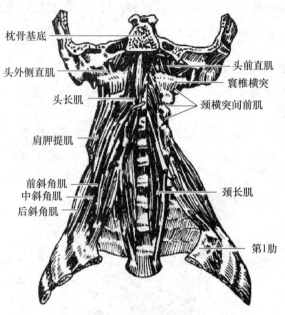

图中标注：
- 枕骨基底
- 头外侧直肌
- 头长肌
- 肩胛提肌
- 前斜角肌
- 中斜角肌
- 后斜角肌
- 头前直肌
- 寰椎横突
- 颈横突间前肌
- 颈长肌
- 第1肋

图 1-62　颈深层肌解剖结构示意图

a. 颈长肌：位于脊柱颈部和上 3 个胸椎体的前面，延伸于寰椎前结节及第 3 胸椎体之间，被咽和食管所遮盖。分为下内侧和上外侧两部，两部相互掩盖。下内侧部起自上位 3 个胸椎体及下位 3 个颈椎体，止于上位 $C_2 \sim C_4$ 及 $C_5 \sim C_7$ 横突的前结节。上外侧部起自 $C_3 \sim C_6$ 横突的前结节，止于寰椎前结节。颈长肌受 $C_3 \sim C_8$ 神经的前支支配。此肌单侧收缩时，使颈侧屈；双侧收缩时，使颈前屈。

b. 头长肌：居颈长肌的上方，遮盖颈长肌的上部。起自 $C_3 \sim C_6$ 横突的前结节，肌纤维斜向内上方，止于枕骨底部下面的咽结节后侧。头长肌受 $C_1 \sim C_6$ 神经的分支支配。单侧收缩时，使头向同侧屈；两侧同时收缩时，使头前屈。

c. 头前直肌：为短小的肌肉，与横突间肌同源，位于寰枕关节的前方，其内侧部分被头长肌掩盖。起自寰椎横突根部，肌纤维斜向上方，在头长肌止点后方，止于枕骨大孔前方。此肌受 $C_1 \sim C_6$ 神经的分支支配。

d. 头外侧直肌：为短肌，位于头前直肌的外侧，起自寰椎横突，止于枕骨外侧部的下面。此肌受 $C_1 \sim C_6$ 神经的分支支配。其作用是使头侧屈。

②外侧群：位于脊柱颈部的两侧，包括前斜角肌、中斜角肌和后斜角肌 3 个斜角肌，是肋间肌在颈区的延续部分，共同形成一个不完整的圆锥面，遮盖着胸廓上口的外半部。

a. 前斜角肌：位于胸锁乳突肌的深面和颈外侧三角内，起自 $C_3 \sim C_6$ 横突的前结节，肌纤维斜向外下方，止于第 1 肋骨上面的斜角肌结节，由 $C_5 \sim C_7$ 神经的前支支配。

b. 中斜角肌：位于前斜角肌的后方，起自 $C_2 \sim C_6$ 横突的后结节，肌纤维斜向外下方，止于第 1 肋骨上面、锁骨下动脉沟以后的部分，由 $C_2 \sim C_8$ 神经的前支支配。

c. 后斜角肌：居中斜角肌的后方，为中斜角肌的一部分，起自 $C_5 \sim C_7$ 横突的后结节，肌纤维斜向外下方，止于第 2 肋的外侧面中部的粗隆，由 $C_5 \sim C_6$ 神经的前支支配。

当颈椎被固定时，上述 3 个肌肉两侧同时收缩时，可上提第 1、2 肋，使胸廓变大，协助吸气，故属于深吸气肌；当肋骨被固定时，可使颈向前倾；单侧收缩时，使颈向同侧屈并微转向对侧。

2. 胸部肌肉

胸前、外侧区的肌层主要由胸肌以及部分腹肌组成。由浅至深分为 4 层：第一层为胸大肌、腹外斜肌及腹直肌上部；第二层为锁骨下肌、胸小肌及前锯肌；第三层为肋间肌；第四层为胸横肌。

（1）前锯肌（图 1-63）：位于胸外侧区域，为一宽薄的扁肌，由胸长神经支配。前锯肌的血供主要来自胸背动脉。若胸长神经损伤，致使前锯肌瘫痪，可出现"翼状肩"。

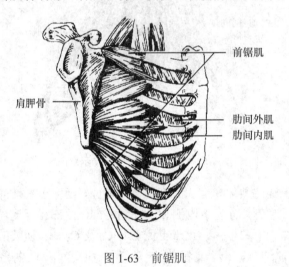

图 1-63　前锯肌

（2）肋间肌（图 1-64）：位于肋间隙内，由浅入深分别为肋间外肌、肋间内肌及肋间最内肌。

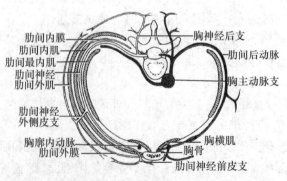

图 1-64　肋间隙结构（横断面观）

①肋间外肌：共 11 对，分别位于肋间隙的浅层，肌纤维斜向前下方，该肌肉由肋结节至肋骨前端延续为肋间外膜，后者向内侧移行至胸骨侧缘。

②肋间内肌：共 11 对，分别位于肋间外肌的深面，肌纤维斜向前上方。该肌肉自胸骨侧缘向后行至肋角处延续为肋间内膜，后者向内侧移行，并与脊柱相连。

③肋间最内肌：位于肋间内肌的深面，肌纤维方向与肋间内肌的相同，该肌肉与肋间内肌之间有肋间血管神经通过。肋间最内肌薄弱而不完整，仅存在于肋间隙的中 1/3 部，而肋间隙的前、后部无此肌，故肋间血管神经与其内面的胸内筋膜直接相贴，因此当胸膜感染时，神经可因刺激而引起肋间神经痛。

3. 腹部肌肉

腹前外侧壁的肌层按部位可分为前群和外侧群。前群为 2 对长肌，即腹直肌和锥状肌；外侧群为阔肌，由浅入深为腹外斜肌、腹内斜肌和腹横肌，此 3 层肌腱形成一些具有临床意义的结构。

（1）腹直肌（图 1-65）：腹直肌位于腹前壁正中线的两侧，腹白线与半月线之间，居腹直肌鞘内。此肌上部宽、下部窄，起自第 5～7 肋软骨的前面和剑突，肌纤维直向下方，止于耻骨上缘及耻骨联合的前面。两侧腹直肌内侧缘以白线相隔，因白线在脐以上呈带状，脐以下为线形，故两侧腹直肌上部距离较远，约 1cm，而下方几乎相贴。肌纤维被 3～4 个腱划分隔，这些腱划呈锯齿状，为狭窄（宽约 1cm）的结缔组织索，与腹直肌鞘前壁密切愈着。腱划与分膈肌节的组织同源，从而说明腹直肌是由多数肌节合并而成的。腹直肌受第 6～10 肋间神经支配，此肌的主要作用是弯曲脊柱，还可帮助维持腹压和协助呼吸。

锥状肌为长三角形的小扁肌，位于脐与耻骨联合线的中点以下，居腹直肌鞘内，腹直肌下端的前面。起自耻骨上支前面，肌纤维斜向内上方，止于白线。此肌属退化肌，有人甚至缺如。锥状肌受肋下神经支配，其收缩时可拉紧腹白线。

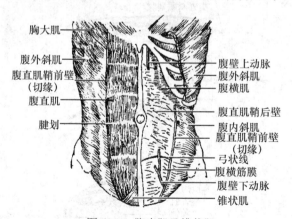

图 1-65　腹直肌及锥状肌

①白线：为一窄带形，上宽而薄、下窄而厚，由 3 层腹壁阔肌的腱膜，在两侧腹直肌内侧缘之间相互交织而成。白线位于腹前壁正中线上，上端起于剑突，下端止于耻骨联合。白线的深面与腹横筋膜相贴，更深层是腹膜前组织和前腹膜壁层。在相互交织的结缔组织纤维束之间，留有若干椭圆形小孔或裂隙，供血管支及神经支通过。

②弓状线：又名半环线，为腹直肌鞘后壁的游离下缘，由腹内斜肌腱膜后叶和腹横肌腱膜形成。此线以下的腹内斜肌腱膜及腹横肌腱膜，均改道行至腹直肌前方，构成腹直肌鞘前壁。如果 2 种腱膜在同一平面改道，则弓状线明显易辨。弓状线通常呈弧形，凹侧向下方，或向下外侧方。绝大部分弓状线见于脐–耻骨联合连线上、中 1/3 段交点之上、下各 10mm 范围内，距耻骨联合上缘平均 10cm。弓状线通常和腹横筋膜愈着。临床上，可以脐–髂前上棘线与半月线的交点或髂前上棘间线，标示弓状线的所在平面。

③腹直肌鞘：为腹直肌的腱膜性鞘套，由经过腹直肌前方和后方的腹外斜肌腱膜、腹内斜肌腱膜及腹横肌腱膜所构成。左、右两侧的上述 3 层腱膜的腱膜纤维在中线处编织形成的腹白线，将左、右腹直肌鞘完全隔开，故 2 鞘不能互通。腹直肌鞘内容有腹直肌及锥状肌，腹壁上下动脉、静脉，以及第 7～12 肋间神经。其前、后壁的构成在不同平面有所差异（图 1-66）。前壁的组成结构自上而下逐渐增多，而后壁的组成结构自上而下逐渐减少。前壁有成纵行的小孔，供前皮神经或其内、外侧支和小血管穿行。

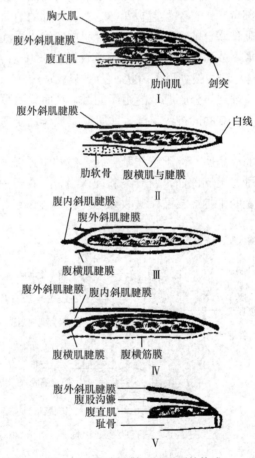

图 1-66　腹直肌鞘不同层面的构成

Ⅰ. 肋缘以上；Ⅱ. 腹上区；Ⅲ. 弓状线上方；Ⅳ. 弓状线下方；Ⅴ. 耻骨平面

腹直肌则是直接附于胸廓前面，其后方没有腹直肌鞘后壁，腹直肌鞘的前壁则仅由腹外斜肌腱膜单独形成，其浅面为胸大肌所覆盖。

在腹上区的上份平面，腹直肌鞘后壁只由腹横肌肌性部构成，腹直肌鞘前壁仍主要由腹外斜肌腱膜独立形成，也可有小部分为腹外斜肌肌纤维。

在肋缘至髂前上棘间线之间的平面，腹直肌鞘前壁由腹外斜肌腱膜和腹内斜肌腱膜的前叶合并形成，后壁由腹内斜肌腱膜后叶及腹横肌腱膜融合构成，其游离下缘即弓状线。而在肋缘下 3～4cm 范围内的腹直肌鞘后壁，由腹横肌和腹内斜肌腱膜后叶共同形成。

在髂前上棘间线以下或脐－耻骨联合上、中 1/3 段交点以下的平面，腹直肌鞘前壁由腹内斜肌腱膜和腹横肌腱膜共同形成，亦可有腹内斜肌肌纤维参与。腹直肌鞘前壁的浅面覆有腹外斜肌腱膜，它同腹直肌鞘前壁之间隔有疏松结缔组织。而腹直肌鞘前壁通常是指包括腹外斜肌腱膜层在内，此平面腹直肌鞘后壁一般缺如，则腹直肌后面与腹横筋膜直接相贴，因此，这一段腹直肌出血或感染时，可刺激腹膜，出现如同腹腔内脏疾患时的症状和体征。

沿半月线处，腹内斜肌腱膜前、后叶与腹外斜肌腱膜和腹横肌腱膜合并的部位，是在前、后叶分叶线的中线侧，即在半月线的稍内侧方。3 层扁肌的腱膜分层在半月线处仍存在，与腹横肌腱膜合并构成腹直肌鞘后壁以前的腹内斜肌腱膜后叶，是肋间神经、血管穿入腹直肌鞘的必经之途（图 1-67）。

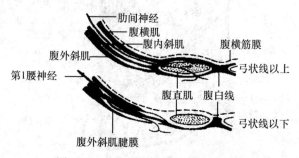

图 1-67　肋间神经及第 1 腰神经行径

（2）腹外斜肌（图 1-68）：腹外斜肌位于胸下部和腹部的外侧皮下，遮盖胸廓下部及腹内斜肌，为腹肌中最宽大的阔肌。外半部是肌腹，呈长方形；内半部是腱膜。起始部呈锯齿状，起自下位 8 对肋骨的外面，与前锯肌和背阔肌相互交错。肌纤维斜向前下方，后下部的肌纤维止于髂嵴前部的外唇；前上部的肌纤维向前下方，在半月线以内和髂前上棘高度以下，移行于宽阔的腹外斜肌腱膜。此腱膜的下缘增厚成为腹股沟韧带，张于髂前上棘和耻骨结节之间。腹外斜肌腱膜在腹股沟韧带内侧端，即耻骨结节的上方纤维裂开，形成一个三角形的裂孔，称为腹股沟管皮下环，或称腹股沟管浅环（图 1-69）。其内上方的纤维束，止于耻骨联合的前面，为内侧脚，又称上脚；外下方的纤维束止于耻骨结节，叫外侧脚，也称下脚。浅环的底为耻骨嵴，环的外上方两脚之间有脚间纤维相连结，此纤维系由腹股沟韧带分散而来的弓形纤维组织。脚间纤维的多少、强弱，个体差异很大，男性较多且强。另外，从外侧脚附着处分出部分腱纤维，弯曲斜向内方，经过精索与内侧脚深方，形成反转韧带，移行于腹直肌鞘前壁。正常人的浅环可容纳一个示指尖，男性的精索及其部分被膜或女性的子宫圆韧带，由浅环通过。腹股沟韧带内侧端的一小部分纤维向下后方，并向外侧转折成为腔隙韧带，又称陷窝韧带。此韧带向外侧延续附着于耻骨梳上的部分，称耻骨梳韧带（图 1-70）。腹外斜肌受下位 6 对胸神经的腹侧支支配。

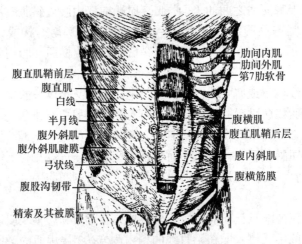

图 1-68　腹前外侧壁的肌肉

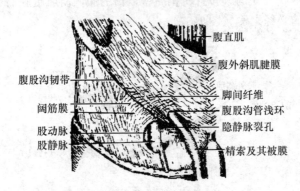

图 1-69　腹外斜肌腱膜

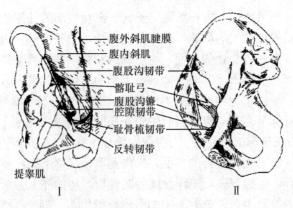

图 1-70　腹股沟区韧带

Ⅰ.外面观；Ⅱ.内面观

　　背阔肌的前缘、腹外斜肌的后缘及髂嵴形成腰下三角。此三角的底为腹内斜肌。腰下三角为腹后侧壁的薄弱区域之一。腹膜后脓肿可自此区穿破；腹腔内压增高时，腹内脏器有可能经此薄弱区突出而成腰疝（图1-71）。

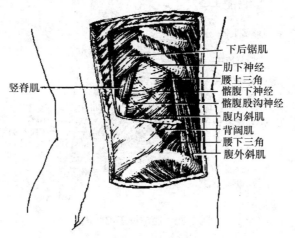

图 1-71　腰上三角及腰下三角

（3）腹内斜肌：腹内斜肌位于腹外斜肌深面，除腰下三角处以外，均被腹外斜肌遮盖，自后向前起自腰背筋膜、髂嵴前部中间线和腹股沟韧带外侧 1/2。肌腹呈扁形，较腹外斜肌厚。肌纤维方向与腹外斜肌纤维方向交叉。此肌后部肌纤维斜向前上方，止于下位 3 对肋，中部靠上方的肌纤维（即髂前上棘部）水平向内，这 2 部分肌纤维在半月线附近，移行于腱膜。腱膜分为前、后 2 层，参与腹直肌鞘前、后 2 叶的构成，再向内止于白线。下部肌纤维（即腹股沟韧带部分）斜向内下方，男性经过精索（女性经过子宫圆韧带）的前面移行于腱膜，下缘部的腱膜与腹横肌的腱膜形成联合腱，称腹股沟镰。腹股沟镰向内侧参与腹直肌鞘下部前壁的构成，向下止于耻骨梳的内侧端及耻骨结节附近。腹内斜肌最下部的肌束随精索进入阴囊，套住睾丸和精索，构成提睾肌。此肌是提睾反射的效应器官，属横纹肌，但不随意志支配，是反射性的，由独立的反射弧付诸实现，其反射中枢在脊髓第 1、2 腰节。

腹内斜肌由下位 6 对胸神经及第 1 腰神经腹侧支支配。由下后锯肌及第 12 肋的下缘、腹内斜肌上缘及竖脊肌的外缘围成腰上三角。有时，下后锯肌和腹内斜肌在第 12 肋骨上的附着不相衔接，由第 12 肋骨构成另一边而呈不等边四边形。腰上三角位于背阔肌深面，其底为腹横肌起始部的腱膜，腱膜深面有 3 条与第 12 肋平行排列的神经，自上而下为肋下神经、髂腹下神经和髂腹股沟神经。腱膜的前方有肾和腰方肌。手术须切开腱膜时，应注意保护上述 3 条神经。腰上三角为腹后壁薄弱区之一，腹腔器官可经此三角向后突出，形成腰疝。

（4）腹横肌：腹横肌位于腹内斜肌深面，为腹部阔肌中最深者，且较薄。此肌大部分被腹内斜肌遮盖，最上部肌纤维被腹直肌遮盖。自上而下起自下位 6 对肋软骨的内面、腰背筋膜、髂嵴前部的内唇和腹股沟韧带外侧 1/3。肌纤维向内横行，于腹直肌外侧缘处移行于腱膜。在半环线以上腹横肌腱膜参与腹直肌鞘后壁；在半环线以下参与腹直肌鞘前壁的组成并向内止于腹白线。最下部的肌束，也参与提睾肌和联合腱的构成。腹横肌受下 6 对胸神经及第 1 腰神经腹侧支支配。

腹内斜肌、腹外斜肌及腹横肌（图1-72）的主要作用如下。

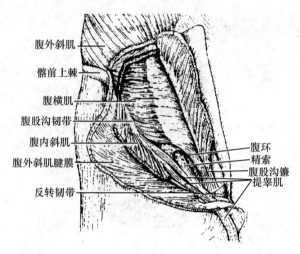

图 1-72　腹前壁下部肌肉

①向下牵拉肋骨，使胸廓横径变小，胸廓容积缩小，帮助呼气。

②为背肌的拮抗肌，可使躯干前屈。腹内斜肌和腹外斜肌的外侧部，两侧同时收缩可使脊柱前屈，一侧收缩可使脊柱侧屈，或使躯干旋转。单侧腹外斜肌收缩时使躯干转向对侧，而单侧腹内斜肌收缩则使躯干转向同侧。

③这 3 层阔肌的肌纤维相互交错，功能较强，与其他腹肌（如腹直肌）共同作用，可维持和增加腹内压。腹内压对维持腹腔脏器的位置有重要的意义。腹肌收缩时，可增加腹内压力，挤压腹腔脏器，促使其内容物的排出，以完成多项生理功能，如排便、分娩、咳嗽、呼气和腹腔静脉血回流等。若这些腹肌张力减弱，可引起腹腔脏器下垂、位置改变，以致影响其功能。由于神经损伤（例如脊髓灰质炎）引起腹肌瘫痪，在患儿哭泣或深吸气时，则瘫痪的一侧腹壁向外膨出。

三、脊柱弓弦力学系统辅助装置

1. 皮肤

皮肤属于弓弦力学系统的辅助装置，覆盖在人体表面，直接与外部环境接触。成人皮肤面积平均为 $1.6m^2$，约占人体体重的 16%。在消化、呼吸、泌尿生殖管道的开口处，皮肤与黏膜相延续，在眼睑边缘皮肤与结膜相连。皮肤与脂肪都是弓弦力学系统的辅助装置，皮肤通过皮下脂肪组织与筋膜相连，筋膜系统属于静态弓弦力学单元中的弦。皮肤中有多种感受器和丰富的感觉神经末梢分布，能感觉冷、温、痛、触和压等刺激；脂肪组织是人体的机械减震装置，可保护深层组织免受异常力学损伤，同时可增加皮肤的张力，使皮肤有一定的活动度。

（1）颈前外侧部的皮肤较薄，有较大的延展性和活动性，色泽接近面部，整形外科常取此处皮瓣以修复面容。颈前外侧部的皮纹呈横行，故此部手术多选横行切口，以利愈合。颈后部的皮肤较厚，活动性较小。内含有较多的毛囊和皮脂腺，是皮脂腺炎、毛囊炎及痈的好发部位。

（2）胸背区的皮肤厚而致密，而且移动性较小，并且皮肤内有较为丰富的毛囊与皮脂腺。

（3）腰部皮肤较厚而致密，有较丰富的毛囊和皮质腺，皮下组织内含有许多结缔组织束与皮肤相连，移动性小，皮肤张力线在纵行肌范围为横向，过纵行肌外侧缘后转为稍斜向下方。骶尾部的皮肤厚而有弹性，但在骶骨背面凸出部分皮肤较薄。腰骶尾部皮肤的神经来自第 12 胸神经和腰骶尾神经后支的分支。

2. 脂肪

（1）颈部：颈浅筋膜含有不定量的脂肪，颈前外侧部较为疏松。颈后部较为致密，形成许多坚韧的纤维隔，分隔脂肪组织形成脂肪柱。此部的皮下组织是头皮的皮下组织的直接延续，尤其在颈后的上部，皮下组织与覆盖于斜方肌的深筋膜紧密相连。其下部的皮下组织亦由纤维隔分隔成蜂窝组织，内含有较多的脂肪组织，特别是在 C_7 的棘突处，常可发生较大的脂肪瘤。脂肪组织是人体的机械减震装置。

（2）胸部：胸背区的浅筋膜致密而厚实，富含脂肪组织。

（3）腰部：腰骶尾部的浅筋膜同相邻区浅筋膜层的连续，致密而厚实，通过结缔组织纤维束与深筋膜相连，其结缔组织纤维分隔形成的小房含大量脂肪。

第三节　脊-肢弓弦力学系统

脊-肢弓弦力学系统由静态弓弦力学单元、动态弓弦力学单元和辅助装置（籽骨、副骨、滑囊、脂肪及皮肤）组成，脊-肢静态弓弦力学单元由弓（脊柱及肢带骨骨骼）和弦（关节囊、韧带、筋膜）组成，脊-肢动态弓弦力学单元由脊-肢静态弓弦力学单元加上附着于脊柱与肢带骨之间的骨骼肌组成。

脊-肢动态弓弦力学单元的静态弓弦力学单元参见脊柱弓弦力学系统部分，下面阐述脊-肢动态弓弦力学单元中弦的组成及功能。

1. 斜方肌（图 1-73）

斜方肌位于项部和背上部的浅层，为三角形的阔肌。左右各一，合在一起呈斜方形，起于枕骨上项线、枕外隆凸、项韧带、第 7 颈椎和全部胸椎的棘突，上部的肌纤维斜向外下方，中部的肌纤维平行向外，下部的肌纤维向外上方，止于锁骨的外 1/3、肩峰和肩胛冈。其作用是使肩胛骨向脊柱靠拢，斜方肌上部肌纤维可上提肩胛骨，下部肌纤维可使肩胛骨下降。如果肩胛骨状态固定，一侧肌肉收缩，可使颈部向同侧屈曲，脸则转向对侧，两侧同时收缩，可使头后仰。

斜方肌受副神经及 $C_3 \sim C_4$ 神经前支支配。神经从肌的前缘中下 1/3 交界处进入肌深面下行，首先发出肌外分支，然后分别发出肌内支或移行为肌内支，自肌的上、中、下 3 部进入肌肉。

斜方肌的血供主要来自颈横动脉（图 1-74）。

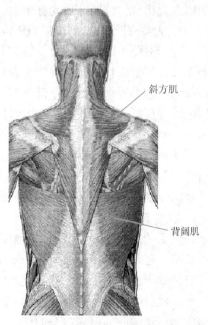

图 1-73　斜方肌、背阔肌

颈横动脉经过中斜角肌、臂丛和肩胛提肌围成的三角区，此处可作为寻找该动脉的标志。血管、神经进入肌内约位于肩锁关节内侧 3 横指及锁骨上 3 横指处。颈横动脉分为浅、深支。通常浅支（又称颈浅动脉）供应斜方肌的上、中部或上、中、下 3 部，深支供应中、下部。斜方肌的静脉主要借颈外静脉和锁骨下静脉回流。

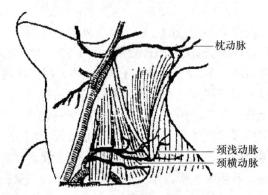

枕动脉

颈浅动脉
颈横动脉

图 1-74　斜方肌的血供

2. 背阔肌（图 1-73）

为位于胸背区下部与腰区浅层区域内宽大的三角形扁阔肌。该肌起自下 6 个胸椎的棘突、全部腰椎的棘突、骶正中嵴及骶嵴的后部，肌纤维斜向外上方，越过肩胛骨，以扁肌腱止于肱骨的结节间沟处。

背阔肌的主要作用是使肱骨做内收、旋内及后伸运动，如背手姿势。当上肢上举固定时，两侧背阔肌收缩可向上牵引躯体，如引体向上运动。

背阔肌主要由胸背神经支配。背阔肌的血液供应主要来自胸背动脉及节段性的肋间后动脉与腰动脉的分支，以肩胛线为界，线的外侧主要由胸背动脉的分支供血，线的内侧则主要由节段性肋间后动脉供血。

3. 大菱形肌、小菱形肌（图 1-75）

为一对菱形的扁肌，位于斜方肌的深侧，起自 $C_6 \sim C_7$ 及 $T_1 \sim T_4$ 棘突，肌纤维斜向外下方，平行走行，止于肩胛骨脊柱缘的下半部。该肌上部肌束，即起自 $C_6 \sim C_7$ 棘突的部分，称小菱形肌；其下部肌束，即起自 $T_1 \sim T_4$ 棘突的部分，称大菱形肌。两者之间隔以薄层结缔组织。此肌收缩时，牵引肩胛骨向内上方，使肩胛骨向脊柱靠拢，并与前锯肌共同作用，使肩胛骨的脊柱缘紧贴于胸壁上。

菱形肌的血供来自颈横动脉降支，受肩胛背神经（$C_4 \sim C_6$）支配，当患有颈椎病时，该神经常常受到压迫，引起此肌的痉挛，产生背部压迫感。若此肌瘫痪，则肩胛骨脊柱缘翘起，从外表看似蝶翼状，称翼状肩。

4. 肩胛提肌（图 1-76）

位于项部两侧，其上部位于胸锁乳突肌的深侧，下部位于斜方肌的深侧，为一对带状长肌。起自上位 $C_1 \sim C_4$ 横突的后结节，肌纤维斜向后下稍外方，止于肩胛骨的上角和肩胛骨脊柱缘的上部。肩胛提肌的血供来自颈横动脉降支，受肩胛背神经（$C_2 \sim C_5$）支配。此肌收缩时，上提肩胛骨，同时使肩胛骨下角转向内；肩胛骨被固定时，一侧肌肉收缩可使颈向同侧屈曲及后仰。

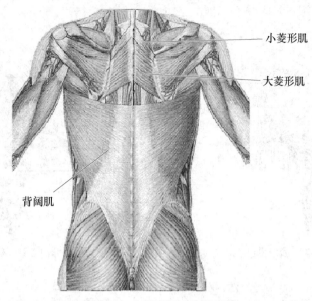

小菱形肌

大菱形肌

背阔肌

图 1-75　大菱形肌、小菱形肌

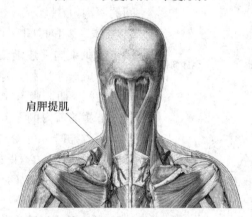

肩胛提肌

图 1-76　肩胛提肌

5. 胸大肌（图 1-77）

位于胸前区域前壁的浅层，呈扇形分布。胸大肌起自锁骨内侧半、胸骨及上 6 个肋软骨，并以扁肌腱止于肱骨大结节嵴。胸大肌按起始部位，可分为锁骨部、胸肋部及腹部，主要由胸内、外侧神经支配。胸大肌的血供主要来自胸廓内动脉的穿支及胸肩峰动脉的胸肌支，前者与肋间神经前皮支合成血管神经束，后者与胸外侧神经各组合成血管神经束。

当胸大肌收缩时，可使肱骨内收、内旋及前屈。当上肢固定时，可上提躯干。胸大肌还可协助吸气运动。

6. 胸小肌（图 1-78）

位于胸大肌的深面，起自第 3～5 肋骨近软骨处，止于肩胛骨的喙突处。

胸小肌可协助前锯肌将肩胛骨拉向胸壁，并与后者靠拢，还能够上提肋骨，以助吸气运动。

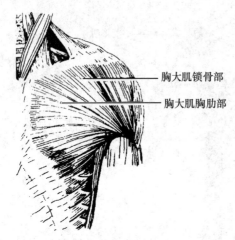

图 1-77　胸大肌

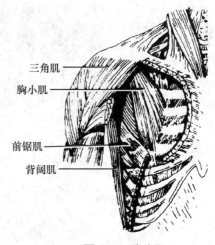

图 1-78　胸小肌

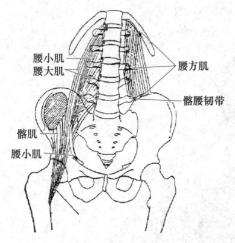

图 1-79　腰大肌

7. 腰大肌（图 1-79）

位于腰椎侧面，脊柱腰段椎体与横突之间的深沟内，呈纺锤状。起自 T_{12} 椎体下缘至 L_5 椎体上缘和椎间盘的侧面，以及全部腰椎横突。肌束向下逐渐集中，联合髂肌的内侧部，形成一个肌腱，穿过腹股沟韧带与髋关节囊之间（肌腔隙），贴于髂耻隆起的前面及髋关节囊的前内侧而下行，止于股骨小转子。腰大肌收缩时，可屈曲大腿并旋外；当大腿被固定时，则屈脊柱腰段而使躯干前屈。腰大肌受腰丛的肌支（T_{12}、$L_1 \sim L_4$）支配。

腰大肌起始处有一系列腱弓，腱弓与上位腰椎之间的裂隙为腰动脉、腰静脉和腰交感干的交通支的通道。

8. 腰小肌（图 1-79）

此肌肌腹很小，呈菱形，肌腱较长，位于腰大肌的前面，上端起自 T_{12} 椎体及 L_1 椎体的侧面，下端止于髂耻隆起，并以腱移行于髂筋膜和耻骨梳韧带。此肌收缩时，使脊柱腰段屈向同侧（与腰大肌共同作用），并紧张髂筋膜。腰小肌受腰丛的肌支（$L_1 \sim L_2$）支配。

9. 腰方肌（图 1-80）

位于腹腔后壁腰椎的两旁，腰背筋膜中层，后邻竖脊肌，前方借腰背筋膜前层与腹横筋膜相隔，为长方形的扁肌，下端较宽。起自髂嵴后部的内唇、髂腰韧带及下方 3～4 个腰椎横突。肌纤维斜向内上方，止于第 12 肋骨内侧半下缘和上方 4 个腰椎横突及 T_{12} 椎体。此肌可增强腹后壁，若两侧收缩时则降低第 12 肋，还有协助伸脊柱腰段的作用，一侧收缩时使脊柱侧屈，两侧收缩时可以稳定躯干。腰方肌受腰丛（$T_{12} \sim L_3$）支配。

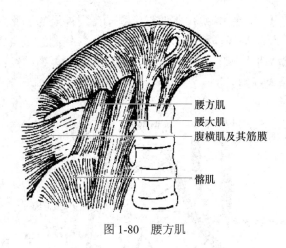

腰方肌
腰大肌
腹横肌及其筋膜

髂肌

图 1-80　腰方肌

第四节　脊柱的神经血管

一、颈部神经

颈部神经包括颈神经和脑神经 2 部分。颈神经共有 8 对，第 1 对在寰椎与枕骨间，其次 6 对在同序椎骨上侧，第 8 对由 C_7 下侧的椎间孔传出。颈部的脑神经有第 9、10、11、12 对，即舌咽神经、迷走神经、副神经和舌下神经。

（一）颈神经前支

主要组成包括两大神经丛，即颈丛和臂丛。

1. 颈丛

颈丛由上位 4 个颈神经前支所构成，此 4 支相互连结形成 3 个神经襻，并发出多个分支（图 1-81）。每一神经接受来自颈上交感神经节的灰交通支，它们形成一系列不规则的蹄系，位于胸锁乳突肌深面和头长肌下及中斜角肌上，其前面覆以椎前筋膜，它的各终支穿过椎前筋膜，分布于肌肉，并和其他神经相交通。

颈丛的分支可分为浅支、深支 2 组（图 1-82）。浅支组各支都在胸锁乳突肌后缘中点处（神经点）向各方散开，又分为升、横、降 3 支。升支为枕小神经和耳大神经；横支为颈横神经；降支为锁骨上神经。深支组为肌支及其他神经的交通支，分支长短不一，可分为内侧组和外侧组。内、外侧组又分交通支与肌支 2 种。内侧组的交通支包括自第 1、2 颈神经到舌下神经、迷走神经的交通支和自第 1、2、3、4 颈神经与颈上神经节的灰交通支。内侧组的肌支有 3 类：①第 2、第 3 颈神经所形成的颈神经降支，与舌下神经降支形成襻，自此襻上发支，分布于除甲状舌骨肌外的舌骨下肌群。②至头外侧直肌的肌支（C_1）自该肌内面进入；至头前直肌的肌支（$C_1 \sim C_2$）在颈椎横突前面，自颈丛第 1 襻的上部发出；至头长肌的肌支（$C_1 \sim C_3$）自上位 3 个颈神经分别发支至该肌；至颈长肌的肌支（$C_2 \sim C_4$）自第 2～4 颈神经各发出分支至该肌。③膈神经。外侧组的交通支与副神经的交通支起于第 2 颈神经的分支，至胸锁乳突肌时，与副神经结合；其起于第 3、4 颈神经的分支，经胸锁乳突肌的深侧，在副神经的下侧，向外下方行，经枕三角至斜方肌深侧，与副神经结合，形成斜方肌下丛。外侧组至胸锁乳突肌的肌支，起自第 2 颈神经；至斜方肌、肩胛提肌的肌支，起于第 3、4 颈神经；至中、后斜角肌的肌支，起于第 3 或第 4 颈神经。

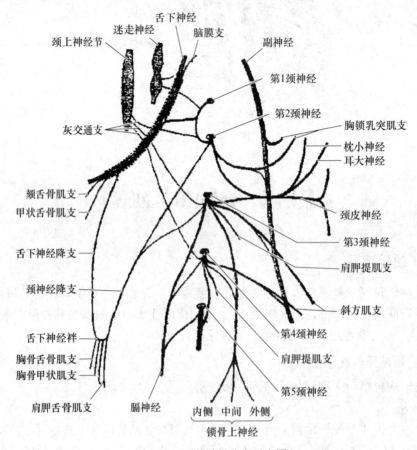

图 1-81　颈丛神经分布示意图

（1）枕小神经：来自第 2、3 颈神经，或来自两者之间的神经祥。其弯曲部绕副神经下侧，沿胸锁乳突肌后缘上升，直至头部附近，穿出深筋膜，越胸锁乳突肌止点的后部，继续上升，到头的侧面，分布于耳廓后面，支配耳廓后上部、乳突部及枕部外侧区域的皮肤，并与耳大神经、枕大神经及面神经的耳后支相连结。

（2）耳大神经：来自第 2、3 颈神经，绕胸锁乳突肌后缘向前上方，斜越胸锁乳突肌表面，向下颌角方向行进，穿颈深筋膜，沿颈外静脉后侧与之平行上升，其表面被颈阔肌覆盖。当此神经在胸锁乳突肌表面到达腮腺时，分成前、中、后 3 个终末支。前部的分支，经腮腺表面，分布于覆盖腮腺及咬肌下部的皮肤；并有分支至腮腺内，与面神经的颈支结合。中部的分支，分布于耳廓后面（后面的上部除外）。后部的分支，分布于乳突部的皮肤，并与面神经的耳后支及枕小神经的分支结合。

（3）颈横神经：由第 2、3 颈神经前支组成。约在胸锁乳突肌的后缘中点，自该肌深侧绕后缘穿出，沿其表面横向内侧，经颈外静脉的深侧，达该肌的前缘。穿过固有筋

膜，覆于颈阔肌的深侧，分支呈扇形分散。其上部的分支，与面神经的颈支连结成襟。另一部分分支穿过颈阔肌，分布于颈前部的皮肤

（4）锁骨上神经：起于第 3、4 颈神经。在起始部，常与至斜方肌的肌支先结合，后又分开。在胸锁乳突肌后缘中点处，自该肌深侧，向后下方穿出，通行于颈阔肌及颈固有筋膜的深面，达锁骨附近，穿出固有筋膜及颈阔肌，而成皮神经。可分为内、中、外 3 组分支。

①锁骨上内侧神经：较细小，斜越颈外静脉及胸锁乳突肌的锁骨和胸骨起始部的表面。分布于胸骨柄上部的皮肤及胸锁关节。

②锁骨上中间神经：较大，跨过锁骨前面，分布于遮盖胸大肌及三角肌上 2/3 的皮肤和肩锁关节。并与上位肋间神经的皮支有连结。

③锁骨上外侧神经：斜过斜方肌外面及肩峰，分布于肩后部和上部皮肤。

（5）膈神经：主要起自第 4 颈神经，也常接受第 3 及第 5 颈神经的小支。其中含有大量运动纤维，有少量感觉纤维，并与交感神经节间有交通支。在颈部，膈神经直接贴在前斜角肌的前表面。膈神经为混合神经，支配膈肌的运动及纵隔胸膜，膈上、下、中央部的胸膜和腹膜的感觉。

膈神经在颈部不发任何分支。其自前斜角肌上部外缘，沿该肌的前面，于椎前筋膜的深侧，以近似垂直的方向下降。在颈根部被胸锁乳突肌及颈内静脉遮盖，并有肩胛舌骨肌的中间腱、颈横动脉及肩胛上动脉横过其表面。左膈神经的前面，还有胸导管经过。膈神经的前内侧与迷走神经及颈部交感干相邻接。膈神经继续下降，经锁骨下动脉、静脉之间，自胸廓内动脉的外侧，斜至其内侧，进入胸腔。

有时在膈神经的邻近有副膈神经，出现率为 22.5%，起自第 4 颈神经的根纤维以外的一些副根，下行一段后，多在锁骨下静脉附近加入膈神经。

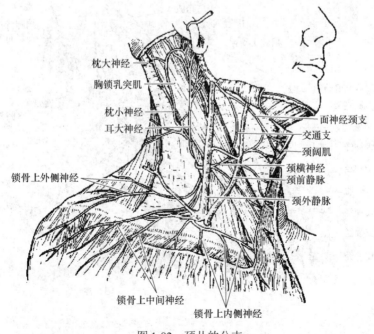

图 1-82 颈丛的分支

2. 臂丛（图 1-83，图 1-84）

臂丛神经由第 5、6、7、8 颈神经前支及第 1 胸神经前支组成。颈 5～6 神经组成臂丛神经上干，颈 7 神经组成臂丛神经中干，颈 8 和胸 1 神经组成臂丛神经下干，位于第 1 肋表面。神经干分为前、后 2 股，位于锁骨平面。臂丛上干和中干的 2 侧支前股组成外侧束，位于锁骨下动脉的外侧；下干的前股组成内侧束，位于锁骨下动脉的内侧。3 干的后股共同组成后束，位于锁骨下动脉的后侧。各束支在喙突平面分为上肢的主要神经支。

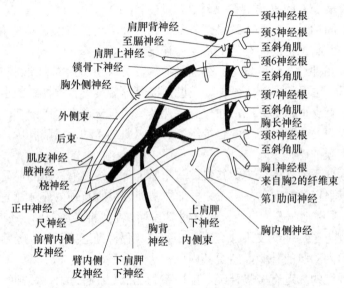

图 1-83　臂丛神经根、干、股、束、支组成示意图

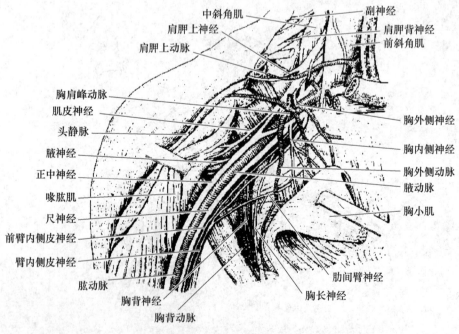

图 1-84　臂丛及其分支

由臂丛神经根发出的分支在前、中斜角肌之间穿出，包括至颈长肌和斜角肌的支、肩胛背神经和胸长神经，组成臂丛各神经根发出至颈长肌和斜角肌的支。

（1）肩胛背神经：主要来自第5颈神经，在颈神经刚出椎间孔时发出，循肩胛骨的脊柱缘下行，行于肩胛提肌和大、小菱形肌之深面。

（2）胸长神经：共有3根，分别起于第5、6、7颈神经，在这些神经刚出椎间孔时发出。上2根在臂丛深面穿中斜角肌，合为1束。下根行于中斜角肌之上，经腋窝达于前锯肌。

由臂丛神经干发出的背支来自上干，包括肩胛上神经和锁骨下肌神经。

（1）肩胛上神经：由上干外侧发出，下行经肩胛上切迹，支配冈上、下肌和肩关节。

（2）锁骨下肌神经：甚细，由第4、5、6颈神经的纤维组成。在肩胛舌骨肌后腹的上方，由上干前面发出，经锁骨下动脉第3段之前，达于锁骨下肌。

由外侧束发出者，大支有肌皮神经和正中神经外侧头，小支有胸外侧神经至胸大肌；由后束发出腋神经，桡神经，上、下肩胛下神经和胸背神经；由内侧束发出尺神经和正中神经内侧头，有胸内侧神经、臂内侧皮神经和前臂内侧皮神经。正中神经内、外侧2个根分别行走在腋动脉内、外侧2~3cm后，在腋动脉前下方组成正中神经主干。

（二）颈神经后支

颈神经后支较前支细，唯第2颈神经后支（枕大神经）粗大。除第1颈神经后支（枕下神经）外，其他各后支均分内、外侧支。内侧支属皮支，外侧支属肌支。

1. 第1颈神经后支

第1颈神经的后支称枕下神经，属于运动神经。于寰椎后弓的椎动脉沟内，椎动脉的下侧，自干分出，向后行，进入枕下三角，于此分支分布于枕下三角周围诸肌（头上斜肌、头后大直肌、头下斜肌）；并发1支横越头后大直肌的后侧，至头后小直肌；还有分支至覆盖着枕下三角的头半棘肌。此外，有分支穿过头下斜肌，或经该肌表面，与第2颈神经后支的内侧支（枕大神经）相连结。第1颈神经以直角离开硬脊膜囊，立即经过寰椎后弓的外侧部，恰在椎动脉围绕寰椎侧块基底进入硬脊膜这段的下方，以后在动脉之后，再向后分布于枕骨下肌群。

2. 第2颈神经后支

第2颈神经的后支称枕大神经，为所有颈神经后支中最大者。于寰椎后弓与枢椎弓板之间，头下斜肌的下侧穿出，发一细支至头下斜肌，并与第1颈神经后支交通。然后分为内、外侧2支。外侧支支配头长肌、夹肌、头半棘肌，并与第3颈神经相应的分支连结。内侧支由枕大神经斜向上升，经头半棘肌之间，在头半棘肌附着于枕骨处，穿过该肌，再穿过斜方肌腱及颈部的颈固有筋膜，在上项线下侧，分为几支感觉性终支，与枕动脉伴行，分布于上项线以上，可达颅顶的皮肤。当枕大神经绕过头下斜肌时，发1支与第1及第3颈神经后支的内侧支连结，在头半棘肌下侧，形成颈后神经丛。

3. 第3颈神经后支

第3颈神经的后支绕第3颈椎的关节突向后行，经横突间肌的内侧，然后分为内侧支及外侧支。外侧支为肌支，并与第2颈神经的外侧支相连结。内侧支经过头半棘肌与颈半棘肌之间，再穿夹肌及斜方肌，终末支分布于皮肤。其在斜方肌深侧时，发出1支

（第3枕神经）穿过斜方肌，终于颅后下部近正中线处、枕外隆凸附近的皮肤。

4. 第4～8颈神经的后支

其余5对颈神经绕过各相应的椎间关节后，分为内侧支及外侧支。外侧支均为肌支，支配颈髂肋肌、颈最长肌、头最长肌及头夹肌。第4、5颈神经的内侧支，经颈半棘肌与头半棘肌之间，达椎骨的棘突，穿夹肌及斜方肌，终于皮肤。第6、7、8颈神经的内侧支细小，分布于项半棘肌、头半棘肌、多裂肌及棘间肌。

（三）颈部的脑神经

1. 舌咽神经（图1-85）

舌咽神经属于混合性神经，神经穿出颈静脉孔后，下降于颈内动脉与颈内静脉之间，内侧有迷走神经。继而向前内侧弯曲，经茎突及自它起始的肌肉的内侧，绕过茎突咽肌的后缘，经颈内、外动脉之间，越过茎突咽肌的浅面，于舌骨舌肌的内侧，向前上方横越咽中缩肌及茎突舌骨韧带达舌根。舌咽神经的分支有咽支、颈动脉窦支、茎突咽肌支、扁桃体支及舌支。

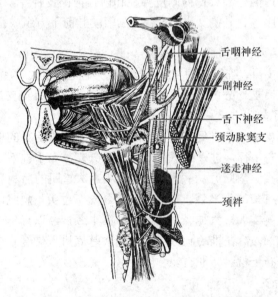

右侧图注：
舌咽神经
副神经
舌下神经
颈动脉窦支
迷走神经
颈袢

图1-85　舌咽神经、舌下神经及副神经

（1）咽支：自神经干发出，向内下方行不远，即与迷走神经的咽支和交感神经的颈上神经节分支，共同形成咽神经丛。咽神经丛为细微的神经网，附着在咽中缩肌部位的咽壁上，由丛分支分布于副咽的肌肉和黏膜上。

（2）颈动脉窦支：为颈动脉小球和颈动脉窦的传入纤维，为舌咽神经在颅底处发出的分支，沿颈内动脉前侧下降，并与迷走神经自结状神经节发出的分支及来自颈上神经节的分支相结合，形成神经丛，然后分布于颈动脉窦及颈动脉小球。

（3）茎突咽肌支：分布于茎突咽肌。此支亦接受面神经的交通支。

（4）扁桃体支：由舌咽神经经过舌骨舌肌深侧时发出，分布于扁桃体，并与腭中、腭小神经支结合，围绕扁桃体形成环状丛，自此丛发小支至舌腭弓及软腭。

（5）舌支：与对侧的同名支及与三叉神经的舌神经相结合。舌支有两支，分布于舌后 1/3 的味蕾，司味觉及黏膜的一般感觉。一支分布于轮廓乳头及界沟附近的舌黏膜；另一支分布于舌滤泡及会厌前面的黏膜。

2. 迷走神经（图 1-86）

迷走神经经颈静脉孔出颅后垂直下降，初居颈内动脉和颈内静脉之间，继居颈总动脉与颈内静脉之间。迷走神经虽居动、静脉之间，但位置较后。动、静脉和神经皆被包绕在颈动脉鞘内，在鞘内，迷走神经又由薄结缔组织单独包绕。此神经出颈静脉孔后约 1.2cm 处有一膨大，为下神经节。迷走神经通过它的咽支和喉支支配食管和呼吸道上端所有的横纹肌，即咽缩肌和所有的喉肌。迷走神经损伤时，主要造成软腭及咽喉的麻痹，可以产生吞咽困难、声音嘶哑、说话不清、有鼻音等症状，还可有心动过速的表现。

迷走神经在颈部自结状神经节到喉返神经发出部之间的一段，有交通支及分支。在下神经节与颈上神经节之间为与颈上神经节的下交通支；当舌下神经在下神经节下侧绕过时，其间有 2～3 细支相连结，为与舌下神经的交通支。迷走神经的分支有咽支、颈动脉支、喉上神经、心上支及喉返神经。

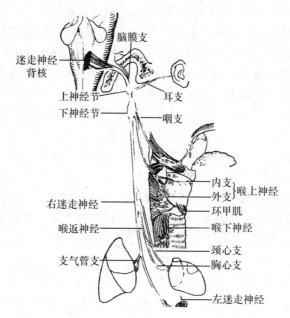

图 1-86　迷走神经颈、胸段

（1）咽支：咽部的主要运动神经。咽支自下神经节之上部发出，经颈内动脉和颈外动脉之间，与舌咽神经的咽支结合。然后至咽后部，咽中缩肌上缘处，又与交感神经颈上神经节的分支结合，并有喉上神经外支的细支加入，形成咽丛，自此丛发出的分支支配咽缩肌、腭帆提肌、腭垂肌、腭舌肌和腭咽肌，并有感觉纤维至咽的黏膜。自咽丛发出一支至舌下神经，当舌下神经绕过枕动脉时与之结合，称为迷走神经舌支。

（2）颈动脉支：起于下神经节，经咽支或喉上神经，分布于颈动脉小球及颈动脉。

（3）喉上神经：起于下神经节，斜向下、内侧，初在颈内及颈外动脉的后侧，继而至其内侧，分为内支和外支。在其分支部的近侧以细支与交感神经干及咽丛连结。

①内支：即喉内神经，与喉上动脉伴行，经甲状软骨上缘与舌骨大角之间，甲状舌

骨肌的深侧，穿甲状舌骨膜入喉内。然后经梨状隐窝的黏膜下，向内下方行，分出会厌支、咽支、喉支及与喉下神经的交通支。会厌支分布于会厌软骨的黏膜及舌根的小部分，咽支分布于咽腔喉咽部前壁的黏膜，喉支分布于喉的黏膜至声门裂。

②外支：即喉外神经，被胸骨甲状肌覆盖，与甲状腺上动脉伴行。在咽下缩肌的表面，沿甲状软骨后缘下降，达其下缘。此支大部分纤维终于环甲肌，小部分穿环甲中韧带，分布于喉的黏膜。

（4）心上支：又分上、下 2 支。上支起于迷走神经的颈上部，至锁骨下动脉的后方，沿气管侧壁入胸腔，加入心深丛。下支于第 1 肋上方，发自迷走神经干。右侧者沿头臂干外侧壁下降，或经其前侧，入心深丛。左侧者于主动脉弓前侧下降，并与左颈上神经节的颈上心神经结合，形成心浅丛。

（5）喉返神经：右侧喉返神经发于迷走神经越过锁骨下动脉处，发出后即绕至该动脉后面而上行，继向内上方经颈总动脉的后面，斜行到气管与食管间的沟内上升。左侧喉返神经发自胸腔，为当左迷走神经越过主动脉弓前面时，自左迷走神经干发出。经动脉韧带的外侧，绕过主动脉弓的凹侧上升，斜过左颈总动脉后侧，达气管与食管间的沟内。

喉返神经在甲状腺侧叶下端的后侧，与甲状腺下动脉有复杂的交叉关系。神经可能在该动脉的前侧或后侧，亦可穿经其分支之间。继而经甲状腺侧叶的内侧，在甲状腺外侧韧带的外侧或内侧，或穿过韧带。在接近环状软骨的水平，喉返神经的末梢支于环甲关节的后侧穿入喉内，改称喉下神经。

喉返神经发出的分支有心下支、气管支、食管支、咽支、喉下神经及与颈下神经节的交通支。心下支起于喉返神经，右侧心下支还有一部分起于迷走神经，心下支均加入心深丛。气管支分布于气管的黏膜及肌层。食管支分布于食管的黏膜及肌层。咽支分布于咽下缩肌及咽的黏膜。喉下神经为喉返神经穿入喉内的末梢支。此神经进入喉内，一般分前、后 2 支。前支分布于环杓侧肌、甲杓肌、声带肌、杓会厌肌及甲会厌肌，后支分布于环杓后肌、杓横肌、杓斜肌。并发细支分布于声带尾侧部的黏膜。此外，又有分支与喉上神经的内支交通。

3. 副神经（图 1-87）

副神经由延髓根和脊髓根两部分组成，经颈静脉孔出颅之后两根分离。

延髓根的纤维加入迷走神经的咽支及喉支，一部分分布于咽缩肌；另一部分随迷走神经咽支分布于腭舌肌、腭咽肌、腭垂肌及腭帆提肌。

脊髓根出颈静脉孔后，被胸锁乳突肌及二腹肌后腹覆盖，向后下方斜降，绕颈内静脉前外侧，经枕动脉前侧穿入胸锁乳突肌上部，分布于该肌。然后至甲状软骨上缘稍上方，约当胸锁乳突肌的后缘中点处穿出，继续斜向后下方，经过颈后三角，于此跨过肩胛提肌的表面，副神经与该肌间仅隔以椎前筋膜。于此三角内，副神经位置较浅表，并接受第 3、4 颈神经的交通支。然后副神经于斜方肌前缘中、下 1/3 交点处达于该肌深侧，与第 3、4 颈神经的分支共同形成神经丛，自此丛发分支，分布于斜方肌。

4. 舌下神经（图 1-85）

舌下神经由枕骨舌下神经管出颅后，位于迷走神经、副神经及颈内静脉的内侧。当其下降至颈部时，逐渐绕过迷走神经的后侧和外侧，继续经颈内动脉、静脉之间下降。在下颌角处，神经呈弓状弯曲向前，经枕动脉下侧，继而横过颈外动脉及舌动脉的外侧，

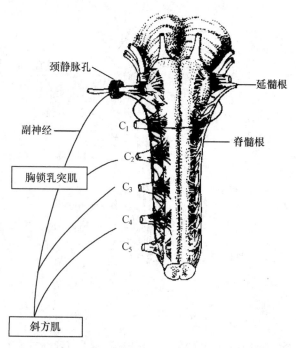

图 1-87 副神经的组成

行于二腹肌腱、茎突舌骨肌及下颌舌骨肌三者与舌骨舌肌之间。支配除腭舌肌外的舌肌。在舌下神经绕过枕动脉处发出舌下神经降支，向下内侧，于颈总动脉前面下降。自舌下神经降支的上部发出 1 支，至肩胛舌骨肌的上腹；而舌下神经祥发出的神经支配胸骨甲状肌、胸骨舌骨肌及肩胛舌骨肌下腹。舌下神经损伤时，可出现舌肌瘫痪和萎缩，伸舌时，舌尖偏向患侧。

（三）颈部交感神经

颈交感干位于颈血管鞘后方、颈椎横突的前方。颈部的交感干神经节有 3 个，分别称颈上、中、下神经节（图 1-88）。颈部交感干神经节发出的节后神经纤维的分布，可概括如下：①经灰交通支连于 8 对颈神经，并随颈神经分支分布至头颈和上肢的血管、汗腺、竖毛肌等。②由神经节发出分支至邻近的动脉，形成颈内动脉丛、颈外动脉丛、锁骨下动脉丛和椎动脉丛等，伴随动脉的分支至头颈部的腺体、竖毛肌、血管、瞳孔开大肌。神经节发出的咽支，直接进入咽壁，与迷走神经、吞咽神经的咽支共同组成咽丛。③分别发出心上、心中和心下神经，下行进入胸腔，加入心丛。颈交感神经损伤，可出现霍纳综合征，即颈交感神经麻痹。任何机械性紊乱对颈神经根的刺激也可累及颈交感神经，或为直接刺激，或为反射性刺激。

1. 颈上神经节

颈上神经节呈梭形或扁圆形，由第 1～4 交感神经节合并而成，是交感干上最大的神经节。此神经节居第 2～4 颈椎横突前方，下端由神经干连于颈中神经节。上端分为颈内动、静脉神经 2 支。颈上神经节有许多侧支，其中比较大的有颈外动脉神经、心上神经及咽支。

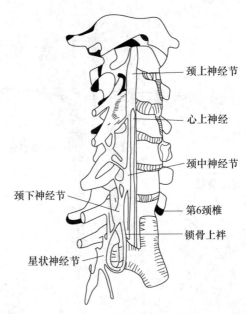

图 1-88　颈交感神经节示意图

①颈内动脉神经：随颈内动脉入颅腔，它的分支互相连结成包绕颈内动脉的颈内动脉神经丛及海绵神经丛，由这些丛发出分丛，随颈内动脉的分支走向周围。由海绵神经丛发出 1 支穿眶上裂到眶，连于睫状神经节，经此节及睫短神经到眼球，分布于瞳孔开大肌及脉络膜等处的血管。此外有岩深神经，由颈动脉管内口出外，与岩大浅神经结合成翼管神经到蝶腭神经节，随它的分支到口、鼻的腺体及血管。

②颈内静脉神经：随颈内静脉经颈静脉孔连于舌咽神经及迷走神经的神经节。

③颈外动脉神经：由节下端发出，分成包绕颈外动脉及其分支的神经丛。

④心上神经：循颈动脉鞘下穿到胸腔，左侧的经主动脉弓的左面入心浅丛，右侧的到气管下端前面，连于心深丛，分布于心肌。

⑤咽支：有数支，向内进到咽壁，和迷走神经及咽神经的咽支合成咽丛。此外有灰质交通支连于第 1～4 颈神经，输送节后神经纤维到各颈神经，随其到所有分布地区的皮肤汗腺及竖毛肌。亦有交通支与舌咽神经、迷走神经的神经节及舌下神经相连结。

2. 颈中神经节

颈中神经节多呈卵圆形，较细小，一般位于 C_6 的高度，甲状腺下动脉的附近。上有节间支连于颈上神经节，下发 2 支连于颈下神经节，其中 1 支经锁骨下动脉的前面，曲而上升，形成锁骨下袢，然后连于颈下神经节。

由颈中神经节所发的分支主要有甲状腺支和心中神经。左侧心中神经循左颈总动脉入胸腔，在气管的前面入心深丛；右侧心中神经经锁骨下动脉的前面或后面入胸腔，循气管前面到达心深丛。

3. 颈下神经节

颈下神经节位置较恒定，在第 7 颈椎横突与第 1 肋骨颈之间、锁骨下动脉发出椎动脉处的后方及第 8 颈神经的前方。其上由节间支连于颈中神经节，其下和第 1 胸神经节非常接近，有时两者合而为一，组成较大的星状神经节。

颈下神经节发出心下神经、至锁骨下动脉的分支、至椎动脉的神经、至第 6、7、8 颈神经的灰交通支及连于第 1 胸神经节的节间支。

（1）心下神经：经锁骨下动脉后侧，与喉返神经所发出的心下支合并，并沿气管前侧下降，加入心深丛。

（2）至锁骨下动脉的分支：在锁骨下动脉上成丛，随该动脉到上肢，并随椎动脉形成椎动脉丛。

（3）至椎动脉的神经：在椎动脉的后侧上升，至 C_6 横突孔，参与形成椎动脉丛。另外，来自椎动脉神经节的 1 支，在椎动脉前侧，也参与形成椎动脉丛。

二、颈部血管

颈部动脉起源于主动脉，在颈部的主干为颈总动脉和锁骨下动脉，右侧发自头臂干，左侧直接发自主动脉弓（图 1-89）。颈部静脉与动脉伴行，主要有颈内静脉及锁骨下静脉，均注入头臂静脉，以后经上腔静脉返回心脏。

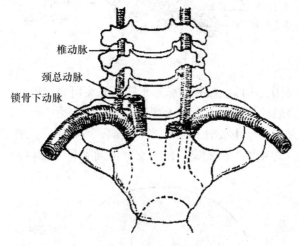

图 1-89　颈部动脉

（一）颈部动脉及其分支

1. 颈总动脉及其分支

右颈总动脉在右胸锁关节后方起自头臂干，左颈总动脉直接起自主动脉弓。左、右颈总动脉由胸锁关节后入颈，在胸锁乳突肌前缘的覆被下向上微后行，全程与颈内静脉和迷走神经同居于颈血管鞘内，静脉在动脉之外，迷走神经行于两者之间。颈血管鞘前壁上段有舌下神经降支和舌下神经袢，颈总动脉的后壁与颈交感神经、椎前筋膜、椎前肌和颈椎横突面相邻。

颈总动脉上 2/3 在前方和颈部蜂窝组织相邻，下 1/3 在前方则与气管前筋膜相邻。因颈总动脉在肩胛舌骨肌下部与颈基底的大静脉干有密切关系，故在外科手术中是一个危险部位。

颈总动脉在甲状软骨上缘分为颈内、外动脉（图 1-90），在分叉处有一膨大，为颈动脉窦。此处动脉壁较薄，并接受舌咽神经、迷走神经和交感神经的细小纤维支配，有调节大动脉血压的反射功能。于颈内、外动脉分叉处的稍后方有一个麦粒状小体，为颈动脉小球，以结缔组织连于动脉壁上，可感受血液中二氧化碳分压、氧分压和氢离子浓度变化。

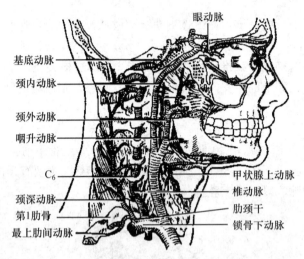

图 1-90　头颈部动脉

（1）颈外动脉（图 1-91）：颈外动脉起于胸锁乳突肌之覆被下，在下颌角处经过二腹肌后腹和茎突舌骨肌的深面，由此向上穿过腮腺后内侧面，在下颌骨颈处分为颞浅动脉与上颌动脉 2 个终支，其主要分布于颈部、面部、硬脑膜及头骨。其分支共有 9 条，按各支发出部位可分为 4 种：前侧支、后侧支、内侧支和终支。

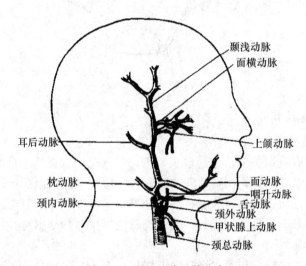

图 1-91　颈外动脉及其分支

①前侧支：包括甲状腺上动脉、舌动脉和面动脉 3 支。

a. 甲状腺上动脉（图 1-92）：在舌骨大角的下方起于颈外动脉的根部前缘，呈弓状向前下侧弯曲，达甲状腺上端分出多条腺支入甲状腺，分布于滤泡。除此还发出喉上动脉，随同名神经的内支穿舌骨甲状膜入喉内，分布于喉肌和黏膜；又发出环甲支，经环甲肌及环甲韧带的前方内进，和对侧同名支吻合分布于同名肌外，并以小支穿环甲韧带入喉内，分布于喉的内部。

b. 舌动脉：于舌骨大角高处起于甲状腺上动脉的稍上方，分出舌背支，分布于舌根及腭扁桃体；舌下动脉，分布于舌下腺、口腔底的黏膜、齿龈及舌肌等；舌深动脉，为舌动脉干的直接延续，沿颏舌肌外面迂曲前进至舌系带。

c. 面动脉：起于舌动脉稍上侧，在颈部有腭外动脉，分布于软腭的肌肉及黏膜；扁桃体支，分布于腭扁桃体及舌根；腺支，分布于下颌下腺及下颌淋巴结；颏下动脉，分布于下唇及颏部的皮肤及肌肉。

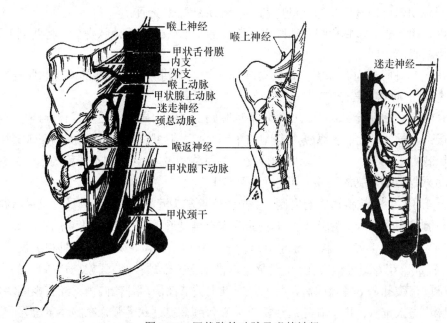

图 1-92　甲状腺的动脉及喉的神经

②后侧支：包括胸锁乳突肌动脉、枕动脉及耳后动脉 3 支。

a. 胸锁乳突肌动脉：起于颈外动脉后外侧壁，向外下方斜降，约在胸锁乳突肌上、中 1/3 交界处进入该肌。

b. 枕动脉：与面动脉同高，发自颈外动脉后壁，向后穿斜方肌的附着部，弯曲上达枕部皮下，沿途发出肌支至项肌外，还有乳突支自乳突入颅腔，分布于硬脑膜；耳支分布于耳廓的后面；枕支分布于枕部皮肤，且与耳后动脉吻合；脑膜支穿顶孔入颅腔，分布于硬脑膜。

c. 耳后动脉：自颈外动脉后壁发出，其分支除至腮腺外，还有肌支分布于颈肌及咀嚼肌；茎乳动脉入面神经管；耳支分布于耳廓；枕支至枕部与枕动脉吻合。

③内侧支：主要为咽外动脉，其在颈外动脉根部稍上方发出，沿咽壁上升达颅底，分布于咽、颅底、颈的深部及椎前肌等。其后支有咽支分布于咽缩肌、咽鼓管及腭扁桃体，还有脑膜后动脉和鼓室下动脉分布于头颅。

④终支：主要为颞浅动脉和上颌动脉，分布于头面部。

（2）颈内动脉：颈内动脉为颈总动脉的续行段，位于颈外动脉之外、后，但向上即转至颈外动脉的内侧，贴咽侧壁走行，最后上行经颞骨岩部的颈动脉管而入颅内。它在颅中窝分为大脑前、中两动脉而终止，其中一部分和发自锁骨下动脉的椎动脉形成大脑基底动脉环，分布于脑。颈内动脉供应脑的血供约占 3/5。颈内动脉在颈部无分支。

（3）颈动脉的侧支循环

①颈内动脉的眼动脉分支和颈外动脉的面动脉分支有广泛吻合。

②颈内动脉亦可通过大脑动脉环的后交通动脉与基底动脉的大脑后动脉相交通。

③两侧的颈内动脉通过大脑前动脉的前交通动脉横过脑底间接相交通，它也和基底动脉相交通。

④颈外动脉可通过甲状腺上动脉和甲状腺下动脉相交通。

⑤舌、面、枕、耳后和咽升动脉也广泛相通，形成丰富的动脉吻合，将两侧的颈外动脉连接起来。

⑥在头半棘肌表面和深侧，颈横动脉升支与颈深动脉、枕动脉的降支和肌支吻合。

2. 锁骨下动脉及其分支

右锁骨下动脉起于头臂干。左锁骨下动脉则直接起自主动脉弓，弯行向外，它不但位于颈根部，同时也位于上纵隔，其凸度向上，内侧端为胸锁关节，外侧端在锁骨中点，顶端在锁骨上 1.25cm。锁骨下动脉的分支两侧对称的占 1/3，两侧不对称的占 2/3。根据锁骨下动脉与前斜角肌的关系，可分为以下 3 段。

（1）第 1 段：在前斜角肌的内侧，左侧者位于左头臂静脉之后，胸导管呈弓状跨过。其后部与胸膜囊顶和肺尖贴连。第 1 段的分支有椎动脉、甲状颈干和胸廓内动脉。

①椎动脉（图 1-93）：椎动脉起于锁骨下动脉后上部，正对前斜角肌和头长肌之间隙，常上行进入第 6 颈椎横突孔。椎动脉至枢椎水平位于颈神经之前及横突间肌的内侧，及至寰椎的横突孔，呈锐角向后，并围绕寰椎上关节面的后外侧向内，经寰椎侧块后方的椎动脉沟进入椎管。椎动脉随后经枕骨大孔入颅，穿过蛛网膜，在脑桥下缘左、右汇合形成基底动脉，和颈内动脉形成大脑动脉环，供应脑后部及脊髓血运。

椎动脉按位置分为以下 4 段：

第 1 段即椎前部，自锁骨下动脉起始至进入第 6 颈椎横突孔前的部分。

第 2 段为椎骨部或横突部，即上行穿各横突孔的部分，其中穿第 6 颈椎横突孔者为绝大多数。在此段，椎动脉于各椎间孔处发出两小支，内侧小支为脊支，进入椎管，外侧小支为伴颈神经的营养动脉。

第 3 段即寰椎部，位于枕下三角内。

第 4 段即颅内部。

椎动脉在上颈区有 3 个弯曲，分别位于第 1～5 颈椎横突之间、寰枢侧关节和寰椎侧块之后。寰枢部椎动脉的弯曲大部分呈向外的"C"形，少数呈"S"形。

在椎动脉下部有交感神经节后纤维围绕，形成椎动脉丛，其上则有椎静脉和交感神经干。椎动脉由 8 对颈神经、第 1 胸神经及迷走神经的感觉神经支配，也接受颈交感神经节的神经纤维，每个邻近的上、下交感节和脊神经分支彼此交错，参与组成椎动脉的血管周围丛。

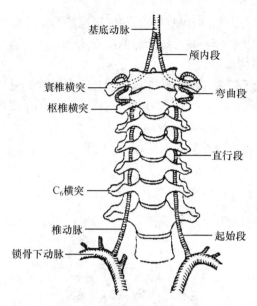

图 1-93 椎动脉走行与分段模式

椎动脉为脊髓颈段血供的主要来源。椎动脉脊柱段位于椎体钩椎关节前外方，若该关节发生退行性变，有骨质增生时，可使椎动脉发生迂屈或压迫椎动脉，使其管腔变小。

椎静脉与椎动脉伴行，在颈上部各横突之间由几个细小的静脉支组成，呈丛状，在平第 5 颈椎椎间孔处合成一明显的静脉干。椎动脉位置较深，位于椎静脉的后内侧。在各椎间孔处，椎静脉接收来自内侧一较大的脊支和来自外侧一较小的与颈神经伴行的静脉支。

②胸廓内动脉：胸廓内动脉又称乳房内动脉，起于锁骨下动脉下缘，与椎动脉的起始部相对，经胸膜前面下行，紧贴于胸骨壁内侧。

③甲状颈干：甲状颈干是一短干，自前斜角肌内缘附近起于锁骨下动脉，随即分为数支。

第 1 支即甲状腺下动脉，沿颈长肌前面上升，除分布于同名脏器外，还发出喉下动脉，上升入喉内，分布于喉肌及其黏膜，并与甲状腺上动脉吻合。

第 2 支即颈外动脉，沿膈神经上升，发出肌支至颈深肌，以脊支穿椎间孔分布于脊髓。

第 3 支即颈浅动脉，经胸锁乳突肌背面，横贯锁骨上窝，达斜方肌前缘，沿途分出肌支，支配诸肌。

第 4 支即肩胛上动脉，经胸锁乳突肌与斜角肌之间达锁骨后面，沿此横向外进入肩胛切迹，入肩带部。

第 5 支即颈横动脉，穿臂丛沿中后斜角肌表面外进，达肩胛骨上角，分出外支和降支，支配肩背部肌肉。

（2）第 2 段：在前斜角肌之后，前、中斜角肌之间隙内，胸膜囊顶及肺尖之前。其下为第 1 肋骨，上方和后侧有臂丛干。右侧锁骨下动脉在此段通过，并发出肋颈干。

①肋颈干：为一短干，右侧起自锁骨下动脉第 1 段，左侧起自锁骨下动脉第 2 段。

稍后即分为颈深动脉和最上肋间动脉两支。颈深动脉经第 7 颈椎横突与第 1 肋之间达后颈部，分布于颈深部肌及脊髓，并与枕动脉的降支吻合。最上肋间动脉下降经第 1 肋颈前方，达第 1、2 肋间隙中。

②副颈升动脉：起于锁骨下动脉第 2 段，但亦可自颈横动脉或肋颈干发出，向上方走行，分支供应构成第 6～7 颈神经和斜角肌，并伴随第 6～7 颈神经根进入脊髓。此动脉非常恒定，少数情况下可出现双副升动脉。

（3）第 3 段：在前斜角肌外侧向下外行，经锁骨之后至第 1 肋骨外缘，易名腋动脉，此段无分支。

（二）颈部静脉

颈部静脉主要有颈外静脉、锁骨下静脉、颈内静脉、颈深静脉和椎静脉等（图 1-94），它们将头颈部血液向下引流。

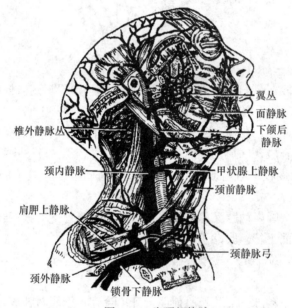

图 1-94　头颈部静脉

1. 颈外静脉

颈外静脉为颈部浅静脉中最大的一支，收集颅外面大部分血液及部分面深层的血液，通常由前、后 2 支组成，前支为下颌后静脉的后根，后支由耳后静脉和枕静脉汇合而成。2 支在胸锁乳突肌的前缘，平对下颌角处结合，经胸锁乳突肌的表面斜向后下，于该肌后缘中点处入颈后三角内，至锁骨中点上缘上方约 2.5cm 处，穿颈部固有筋膜，汇入锁骨下静脉或颈内静脉。

颈外静脉有 2 对瓣膜：一对位于颈外静脉的末端，即汇入锁骨下静脉的入口处；另一对在锁骨中点上方 2.5～5cm 处的颈外静脉内。在两对瓣膜之间，管径常扩大，称为窦。颈外静脉末端内壁，虽有一对静脉瓣，但不能阻止血液逆流，当下腔静脉的回流受阻时，可致颈外静脉怒张。颈外静脉穿深筋膜处，两者彼此紧密愈着，当静脉壁受伤破裂时，管腔不易闭合，且因颈外静脉有一定负压，可将空气吸入，引起气栓。

颈外静脉被皮肤、浅筋膜和颈阔肌遮盖，并被颈丛的少数分支横过，在颈上部与耳大神经伴行。胸锁乳突肌与颈外静脉之间隔以颈部固有筋膜浅层。

其属支有耳后静脉、枕静脉、下颌后静脉后支、颈后外静脉、颈前静脉、颈横静脉、肩胛上静脉。

2. 锁骨下静脉

锁骨下静脉是腋静脉的直接延续，在锁骨下动脉的下方，借前斜角肌与锁骨下动脉相隔，完全在锁骨下肌之后，后面越过膈神经和前斜角肌之下端。锁骨下静脉行至前斜角肌内侧缘，在胸锁关节处即与颈内静脉汇合成头臂静脉。

3. 颈内静脉

自颅底的颈静脉孔穿出，和颅内的横窦相续，下行而略向前，全程皆被胸锁乳突肌覆盖，上段接近颈前三角，下段接近颈后三角。颈内静脉下行到颈根，与锁骨下静脉相汇合成头臂静脉，它的下段接受各分支的血液，管径逐渐增大。颈内静脉的起始处和末端皆膨大，分别为颈静脉上、下球。

颈内静脉接受的属支自上而下有岩下窦，面静脉，舌静脉和甲状腺上、中静脉。岩下窦在颈静脉孔的前部汇入。面静脉在下颌下腺的外面合成，向后下方走行，穿过颈血管鞘，在舌骨大角处进入颈内静脉。它接受来自甲状腺静脉和舌静脉的血液。

4. 椎静脉

椎静脉在寰椎后弓的上方，由椎内静脉丛穿出的一些小支和来自颈深部的小静脉汇合而成，进入寰椎横突孔，形成丛环绕于椎动脉周围，至 C_6 横突孔处合成单一的椎静脉，穿出该孔下降，经锁骨下动脉前方注入头臂静脉。在椎静脉的末端即注入头臂静脉的开口处，有一对静脉瓣。有时可见 1 支副椎静脉，自 C_7 横突孔穿出，经锁骨下动脉与胸膜顶之间注入头臂静脉。

5. 颈深静脉

颈深静脉起自枕静脉和椎外静脉丛，向下经头半棘肌与颈半棘肌之间，颈椎横突的背侧，至椎静脉下端附近，单独或与椎静脉结合注入头臂静脉。沿途收集颈深部肌群的静脉。其末端有一对静脉瓣。

6. 颈椎的静脉

脊椎的静脉广泛吻合成丛，可分为椎外静脉丛和椎内静脉丛两大部分。

（1）椎外静脉丛：以横突为界分为前、后 2 丛。前丛收集椎体及前纵韧带的静脉，位于椎体的前外侧面，与椎体内静脉交通。后丛收集椎弓后面诸结构的静脉，位于椎板后方，围绕棘突和关节突，与椎内静脉丛交通。椎外静脉丛以颈段最发达，其次为骶骨前面。它们汇流入椎静脉、肋间后静脉、腰静脉、骶正中静脉和骶外侧静脉。

（2）椎内静脉丛：位于硬膜腔内，贴附椎管前、后壁，周围填充有丰富的脂肪组织，也分为前、后 2 丛，各有 2 条纵行的静脉，分别为前窦和后窦。前窦排列于后纵韧带两侧，有 1～2 横支于椎体后面穿越后纵韧带深面将两侧吻合成网，椎体内静脉即汇入横支内。后窦排列于椎弓和黄韧带前面以及中线两侧，有横支相连成网，并在左、右黄韧带之间有丰富的吻合支，收集脊髓来的根静脉。吻合网向椎间孔汇集成椎间静脉出椎间孔，每孔可有静脉 1～3 支，分别行于椎间孔的上、下份，向外开口于椎静脉、肋间后静脉、腰静脉和骶外侧静脉。

椎管内、外静脉丛的共同特点：无瓣膜，血液可以双向流动；管壁薄，同一段血管可口径不一，形成局部膨大，甚至呈串珠状；不与动脉密切伴行。

三、背部的神经和血管

（一）动脉

胸背区的血供主要来自肋间后动脉、胸背动脉及肩胛背动脉等。肩胛背动脉起自锁骨下动脉，其向外侧穿过（或越过）臂丛，经中斜角肌的前方移行至肩胛提肌的深面，并与同名神经相伴行而转向内下方，在菱形肌的深面下行，主要分布于肩带肌及背肌，并参与形成肩胛动脉网。有时肩胛背动脉可与颈浅动脉共干起自甲状颈干，称为颈横动脉，颈浅动脉即颈横动脉的浅支，肩胛背动脉即其深支。

（二）静脉

脊柱区深部的静脉与相应的动脉伴行。胸背区的静脉主要经肋间后静脉汇入奇静脉，部分汇入锁骨下静脉（或腋静脉）。脊柱区的深静脉可经椎静脉丛，广泛与椎内、外，颅内及盆部等处的深部静脉相交通。

（三）神经

胸背区的神经主要来自脊神经后支、副神经、胸背神经及肩胛背神经。

1. 脊神经后支

该神经节自椎间孔处由脊神经分出后，绕上关节突的外侧向后行进，移行至相邻横突间，分为内侧支（及后内侧支）与外侧支（及后外侧支）。胸神经后支主要分布于胸背区皮肤及深层肌处。脊神经后支呈明显节段性分布，因此手术中将背深肌横断时，不会引起相应肌肉的瘫痪。

2. 副神经

该神经自胸锁乳突肌后缘的中、上 1/3 的交点处斜向外下方移行，经枕三角移行至斜方肌前缘的中、下 1/3 交点处（有时可移行至斜方肌前缘的锁骨附着处以上 2 横指处）的深面进入该肌，副神经的分支支配斜方肌与胸锁乳突肌。

3. 胸背神经

该神经起自臂丛后束，并与同名动脉相伴行，沿肩胛骨的外侧缘下行，胸背神经主要支配背阔肌。

4. 肩胛背神经

该神经起自臂丛锁骨的上部，由中斜角肌穿过，并斜向外下方移行至肩胛提肌的深面，再沿肩胛骨的内侧缘下行，并与肩胛背动脉相伴行。肩胛背神经主要支配菱形肌及肩胛提肌。

四、腰骶尾部的血管

腰骶尾部血管有肋下动脉和静脉，腰动脉和静脉，髂腰动脉和静脉，骶正中动脉和静脉，骶外侧动脉和静脉及臀上、下动脉和静脉等。

（一）动脉

1. 肋下动脉

左、右肋下动脉起自胸主动脉，越 T_{12} 椎体向外侧行走，经过内脏大、小神经与交感干、胸膜、膈的后方。右肋下动脉行经胸导管和奇静脉，左肋下动脉从半奇静脉后方通过，继而左、右肋下动脉越腰肋外侧弓进入腹后壁，伴随肋下神经沿第 12 肋下缘继续行进，经过腰方肌深面。然后，左、右肋下动脉穿过腹横肌起始腱膜，横过腰上三角上份，进至腹横肌与腹内斜肌之间继续前行，最后同腹壁上动脉、下位肋间后动脉和腰动脉吻合。

肋下动脉起始后不久发出后支。后支通过由肋颈（上方、下方）、椎体（内侧方）和肋横突上韧带（外侧方）围成的间隙后行，分出脊支。脊支经椎间孔进入椎管，分支供应椎骨、脊髓及其被膜，并同邻位和对侧的脊动脉支吻合。分出脊支后，后支伴第 12 胸神经后支越过横突，也进入腹后壁，分为肌支和皮支，肌支供应腰方肌和竖脊肌。皮支随第 12 胸神经后支的皮支分布。

2. 腰动脉

腰动脉一般每侧 4 支，自腹主动脉的背侧壁发出，因腹主动脉位于中线的稍左方，所以左腰动脉较右腰动脉略短。左、右腰动脉发出后，向外横过腰椎体的前面和侧面。腰动脉贴腰椎穿腰大肌腱弓行向后外侧方，经过腰交感干的后方，走行至相邻横突之间，进入腹后壁。右腰动脉在下腔静脉的后方通过，第 1、2 右腰动脉且行经乳糜池和膈肌右脚的后方，左侧的第 1 腰动脉则经过膈肌左脚之后。此后，左、右腰动脉都在腰大肌和腰丛的后方行向外侧，越过腰方肌。越过腰方肌的方式是第 1～3 腰动脉越过肌的后方，第 4 腰动脉则一般是从前方越过该肌。在腰方肌的外侧缘，腰动脉穿过腹横肌起始腱膜，进至此肌与腹内斜肌之间，相互间以及同下位肋间动脉、肋下动脉、髂腰动脉、旋髂深动脉和腹壁下动脉之间进行吻合。腰动脉同肾动脉之间在肾脂肪囊内的吻合，是肾动脉闭塞时向肾提供侧支循环的重要血管。

各腰动脉在椎间孔的前外侧分为数支，其中以前支、后支和脊支较为恒定。

（1）前支：即腰动脉干的延续。

（2）脊支：较细小，1～4 支不等，当腰动脉经过横突之间时发出，经椎间孔入椎管，营养脊髓及其被膜，并与来自其他动脉的脊支吻合。

（3）后支：向后与腰神经后支伴行，经相邻横突之间至腹后壁内侧份肌及皮肤后点的管径同前支相近，甚或更粗，在横突间分为升、降肌支。升肌支沿横突根部下缘转向内侧，分出关节上、下动脉，主支主要分布于竖脊肌的内侧份、多裂肌、横突棘肌、棘突间肌、椎弓及其突起等。降肌支分布于竖脊肌、横突间肌和横突等。将腹后壁内侧份（自后正中线至竖脊肌外侧缘）纵分成内侧半和外侧半时，内侧半小部分由升肌支供血。内侧半的外侧大部分由降肌支供应，而外侧半几乎全部是由腰动脉前支在横突尖附近向后发出的外侧肌支所供养。升、降肌支间吻合丰富，但升、降肌支的分支很少同对侧的相应支形成吻合，所以，椎旁肌的血液供应是单侧性的。

3. 髂腰动脉

自髂内动脉或髂总动脉发出，行向外侧方，经过闭孔神经与腰骶干之间，继而经过腰大肌的深侧，至小骨盆入口上分为腰支和髂支。

（1）腰支：沿腰大肌背侧上升，除营养腰大肌、腹横肌和腰方肌外，尚发脊支经 L_5 与 S_1 间的椎间孔进入椎管，至马尾及脊髓被膜，并与其他脊支相吻合。

（2）髂支：向外经腰大肌和股神经的后方，然后穿过髂肌，经过髂肌和髂骨之间沿髂嵴至髂前上棘，沿途发 1 支至髂骨外，并分支营养髂肌及邻近的骨膜，与腰动脉、臀上动脉、旋股外侧动脉、旋髂深动脉和闭孔动脉的髂支等吻合。

4. 骶正中动脉

自腹主动脉末端背侧壁发出，在 $L_4 \sim L_5$、骶骨和尾骨的前面下降，终于尾骨球。其在行进过程中被腹膜覆盖。左髂总静脉和交感神经的腹下丛自其前面经过。其在腰骶部分支如下。

（1）腰最下动脉：向两侧经髂总动脉的后外侧至骶骨外侧部后分支，最后终于髂肌。行进过程中发出背侧支，穿过 L_5 与 S_1 间至臀大肌，与腰动脉和臀上动脉吻合。

（2）骶外侧支：通常为髂内动脉的第 2 分支，为成对的小支，并在骶骨两侧成对下行，向外与髂内动脉的骶外侧动脉吻合。此外，尚发出小的脊支至骶管及骶骨背面。

5. 骶外侧动脉

常由上、下 2 支组成。上支向内经第 1 骶前孔入骶管，发出小支营养骶管内容物，末支出骶后孔营养骶骨背面的皮肤及肌肉，并与臀上动脉吻合。下支较大，斜向内下越过骶丛和闭孔内肌表面，至骶前孔内侧缘与交感神经干之间下降，至尾骨前面与骶正中动脉和对侧同名动脉吻合。沿途发出脊支，从第 2～4 骶前孔进入骶管。其分支和分布同上支。

（二）静脉（图 1-95）

腰部静脉多与同名动脉伴行。右肋下静脉同右腰升静脉联合成一干，此干是奇静脉的最大属支，左肋下静脉同左腰升静脉合干后汇入半奇静脉。髂腰静脉注入髂总静脉的末端或者髂内静脉。骶正中静脉为 2 支小静脉，最后合成一干，注入左髂总静脉或左、右髂总静脉的交角处。骶外侧静脉多为 2 支，沿骶骨盆面上升，以横干与骶正中静脉结合共同构成骶前丛。

脊椎有椎外静脉丛和椎内静脉丛，2 个静脉丛的分布大致与椎管内、外动脉丛的供应分布相同。椎外静脉丛还由前组和后组组成，因此腰椎的静脉回流可分为 4 组：前组、后组、椎内静脉丛和椎间孔－神经根管静脉丛。前组以腰静脉为主，回流椎体前方及外侧穿支的属支，同时回流由节段动脉的后支（肌支和椎板支）供应区的静脉血，最后回流入下腔静脉或髂总静脉。后组以关节间静脉和上关节静脉为主，位于 2 个椎肋沟内，但在棘突间相互交叉吻合，接受脊椎附件的静脉回流，汇入椎间孔静脉丛，最终汇合到腔静脉及奇静脉的腰支和肋间支。椎内静脉丛具有重要的功能和解剖意义。椎内前静脉丛有两条主要的纵行静脉，与穿过椎间孔的椎外静脉相通。椎内静脉丛的血回流到颅内后颅凹边缘丛和基底丛，能接受盆腔及腹腔的血流，因而成为体循环静脉中的一部分。此静脉丛是一系列无规律的，无静脉瓣的硬膜外静脉窦，静脉被包埋在硬膜外的脂肪内，并受胶原纤维网保护，血管壁薄。

硬膜外静脉丛形成复杂的脊椎静脉丛的一部分。椎内静脉丛的行走方向主要是垂直方向，一般由 4 条或 4 组纵形静脉组成，前、后各 2 条或 2 组，前 2 条主要沿椎体的后面纵行进行，正好位于椎弓根的内侧，在椎体和椎间盘的后外侧和后纵韧带上。后侧静脉与黄韧带相邻，偏于正中，前、后侧静脉通过与椎体相对的一组静脉环互相交通。前侧静脉丛的某些分支穿过后纵韧带与椎体静脉丛交通。硬膜外静脉丛亦与硬膜内静脉丛相通。硬膜外静脉丛经过椎间孔汇入肋间静脉或腰静脉。

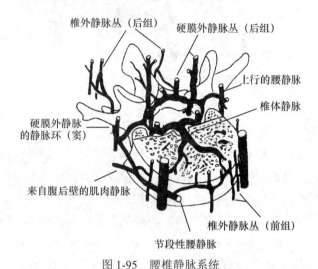

图 1-95 腰椎静脉系统

但是，这些静脉窦无瓣膜，因此不能确定其血流方向，它们最大的特点是根据胸腔及腹腔内的压力变化来调整血液的方向。硬膜外静脉丛伴行腔静脉及奇静脉，起到辅助作用。其另一辅助功能是起吸收震荡的作用，在脊柱运动时，能帮助缓冲脊髓的震荡。

五、腰骶尾部神经

腰骶尾部神经有第 12 胸神经，各腰神经的后支，在腰大肌内的腰丛及其分支，骶、尾神经，以及腰、盆部交感干等。

（一）腰神经的后支

腰神经后支较细，于椎间孔处在脊神经节外侧从脊神经发出后向后行，经上关节突和横突根部上缘之间的骨纤维孔，至横突间韧带内侧缘分为后内、外侧支（图 1-96）。腰神经后支通过的骨纤维孔位于椎间孔的后外方，开口向后，与椎间孔的方向垂直。其内侧界为下位椎骨上关节突的外侧缘，上外侧界为横突间韧带的内侧缘，下界为下位椎骨横突的上缘。骨纤维孔的体表投影相当于同序数腰椎棘突外侧的上、下位点连线上。上位点在第 1 腰椎平面后正中线外侧 2.3cm，下位点在第 5 腰椎平面后正中线外侧 3.2cm。此 2 点连线同深层的多裂肌间隔一致，可据此作为手术进入腰部骨纤维孔的标志，第 1～4 腰部骨纤维约与同序数腰椎棘突平齐，第 5 腰部骨纤维孔则略低于 L_5 棘突平面。骨纤维孔断面横径小，纵径大，呈长圆形。有时为横行的纤维束分隔成 2～3 个小管，其内分别有神经和血管通行。

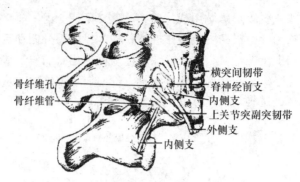

图 1-96　脊神经后支及其分支

1. 后外侧支

第 1～3 腰神经后外侧支较粗，出骨纤维孔后斜向下外侧方，在接近下位椎骨横突后面中份处进入竖脊肌，然后自不同部位穿出该肌。第 4、5 腰神经的后外侧支渐细，且较短，出骨纤维孔后斜向下外侧方，越下位椎骨横突后面的外侧份进入竖脊肌，终为数支。后外侧支在不同部位均有吻合，但以肌内吻合较多见。

如以正中平面为纵坐标，左、右两侧髂嵴最高点连线为横坐标，后外侧支由竖脊肌穿出的位置，则第 12 胸神经的后外侧支，于 L_2～L_3 间平面穿出，在髂嵴最高点连线上方 1cm 左右，距中线 60～70mm。第 1、2、3 腰神经后外侧支在 L_3～L_4 椎平面穿出，在髂嵴最高点连线下 3～10mm，距中线 60～70mm。外侧支穿出后，通常贴竖脊肌表面下行一段距离，至下一个棘突平面再穿出腰背筋膜后层。

后外侧支的分支分布于椎间关节连线外侧方的结构，如腰背筋膜、竖脊肌、横突间韧带和髂腰韧带等。此外，第 12 胸神经的后外侧支及第 1～3（4）腰神经后外侧支，还分出皮支在竖脊肌内、外经过重新组合，于竖脊肌外侧缘邻近髂嵴处穿出腰背筋膜后层，组成臀上皮神经（图 1-97），越髂嵴抵达臀区皮肤，亦可到达股骨大转子平面。臀上皮神经以 3 支型最为多见，约占 56%，它们在不同平面贯穿包括腰背筋膜后层在内的不同结构浅出，进至臀区。一般说来，自高位到低位，穿出点由外侧向内侧依次排列，即高位穿出者在外侧，低位穿出者居内侧。竖脊肌外侧缘附于髂嵴处向内侧、外侧方各 20mm 的髂嵴上缘范围，是臀上皮神经越过髂嵴最集中处，93% 的臀上皮神经经此处下行。臀上皮神经穿出深筋膜的部位，被筋膜固定，跨过髂嵴后，则行于浅筋膜中，愈向下，位置愈浅。当躯干做旋转运动时，皮肤和浅筋膜等浅层结构活动度大，深层结构活动度小。臀上皮神经的损伤可导致腰腿痛。

2. 后内侧支

腰神经后内侧支自后支分出后，行经横突间韧带内侧缘与下位椎骨上关节突根部外侧缘之间，绕上关节突的外侧缘走向后下内侧方，横过横突的后面，进入乳突与副突之间的骨纤维管。出管后，斜向下内侧方，至椎弓板后面，再向下越过 1～3 个椎骨，分布于椎间关节连线内侧方的结构（如棘间肌、多裂肌、椎间关节囊、黄韧带、棘上韧带、棘间韧带等）。第 5 腰神经后内侧支在骶翼的骨沟中分出，转向后内侧下方，经骨纤维管到达骶中嵴侧方，终止于多裂肌等。

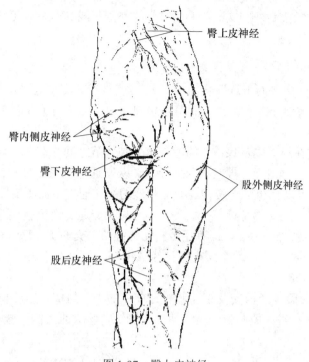

臀上皮神经

臀内侧皮神经

臀下皮神经

股外侧皮神经

股后皮神经

图 1-97　臀上皮神经

　　腰神经后内侧支通过的骨纤维管长 5～6mm，内径为 2.1～3.9mm，距正中线 2mm 左右，位于腰椎乳突与副突之间的骨沟处，自外上斜向内下，由上、下、前、后 4 壁构成。上壁为乳突，下壁为副突，前壁为乳突副突间沟，后壁为上关节突副突韧带；管的前、上、下壁为骨质，后壁为韧带，有时后壁的韧带骨化，形成完全的骨管。骨纤维管的体表投影在同序数腰椎棘突下外方的上、下位 2 点连线上，其上位点在第 1 腰椎平面后正中线外侧约 2.1cm，下位点在第 5 腰椎平面后正中线旁开约 2.5cm。

　　如此骨纤维管的入口呈裂隙状，或上关节突副突韧带骨化，使骨纤维管变成一个完整的骨管，均易使腰神经后内侧支受挤压而引起腰腿痛。与腰神经后内侧支伴行的血管表面有来自腰交感干的纤维包绕，形成神经丛，也同样会受到挤压。

　　后内侧支在骨纤维管内呈扁圆形，直径为 0.8～1.3mm。神经及伴行血管周围充满疏松结缔组织。由于后内侧支在走行过程中紧邻椎间关节及横突间韧带，又须通过骨纤维管，故腰椎椎间的关节病变、韧带损伤或骨纤维孔内径的改变，均可能刺激、压迫该神经而引起后正中旁一侧疼痛和压痛，疼痛可放射至椎间关节多裂肌、棘间韧带、棘上韧带和黄韧带等部位。由于后内侧支前段恒定行于下位椎骨上关节突外侧，封闭及手术时，该处可为寻找后内侧支的理想部位。

　　腰神经后支及其分支之间均有广泛吻合，组成腰后丛，1 个内侧支或外侧支常含有附近 2～3 个脊髓节的纤维成分。腰神经后支及其分出的内、外侧支在各自的行程中，都分别经过骨纤维孔、骨纤维管或穿胸腰筋膜裂隙。在正常情况下，这些孔、管或裂隙有保护通过其内的血管神经的作用，但由于孔道细小，周围结构弹性减弱，上腰部活动度大等，则易拉伤，或因骨质增生使孔道变窄，压迫通过的血管和神经，而导致腰腿痛。

在横突背面可以找到外侧支，在上关节突的外侧面或其内下方可找到内侧支，在椎间孔处可以找到后支。

（二）腰神经的前支

腰神经的前支，由上而下逐渐变粗大。第 12 胸神经分支加入腰丛者占 50%。第 1～4 腰神经的前支，大部分组成腰丛。而第 4 腰神经的小部分与第 5 腰神经合成腰骶干，参与骶丛的组成。

各腰神经前支在组成腰丛以前，同腰交感干神经节之间连有灰交通支。灰交通支细长，伴腰动脉围绕椎体走行，被腰大肌所遮覆。灰交通支联系 2 种神经的形式不规则，1 个腰交感神经节可以有和 2 支腰神经前支相连的灰交通支，而 1 支腰神经前支也可以有灰交通支连于 2 个腰交感神经节。此外，亦常见灰交通支连于腰交感干。除灰交通支外，第 1、2 或第 3 腰神经前支，都有连至腰交感链的白交通支。每一腰神经可拥有 1～5 支交通支，1 支腰神经可同数个腰交感神经节相连。

1. 腰丛（图 1-98）

腰丛由第 1～3 腰神经前支及第 4 腰神经前支的大部组成。第 1 腰神经可能接受第 12 胸神经束的 1 束纤维。腰丛位于腰方肌的内侧缘，腰大肌后侧，腰椎横突前侧。

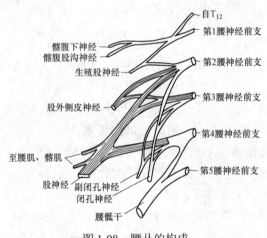

图 1-98　腰丛的构成

腰神经前支构成腰丛的方式在不同个体间有差别，一般情况下，第 1 腰神经前支在第 12 胸神经发支加入后，分为上、下 2 支，上支较粗，又分成髂腹股沟神经和髂腹下神经；下支较细，同第 2 腰神经前支的 1 支合并形成生殖股神经。第 2 腰神经前支余部、第 3 腰神经前支全部和第 4 腰神经参与腰丛的构成，均分为腹侧支和背侧支。腹侧支联合成闭孔神经，有时，第 3、4 腰神经前支的腹侧支还另外形成一副闭孔神经。第 2、3 腰神经的背侧支各分一小部和一大部，二者的大部与第 4 腰神经的背侧支形成股神经，小部则合并成股外侧皮神经。另外，腰丛还发出肌支。

（1）髂腹股沟神经：髂腹股沟神经较细小，含有第 1 腰神经的纤维，常有第 12 胸神经的纤维加入。髂腹股沟神经出现于腰大肌的外侧缘，与髂腹下神经共干，位于该神经的下侧。沿腰方肌前面，肾的后面，经髂嵴内唇后部的内侧，继沿髂肌前面前进，当其行近髂嵴前部时，则穿腹横肌；又于髂前上棘下侧稍前处，穿腹内斜肌，进入腹股沟管。沿精索的外下侧下降，穿出腹股沟管皮下环至浅筋膜，分布于大腿上部内侧的皮肤。并发支分布于阴茎根部及阴囊部的皮肤，称为阴囊前神经，在女性分布于阴唇的皮肤，称为阴唇前神经。髂腹股沟神经的分支有肌支和交通支。其中肌支分布于该神经所经过的腹壁肌。髂腹股沟神经经腹内斜肌与腹横肌之间时，常与髂腹下神经的前皮支有交通支。髂腹股沟神经可以与髂腹下神经共干，向前行至腹横肌与腹内斜肌之间，2 条神经才开始分开。有时髂腹股沟神经缺如，则由髂腹下神经或生殖股神经代替。

（2）髂腹下神经：髂腹下神经起于第 1 腰神经，亦有第 12 胸神经的纤维加入。自腰大肌上部外侧缘突出，斜经肾下部的背侧，在腰方肌的腹侧，髂嵴上方，穿过腹横肌后部的腱膜，经腹横肌与腹内斜肌之间，发出分支。其分支有前皮支、外侧皮支及交通支。

①前皮支：即腹下支，经腹内斜肌与腹横肌之间，斜向前下方。在髂前上棘内侧约 2cm 处穿出腹内斜肌，在腹外斜肌腱膜的下侧向内下方行，在腹股沟管皮下环的上侧约 3cm 处穿出腹外斜肌腱膜，支配耻骨区的皮肤。此支经腹横肌与腹内斜肌之间时，发肌支至该两肌。

②外侧皮支：即髂支，在髂嵴前、中 1/3 交界处的上侧，于第 12 胸神经外侧皮支的后侧，穿腹内斜肌及腹外斜肌，下降于浅筋膜层，分布于臀区后外侧皮肤。

③交通支：髂腹下神经常与肋下神经及髂腹股沟神经之间有交通支。

（3）生殖股神经：生殖股神经大部分来自第 2 腰神经，小部分纤维束来自第 1 腰神经。穿腰大肌，沿其前面下降。于髂总动脉外侧、输尿管后侧分为股支及生殖支两支，即腰腹股沟神经和精索外神经。

①腰腹股沟神经：沿髂外动脉下降，经腹股沟韧带深侧，在股血管鞘内，沿股动脉外侧达股部；至腹股沟韧带稍下侧，穿股血管鞘前壁及阔筋膜，或自卵圆窝穿出，成为皮神经，分布于股三角部的皮肤。有时在腹股沟下方，发出分支与股外侧皮神经的前支和股神经的皮支交通。

②精索外神经：于髂外动脉的外侧下降，发出分支至腰大肌。精索外神经下降经腹股沟管腹环，绕腹壁下动脉外侧，入腹股沟管。男性：与精索伴行，支配提睾肌，并分支至阴囊的皮肤；女性：与子宫圆韧带伴行，并分支至大阴唇的皮肤。

（4）股外侧皮神经：股外侧皮神经来自第 2、3 腰神经前支的后股。出现于腰大肌外侧缘，斜向外下方，经髂肌前面，在髂前上棘内侧的近旁，穿经腹股沟韧带深侧至股部；经缝匠肌的前面，或穿过该肌上部，分为前、后两支。先在阔筋膜的深面行走，继而穿出阔筋膜，至浅筋膜内。

①前支：在髂前上棘下侧约 10cm 处，穿出阔筋膜下降，常分为两支，分布于大腿前外侧，直达膝关节的皮肤。其终末支可与股神经的股前皮神经及隐神经的髌下支，形成髌神经丛。

②后支：在前支的稍上方，穿出阔筋膜，又发出分支，分布于大腿外侧部的皮肤。

（5）股神经：股神经为腰丛中最大的 1 支，由第 2～4 腰神经前支的后股组成。穿腰大肌，在该肌下部外侧缘穿出，在髂筋膜后面，沿髂肌前面下降，经腹股沟韧带深面的肌腔隙至股部，于股三角内，先分为前、后 2 股，再各分为肌支和皮支。其分支如下。

①在腹股沟韧带以上所发的肌支，至髂肌，并发细支至股动脉。

②股神经前股的终末支常为 2～3 支，有至耻骨肌、缝匠肌的肌支及股前皮神经，股前皮神经可分为股中间皮神经及股内侧皮神经两部分。

③股神经后股的终末支有 6 个分支，包括隐神经（即股神经中最长的皮神经），其他为支配股四头肌的肌支和膝关节肌支。

（6）闭孔神经（图 1-99）：闭孔神经起于第 2～4 腰神经前支的前股，来自第 3 腰神经的纤维最多，第 2 腰神经的纤维最少。闭孔神经行于腰大肌内侧缘，在髂总动脉后侧、骨盆入口的后部，穿盆筋膜入小骨盆，沿骨盆侧壁，在髂内动脉与输尿管外侧，贴闭孔内肌及其筋膜内侧，经腹膜下组织间，于闭孔血管上侧前进，至闭孔膜的下部，与闭孔血管共同穿闭膜管至股部。在闭膜管内，分为前、后 2 支。

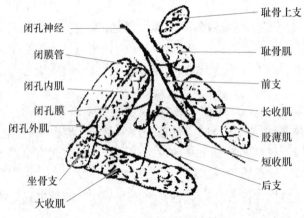

图 1-99　闭孔神经的分支情况

①前支：为浅支，于闭孔外肌的前侧下降，行于短收肌及耻骨肌、长收肌之间。在长收肌下缘有分支与隐神经、股内侧皮神经的分支结合，于缝匠肌下侧加入缝匠肌下丛，其行径中发出关节支、肌支、皮支及至股动脉的分支。在近闭孔处发出关节支至髋关节；可发出至股薄肌、长收肌及短收肌的肌支；皮支粗细不定，有时缺如，在股中部经股薄肌与长收肌之间穿至浅层，支配肌内侧下 2/3 的皮肤；至股动脉的分支分布于股动脉下部。

②后支：为深支，穿闭孔外肌的上部，于短收肌及大收肌之间下降，其分支有肌支和关节支。肌支至闭孔外肌、大收肌的斜纤维部及短收肌。至闭孔外肌的肌支，发自闭膜管内。当前支不发支支配短收肌时，则由后支发支支配，或前、后支均有分支至该肌。关节支常发一细长的膝关节支，穿大收肌的下部向后行，或穿大收肌被股深动脉交通支穿行的收肌腱裂孔向后，至腘窝。在腘动脉的深侧，与之并行下降，穿腘窝底的腘斜韧带入膝关节，分布于膝关节囊、交叉韧带及附近结构。

（7）副闭孔神经：副闭孔神经为一小支，起于第 3、4 腰神经前支的前股，沿腰大肌内侧缘下降，跨过耻骨上支，在耻骨肌深侧分成 3 支。一支自耻骨肌的深面进入该肌；一支为关节支，入髋关节；另一支可与闭孔神经的前支连结。有时副闭孔神经为唯一支配耻骨肌的神经。

（8）肌支：至腰小肌的肌支，起于第 1 腰神经。至髂肌的肌支，起于第 2、3 腰神经。至腰大肌的肌支，起于第 2、3 腰神经，有时亦起于第 4 腰神经。至腰方肌的肌支，起于第 12 胸神经至第 4 腰神经。

2. 腰骶干

此干由第 4 腰神经前支的一小部和第 5 腰神经前支的全部合成。位于腰大肌深侧，贴近骶翼；经髂总动脉及静脉后侧，至闭孔神经内侧；其与闭孔神经之间，隔以髂腰动脉。下行入骨盆，与第 1、2 骶神经连结，形成骶丛上干。

第 4 腰神经前支常称为分叉神经，此神经分叉成两部分，一部分加入腰丛，另一部分加入骶丛。有时这种结构可发生变异，如第 3 腰神经前支成为分叉的神经，即第 3 腰神经前支为参与腰丛的最下位神经，并分出部分纤维进入骶丛；或第 3、4 腰神经前支都分成两部分，分别加入腰丛或骶丛，这种结构的腰丛称为上移型，又称前置型；或第 5 腰神经前支成为分叉的神经，一部分纤维加入腰丛，另一部分纤维加入骶丛，这种结构的腰丛称为下移型，也称后置型。而这种变异必然引起骶丛结构相应的改变。

（三）骶神经及尾神经的前支

骶神经各前支的大小不一，上部者大，愈往下愈小。上 4 对骶神经的前支，经骶前孔入骨盆，第 5 骶神经在骶骨与尾骨之间入骨盆。尾神经的前支最小，自第 1 尾骨残留横突的下侧，弓曲向前入盆腔。骶、尾神经的前支相互结合，形成骶丛和尾丛。

骶丛是由腰骶干、第 1～3 骶神经的前支及第 4 骶神经前支的一部分构成。此丛位于盆腔后壁，梨状肌前面。骶丛略呈三角形，尖向坐骨大孔下部集合，向下移行于坐骨神经。在盆筋膜及髂内动脉多数分支的后侧，输尿管于骶丛前面经过，其间隔以髂内动脉和静脉的分支；右侧骶丛前面可与回肠下段接触，左侧骶丛前面有乙状结肠。臀上动脉及臀下动脉，穿过骶丛自盆腔至臀部。臀上动脉夹在腰骶干及第 1 骶神经之间，或第 1、2 骶神经之间。臀下动脉则夹在第 1 与第 2 骶神经之间，或第 2、3 骶神经之间。骶丛的分支由此丛的前股、后股或前、后股混合发出。骶丛分支有股后皮神经、臀内侧皮神经、梨状肌神经、臀上神经、臀下神经、股方肌神经、闭孔内神经、坐骨神经及阴部神经等。

尾丛主要由第 5 骶神经及尾神经的前支构成，第 4 骶神经前支以一小支加入其中。第 5 骶神经前支自骶管裂孔穿出后，在骶角的下侧绕骶骨外侧转向前，穿尾骨肌到达盆面，与第 4 骶神经前支的降支结合，形成小干，在尾骨肌的盆面下行。尾神经前支经骶管裂孔穿出后，绕尾骨的外侧缘，穿尾骨肌，在该肌盆面与上述第 4、5 骶神经的分支所合成的干相结合，形成尾丛。并自此丛分出肛尾神经，穿骶结节韧带，分布于尾骨附近的皮肤。

（四）骶神经及尾神经的后支

由上向下逐渐变细。上 4 对骶神经的后支，经骶后孔穿出；而第 5 骶神经后支，在骶尾后韧带之间经骶管裂孔穿出。上 3 对骶神经的后支，其穿出之处被多裂肌覆盖，分为内、外侧支。

1. 外侧支

上 3 对骶神经后支的外侧支相互之间，及其与最末腰神经后支的外侧支之间，在骶骨背面结合成袢。自此袢发支至骶结节韧带后面，又形成第 2 对神经袢，再分出 2～3 支皮支，称为臀内侧皮神经，穿臀大肌及深筋膜，达浅筋膜内，分布于自髂后上棘至尾骨尖端的臀部内侧皮肤。其浅层的分支可与腰神经后支交通。

2. 内侧支

内侧支细小，终于多裂肌。

第4、5骶神经的后支则无分支。其相互间隔，且与第3骶神经后支及尾神经相结合形成袢，并发出分支分布于尾骨部的皮肤。

尾神经的后支在骶管内与前支分开后，经骶管裂孔并从骶管下部的韧带穿出。该神经的后支亦无分支，其与最末骶神经后支结合形成袢，并自袢发出分支分布于尾骨部的皮肤。

（五）腰交感神经干

腰交感神经干位于腹膜后的腹膜外组织内，在脊柱的前外侧，沿腰大肌的内侧缘下行，亦有交感干被此肌内侧缘覆盖。腰交感干的位置接近正中线，其上端经膈的内侧腰肋弓，与胸交感干相连；下端经髂总血管后侧入盆腔，与交感干的盆部相连结。腰动脉及静脉一般在其后面。右侧腰交感干沿下腔静脉外侧下降或部分被此静脉覆盖，左侧则在腹主动脉外侧。两侧交感干均与上述血管旁的淋巴管及淋巴结相接触。

腰神经节较小，形态不规则，呈卵圆形或扁平状，一般为4个。左、右2侧神经节的大小、数目以及交通支的大小常不对称。节间支较粗，常为2～3支，左、右侧神经节之间还有横支相连结，此横支经过主动脉及下腔静脉的后侧。腰神经节分支有内脏支、血管支及灰交通支等。

1. 内脏支

一般有4支，自腰神经节或节间支发出。第1腰内脏神经为起自第1腰神经节的细支，一部分连结于腹腔丛或肠系膜间丛（即腹主动脉丛）的上部，另一部分连结于肾丛。第2腰内脏神经起自第2腰神经节或第2、3腰神经节，神经干较粗，连结于肠系膜间丛的下部。第3腰内脏神经以2～3小根起自第2、3腰神经节或节间支，经髂总血管的前面，连结上腹下丛的上部。第4腰内脏神经起自第4腰神经节，为腰内脏神经中的最小支，经髂总血管之后侧，连结上腹下丛的下部或腹下神经。

2. 血管支

各腰神经节均发支至腹主动脉丛，自此向下连于髂总动脉丛。还有自第3、4腰内脏神经发细支至髂总动脉，并包围动脉形成丛，延续于髂内、外动脉丛。髂外动脉丛还接受来自生殖股神经的小支。此外，许多节后纤维，自腰神经节经灰交通支至腰神经，穿经股神经，随股神经分支分布。股动脉除近侧接受髂外丛的小支外，该动脉其余部分及其分支，尚接受来自股神经肌支、皮支及隐神经的缩血管纤维。穿经闭孔神经的节后纤维分布至闭孔动脉，动脉的近侧部接受来自闭孔神经后支、闭孔神经膝盖节支及隐神经的小支。腘动脉的其余部分，接受来自胫神经及其关节支的小支。

3. 交通支

各腰神经均具灰交通支，并且1支腰神经可具有2个灰交通支，或1支灰交通支分叉连结邻近的2支腰神经。有时可有1支腰神经接受多数灰交通支，最多者可达5条。节前纤维所形成的白交通支，只见于第1、2腰神经，有时第3、4腰神经也可存在。在腰部交通支内或在腰神经前根内常可见中间神经节。

此外，腰神经节还发出分支分布于椎骨及其韧带。

（六）盆骶尾部交感神经干

在盆部，交感神经干是由骶部和尾部相合而成，此部的交感神经干位于骶骨前侧，骶前孔的内侧。上端与腰部连结，下端在尾骨前侧，左、右交感干会合，终于单一的尾神经节，又称奇神经节。

在骶部，交感神经干一般有 4 个神经节，尾部体积较小，只有 1 个尾神经节。神经节之间以节间支串联成干。两侧骶交感神经节之间也有横支相连。

骶部的交感神经节，称骶神经节，无白交通支，其节前纤维可经下 3 个胸神经和上 2 个腰神经的白交通支至交感干；在干内下行至骶神经节，交换神经元。各神经节均有灰交通支至骶、尾神经。

骶神经节有如下分支。

1. 内脏支

（1）自第 1、2 骶神经，常发细支加入盆神经丛（即下腹下丛）或腹下神经。

（2）自连结 2 侧交感干的祥上发细支分布于尾骨球。

（3）少数有直接的小支，至骨盆入口处的输尿管及直肠的后面。

2. 血管支

（1）至骶中动脉，形成骶中动脉丛。

（2）第 1、2 骶神经节发出节后纤维，以小支间接地经下腹下丛及腹下神经的分支，或经骶丛的分支至髂内动脉。小部分直接至髂内动脉。

（3）经臀上、下神经及阴部神经的交感纤维至其相伴行的动脉。

（4）经坐骨神经的交感纤维分布至腘动脉及其以下的下肢动脉。

支配下肢动脉的交感神经节前纤维，来自脊髓胸下部的 3 个节段及腰上部 2 或 3 个节段，经白交通支达胸下部及腰上部的交感干神经节换元；少数纤维沿交感干下行至骶部上 2 个或 3 个神经节内换元。自胸下部及腰上部神经节换元的节后纤维，经股神经分布至股动脉及其分支。自骶上部 2～3 个神经节换元的节后纤维，大部分经灰交通支集中于第 1 骶神经，然后经坐骨神经及胫神经，分布于腘动脉及其以下的下肢动脉。胫后动脉近侧部，接受腘肌支分出的小支，而该动脉主要是接受来自胫神经及其股支的小支。腓动脉接受来自胫神经及踇长屈肌支的小支。胫前动脉近侧部，接受来自腘肌支或胫骨后肌支的小支，而该动脉的主要神经支配，是来自腓深神经或其至胫骨前肌支的小支。足底动脉接受来自胫神经的分支，而此动脉的远侧部，接受来自足底内侧及外侧神经的小支。足背动脉接受来自腓深神经的小支。

第二章

脊柱生物力学

第一节　脊柱的生理和生物力学特点

人体脊柱是一个"稳定"的轴，脊柱被稳定在一个静态平衡的功能位置或被稳定在一个能发挥良好功能的动态平衡的功能位置。

一、脊柱的生理特性

整个脊柱在生理状态下，成人长约 70cm，女性和老人稍短。从前面观呈一条直线，从侧面观则有 4 个曲度，分别是，颈前凸：$C_1 \sim T_2$；胸后凸：$T_3 \sim T_{12}$；腰前凸：$L_1 \sim L_5$；骶后凸：位于骶骨。根据尸体标本的测量结果，胸椎后凸的正常范围为 $20° \sim 40°$，腰椎前凸的正常范围为 $40° \sim 60°$。脊柱各段的曲度，大体上都有一定的范围。一般来说腰椎前凸程度女性较男性大，常用右手的人，上段脊柱轻微向右侧突，下段脊柱则轻微向左侧突，常用左手者则相反。老年人由于椎间盘脱水及退行性改变，导致其脊柱的颈前凸及腰前凸逐渐消失，而胸后凸逐渐加重，即成老年性驼背。脊柱与骨盆结合处呈 $45° \sim 60°$，脊柱承担的重力可经骨盆传到双下肢，如此可减轻脊髓的震荡。

二、脊柱生物力学

（一）脊柱的共轭现象

脊柱活动的一个特点是具有共轭现象，或者称为耦合现象。所谓共轭现象是指同时发生在同一轴向上的平移和旋转活动，或指沿一个方向完成旋转或平移活动的同时伴有沿此轴向的旋转或平移运动的现象。如脊柱发生侧屈的同时必然伴有脊柱的旋转。在脊柱生物力学中，通常将与外载荷方向相同的脊柱运动称为主运动，把其他方向的运动称为耦合运动。如当脊柱承受轴向旋转力偶时，脊柱的轴向旋转运动称为主运动，而伴随的前屈或后伸及侧弯运动称为耦合运动。耦合作用意义相当重要，意味着当一个脊柱运动单位出现异常运动，其他邻近的运动单位也可能出现异常运动。

脊柱的活动不是单方向的，而是多方向活动的耦合，不同方向移位运动之间、不同角度运动之间以及移位运动与角度运动之间均可出现耦合。

正常情况下，脊柱在各方向上的运动均有其固定的共轭运动。腰椎存在着多种共轭运动形式，其中最明显的一种是侧屈活动（Z 轴旋转）和屈伸活动（X 轴旋转）之间的共轭。另外还有侧屈活动与轴向旋转活动（Y 轴旋转）之间的共轭、平移运动与轴向旋转之间的共轭两种形式，其中前者的共轭关系与颈椎和上胸椎相反，主要为棘突转向凹侧。

病理情况下，共轭运动的方式和运动量均可能发生改变。如脊柱侧凸的患者不仅表现为明显的脊柱侧凸畸形（X 轴旋转），同时大多数还伴有轴向旋转畸形（Y 轴旋转）。

（二）脊柱的瞬时旋转轴

脊柱相邻两椎体在平面运动的每一瞬间均有一旋转中心，即瞬时旋转中心。数个连续的瞬时旋转中心构成瞬心轨迹。通常采用瞬时旋转轴（IAR）来表示瞬时旋转中心。我们可以用瞬时旋转轴的位置和旋转量来完整描述平面运动。当脊柱发生前屈时，其IAR 位于椎体终板的中部，而每一种脊柱运动都有不同的 IAR，每一种运动又是由平移和旋转组成，这些运动产生不同的 IAR，且互相关联。

三、负重脊柱生物力学

人体脊柱在负重、运动中的生物力学可以用简单的杠杆原理去认识和研究。用公式表现出来就是，力×力臂=重×重臂。在一般情况下，无论是直立、奔跑、端坐或睡眠，脊柱总是受动力学负荷或静力学负荷的交替作用或两者相加的作用。在背、抬、搬、扛等负重的情况下，脊柱所承受的负荷很大，尤其是处在应力集中部位的腰骶部受力最大。例如，人在搬东西时，支点恰好落在第 5 腰椎间盘的后部，从这个支点到背部竖脊肌的距离为短杠杆，即力臂，上肢及躯干在身体前部构成一个较长的杠杆，为重臂，两者的比例约为 1:15。由此可知，竖脊肌收缩的拉力至少要达到所搬物体重力的 15 倍。以上是运用简单的杠杆原理来分析弯腰取物时的受力情况，这种机械的运算只能粗略地说明问题，与实际情况并不一致。因为人在弯腰时，重臂、力臂都不像杠杆那样笔直，而是与地面成一定夹角。脊柱在弯曲中可使重臂缩短，使竖脊肌的拉力及支点所承受的压力缩小。要想比较精确地知道竖脊肌的拉力及椎间盘所承受的压力各是多少，可以用三角函数的方法计算出来。

当人体处于站立位伸手臂持重时，物体距离躯干中轴线愈远，愈会增加背肌所承受的力量，在物体重量不变的情况下，竖脊肌收缩力愈大，则背肌所承受的力较小，也就会减轻背肌的疲劳。若从地面举起重物，正确的姿势是屈膝屈髋，以伸膝用力，要避免背肌用力，不正确的姿势则是直膝弯腰，以背肌的收缩来提起重物，使背肌的负担明显加重。搬运重物时半屈双膝，使物体接近身体，则可减轻背肌的负担；反之，直膝弯腰搬运重物，物体重心离躯干轴线远，则会加重背肌的负担。因此合理的劳动姿势非常重要。

四、椎间盘的生物力学特点

1. 受压特性

椎间盘的纤维环与终板成 30° 角，每层纤维环之间为 120°，故椎间盘可承受较大的压力而不破裂，但压力加大常常引起软骨板和椎体的破裂或骨折。尸体椎间盘试验表明，在椎体坍塌之前，椎间盘从未被压碎。值得注意的是，单独的压缩力不能造成椎间盘的不可逆损害，一个完整的椎间盘标本在试验中从未出现被压突出的情况。研究证实，施加极大压缩载荷而使椎间盘产生永久性变形时，仍然不会出现髓核突出。在单纯的压缩载荷下，首先发生终板骨折，这时椎间盘内物质将进入椎体形成 Schmorl 结节。当椎体有骨质疏松时，在较小载荷下即可造成终板和软骨下骨的广泛塌陷。

2. 受扭转特性

研究证实，脊柱屈曲加旋转时受力是损伤椎间盘的主要原因。有学者发现，正常椎间盘扭转 16° 才会发生损伤，而退行性变的椎间盘扭转 14.5° 即可发生损伤。另有学者通过试验发现扭转可致纤维环中的斜行纤维破裂，但终板无骨折。纤维环容易遭受扭转损伤的原因为，纤维环两相邻纤维束相互交叉，扭转时只有一半纤维抵抗扭矩，而且当旋转中心位于椎间盘内时，外层纤维的剪应力大于内层纤维，故外层纤维可首先被拉断。

3. 受剪特性

研究证明，要有 $260N/mm^2$ 的平面剪力才能使椎间盘破裂，而在临床上极少见到如此大的剪力。

4. 疲劳的耐受

椎间盘的疲劳耐受度是很小的。由于椎间盘的生物修复和再生能力很低，所以它的疲劳特性十分重要，但这方面的研究很少。有学者通过试验发现，在较小的轴向负载下，仅在 200 次前屈 5° 循环运动后椎间盘即可出现破坏，1000 次循环后完全破坏，这说明至少在体外试验中椎间盘的疲劳性能很差。

5. 蠕变现象

椎间盘为黏弹性物质，具有蠕变现象。蠕变现象是指物体受载后，即使载荷不变，该受力体仍将随受载时间的延续而持续变形。载荷越大，变形越大，蠕变的速度也越快。试验发现，与退变椎间盘相比，正常椎间盘蠕变慢，达到最终变形需要的时间长，这表明退变椎间盘的黏弹性丧失，其吸收震荡和将载荷均匀分布于整个终板的能力减弱。

6. 滞后现象

滞后现象为物体反复承载和卸载时能量丧失的一种现象，人们跳跃时，椎间盘即凭借其滞后作用而吸收震荡能量。而且载荷越大，滞后作用也越大，从而具备防止损伤的功能。滞后现象与施加的载荷、年龄及脊柱节段有关。年轻人椎间盘的滞后作用最大，老年人的椎间盘因变性而降低了对水的亲和能力，以致弹性降低，逐步丧失储存能量和分布应力的能力，抗载能力也因此减弱。

五、椎体及椎间关节的生物力学

1. 椎体

一般来说，椎体的强度随年龄增长而降低，特别超过 40 岁以后可发生明显的降低。这是由于骨量随年龄增大而减少的缘故。Bell 等人确定了椎体强度与骨量之间的关系，椎体的骨组织减少 25% 时，其强度减弱 50%，这说明椎体骨量的减少可导致椎体强度的明显减弱。

在大多数生理情况下，压缩载荷主要由椎体承担，载荷从椎体上方的软骨终板通过椎体的皮质骨和松质骨传递到椎体下方的终板。椎体两种成分对压缩载荷的承受比例：40 岁以前时为皮质骨 45%，松质骨 55%；40 岁以后皮质骨承担 65%，松质骨 35%。这种强度的消长说明，随着年龄的改变，椎体的韧性在不断降低，而脆性在不断增高。研究证明，椎体的松质骨可以承受很大的压缩载荷，松质骨在压缩载荷下破坏前的变形高达 9.5%，而皮质骨小于 2%。这说明椎体损伤首先发生皮质骨骨折，如载荷继续增大，才出现松质骨破坏。

在压缩载荷下，首先破坏的结构是终板。一般说来，下腰椎的强度较上腰椎大，然而年龄对此影响很大。小于 40 岁时，椎体能承受 8000N 的压缩载荷，40～60 岁时为该值的 55%，60 岁以后为该值的 45%。

2. 椎间关节

椎间关节又称为后关节或骨突关节，由相邻上位椎骨的下关节突与下位椎骨的上关节突的关节面构成。在一个完整的脊柱运动节段加载试验中，椎间关节大约承担 18% 的载荷。椎间关节有 4 个轴线的运动，即水平轴线的上下挤压或分离运动，横轴线的前屈、后伸运动，矢状轴线的矢状侧弯运动及垂直轴线的旋转运动。由于脊柱各部位椎间关节面的朝向不同，因而各部脊柱具有不同的运动功能。其中胸椎关节面与水平面成 60° 角，与额状面成 20° 角，允许侧屈、旋转和少许屈伸运动。

对运动节段不同结构的抗扭转作用进行比较的研究发现，椎间盘和前、后纵韧带与两侧小关节及其关节囊韧带的抗扭转作用相等，各占 45%，剩余 10% 的抗扭强度由棘间韧带提供。

关节突除引导节段运动外，还承受压缩、拉伸、剪切、扭转等不同类型的负荷，其承受负荷的多少因脊柱的不同运动而变化。后伸时关节突的负荷最大，占总负荷的 30%（另外 70% 由椎间盘负荷）。前屈并旋转时关节突的负载也较大。

六、韧带、肌肉及肋骨的生物力学

1. 韧带

脊柱的韧带主要成分为胶原纤维和弹力纤维，呈单轴结构，承担脊柱的大部分张力载荷，可以有效地抵抗张力。韧带大多数纤维排列几乎平行，故其功能多较为专一，往往只承受一个方向的负荷。脊柱韧带的功能主要是保证相邻脊椎的恰当的生理活动，同时也可产生所谓"预应力"以维持脊柱的稳定。脊柱离体标本在牵拉负荷作用下仍保持一定的椎间盘内压，这种预应力在相当程度上来源于韧带的张力，以黄韧带最为突出。所有韧带均具有抗牵张力的作用，但在压缩力作用下疲劳很快。韧带强度与韧带的截面积密切相关。研究发现，韧带的疲劳曲线呈典型的三相改变。在初始相，施加轴向载荷就很容易牵拉韧带，此相是韧带的中性区，阻力很小就可以出现形变；接着随着载荷增大，韧带出现变形的阻力也增大，此相为弹性区；最后，在第三相，随着载荷增大，韧带迅速出现变形，此相发生于临近破坏之前。另外必须考虑韧带与骨的界面，界面部的破坏与否由这两种结构的相对强度决定。严重骨质疏松患者，骨质破坏比韧带破坏更容易出现。

脊柱的韧带承担脊柱的大部分牵张载荷，它们的作用方式如橡胶筋，当载荷方向与纤维方向一致时，韧带承载能力最强。当脊柱运动节段承受不同的力和力矩时，相应的韧带被拉伸，并对运动节段起稳定作用。

脊柱韧带有很多功能：①韧带的存在既允许两椎体间有充分的生理活动，又能保持一定姿势，并使维持姿势的能量消耗降至最低程度；②通过将脊柱运动限制在恰当的生理范围内以及吸收能量，对脊柱提供保护；③在高载荷、高速度加载外力作用下，通过限制位移、吸收能量来保护脊髓免受损伤。上述功能特别是能量吸收能力，随年龄的增长而减退。

一般认为，前纵韧带甚为坚强，与后纵韧带一起能够阻止脊柱过度后伸，但限制轴向旋转、侧屈的作用不明显。小关节囊韧带在抵抗扭转和侧屈时起作用。棘间韧带对控制节段运动的作用不明显，而棘上韧带具有制约屈曲活动的功能。研究发现，棘上韧带具有很高的抗破坏强度，此韧带在脊柱稳定性方面发挥重大的作用。横突间韧带在侧屈时承受最大应力。在所有脊柱韧带中，黄韧带在静息时的张力最大，单纯切除黄韧带不会引起脊柱不稳定，但动态运动条件下，尤其是屈曲和后伸时其确切的作用尚不清楚。但有一点可以明确，脊柱不稳定会促进黄韧带的退变及骨化。

对脊柱的前纵韧带、后纵韧带、黄韧带、关节囊韧带及棘间韧带进行的破坏性试验显示，前纵韧带和小关节囊最强，棘间韧带和后纵韧带最弱。刚度最大的结构是后纵韧带，棘上韧带有最大的破坏前变形量，而前纵韧带和后纵韧带的破坏变形最小。

2. 肌肉

没有肌肉的脊柱为一极不稳定的结构，椎旁肌在维持脊柱直立姿势中起重要作用。在休息和活动时，没有完整的椎旁肌作用，脊柱动态的稳定性就无法保持。肌力是保持体位的必需条件。神经和肌肉的协同作用产生脊柱的活动。主动肌引发和进行活动，而拮抗肌控制和调节活动。

放松站立时，椎体后部肌肉的活动性很小，特别是颈、腰段。这时腹肌有轻度的活动，但不与背肌活动同时进行，腰大肌也有某些活动。支持躯体重量的脊柱在中立位具有内在的不稳性，躯体重心在水平面移动，这要求对侧有一有效的肌肉活动以维持平衡。因此，躯体重心在前、后、侧方的移位分别需要背肌、腹肌和腰大肌的活动来保持平衡。

脊柱前屈运动包括脊柱与骨盆两部分的运动，开始60°运动由腰椎运动节段完成，此后25°屈曲由髋关节提供。躯干由屈曲位伸展时，其顺序与上述相反，先是骨盆后倾，然后伸直脊柱。

腹肌和腰肌可启动脊柱的屈曲，然后躯干上部的重量使屈曲进一步增加，随着屈曲，亦即力矩的增加，骶棘肌的活动逐渐增强，以控制这种屈曲活动，而髋部肌肉可有效地控制骨盆前倾。脊柱完全屈曲时，骶棘肌不再发挥作用，被伸长而绷紧的脊柱后部韧带使向前的弯曲获得被动性平衡。

在后伸的开始和结束时，背肌显示有较强活动，而在中间阶段，背肌的活动很弱，而腹肌的活动随着后伸运动逐渐增加，以控制和调节后伸动作。但做极度或强制性后伸动作时，需要伸肌的活动。

脊柱侧屈时骶棘肌及腹肌都产生动力，并由对侧肌肉加以调节。在腰椎完成轴向旋转活动时两侧的背肌和腹肌均产生活动，同侧和对侧肌肉产生协同作用。

3. 肋骨

肋骨框架主要具有3种生物力学功能：①肋椎关节及其周围韧带的存在，加强了脊柱对位移的抵抗能力和能量吸收能力；②使脊柱在前方和侧方免受直接打击；③明显增加惯性矩，使胸段脊柱对抗旋转的能力大大加强。

有研究证实，肋椎关节对胸段脊柱的稳定起重要作用。因此，临床如发现有肋椎关节破坏，应考虑脊柱是否还有承担正常生理载荷的能力。

七、脊髓的生物力学

脊髓位于骨性椎管中，受到骨性椎管的保护，并受脊膜、齿状韧带、脑脊液及脊神经根等软组织支持和保护。脊髓借齿状韧带附于硬脊膜囊。脊柱完全屈曲时，脊髓、神经根及齿状韧带均处于生理性牵张状态。后者由于向下倾斜，所受张力分解为轴向和横向2个分力，轴向分力与脊髓所受张力相平衡，可减少脊髓被牵拉；两侧的横向分力则相互平衡，可保持脊髓位于椎管近中线处。硬膜外脂肪和脑脊液通过吸收能量和减少摩擦亦可对脊髓提供保护。齿状韧带、神经根及脑脊液等均具有最大限度防止脊髓与骨性椎管碰撞和减震的作用。

脊髓为一具有特殊力学特性的结构，其生物力学特性对其自身有重要的保护作用。脊髓无软脊膜包裹时，其特性犹如半流体性黏聚体。去除其周围的神经根、齿状韧带等各种结构，将脊髓悬吊起来，其长度可因自身重量而延长10%。此时如使其进一步延长，可突然出现非弹性阻力。脊髓的载荷-位移曲线有2个明显的不同阶段，第1阶段，很小的拉伸力即可产生很大的位移，造成变化的力小于0.01N，脊髓折叠或展开，此阶段的极大伸缩性代表了脊髓的结构特性；第2阶段，相对较大的力只造成较小的位移，此时脊髓的展开或折叠已达极限，脊髓组织直接承受外力，在断裂前可维持20~30N，此阶段代表了脊髓的组织特性。2个阶段之间的转变为突变，脊髓受压时，开始很小的力即可形成明显的短缩变形，随后其弹性阻力渐增，直到塌陷。与脊髓受拉应力时的不同点在前、后2期之间无明显的突变。

脊柱在不同方向上活动时，椎管的长度和有效横截面积也随之改变。颈段椎管屈曲时伸长，前缘增加不多，后缘增加最多；而伸直时缩短，后缘缩短最多。脊柱前屈时，颈段椎管长度可增加约28mm。中立位时，脊髓和脊膜有轻微张力。脊柱屈曲时延长变为扁平，其横切面稍减小，脊髓紧张并前移。坐位或站位时，重力亦使脊髓前移。

脊髓的折叠与展开机制可满足脊柱从完全伸直到完全屈曲所需的70%~75%的长度变化，其余的为生理活动的极限部分，由脊髓本身的弹性形变来完成。脊髓在长度改变的同时，伴有横截面积的变化，横截面积于受压时增大而拉伸时减小。当脊髓由完全屈曲转为完全伸直时，其截面从接近圆形变为椭圆。屈曲头颈时脊髓可被牵拉延长，以C_3~C_6脊髓节段最明显。

第二节 颈椎生物力学

脊柱有3个基本的生物力学功能：①将头和躯干的重力及弯矩传递给骨盆，即承载功能；②保证人体头、躯干和骨盆间充分的生理活动，即运动功能；③保护脊髓免遭外力损伤，即保护功能。椎体、椎间盘及前、后纵韧带主要提供脊柱的支持功能以及吸收对脊柱的冲击能量；运动主要依靠椎间关节复合体来完成；躯干肌及韧带保证脊柱的稳定性以及维持身体姿势。正常脊柱的功能必须依靠脊柱结构、稳定性、柔韧性以及肌肉的强度和耐力来实现。它们相互之间的协调关系一旦受到破坏，就会出现脊柱的疾患。

颈椎共 7 块，通过椎间盘和韧带连接在一起。从正面看，它是正直的、对称的；从侧方看，有一定的生理弧度，即颈曲向前。这种正常的生理弧度增加了颈椎的适应性及吸收冲击的能力，同时，也有利于维持椎间关节的强度及稳定性。

一、椎骨的生物力学特性

（一）椎体

椎体是脊柱的主要负载成分。早期的生物力学研究是对椎体抗压强度的测试。一般来说，椎体的抗压强度随着年龄的增长而降低，特别是在 40 岁以后，发生明显的降低。近年的研究表明，骨的矿物质含量与骨的强度有着极其密切的关系。更进一步的研究是将椎体分离成皮质骨壳、松质骨核及终板来测试。

1. 皮质骨壳

有研究证明，完整椎体的强度随着年龄的增加而减低。20～40 岁，椎体强度的降低率很高，40 岁以后，强度改变不大。在 40 岁以前，皮质骨壳承载 45%，而松质骨核承载 55%。40 岁以后，皮质骨壳承载 65%，而松质骨核承载 35%。这说明，随着年龄的改变，椎体的韧性在不断降低，而脆性在不断增高。这可能是老年人骨质疏松，椎体容易发生压缩性骨折的主要原因。

2. 松质骨核

在对椎体松质骨核的强度测试中，其载荷变形曲线显示了 3 种破坏形式：Ⅰ型显示最大载荷以后强度降低，占 13%；Ⅱ型在最大载荷以后可以维持其强度，占 49%；Ⅲ型在断裂点以后强度升高，占 38%。又有研究证明，椎体的松质骨核可以承受很大的压缩载荷，在断裂前其变形率可高达 9.5%，而相应的皮质骨壳的变形还不足 2%。从而说明椎体损伤首先发生皮质骨断裂，而不是松质骨的显微骨折。

3. 终板

终板在脊柱的正常生理活动中承受着很大的压力。当椎体因压缩而破坏时，首先破坏的结构是终板。其骨折形式有 3 种：中心型、周围型及全骨板型骨折。

一般情况下，椎间盘最易出现中心型骨折，压缩载荷使髓核产生液压力，该压力使纤维环的外层纤维拉伸并使终板中心承受压缩载荷，因应力与弯矩成正比，终板中心的弯矩最大，所以最可能首先骨折；当椎间盘退变时，髓核不能产生足够的液压，压缩载荷大部分传递到下一椎体的周围，以致终板四周骨折，而中心变形很小；载荷极高时，常导致整个终板骨折。终板及其附近松质骨的骨折可影响其本身的通透性，从而破坏椎间盘髓核的营养供给，即使骨折愈合后，通透性亦受到妨碍，从而导致椎间盘的退变。

（二）椎弓

到目前为止，有关椎弓生物力学特性的研究不多。有研究表明，椎弓断裂大部分发生在椎弓根和椎弓峡部。采用三维有限元方法分析，亦证实这 2 个部位均为应力集中区域。椎弓根的强度与性别及椎间盘的退变与否关系不大，但随着年龄的增长而减退。

（三）关节突

下颈椎的小关节面与冠状面平行，与水平面成 45°，允许颈椎发生前屈、后伸、侧弯和旋转运动。关节突除引导节段运动外，还承受压缩、拉伸、剪切、扭转等不同类型的负荷，其承受负荷的多少因脊柱的不同运动而变化。后伸时关节突的负荷最大，前屈并旋转时关节突的负载亦较大。

在一个完整的脊柱运动节段加载试验中，关节突关节大约承担 18% 的载荷。在脊柱从后伸到前屈的全过程中，关节突关节承担的载荷从 33% 下降到 0。在极度前屈时，关节突不承担载荷但关节囊韧带受拉。在扭转试验中发现，椎间盘和前、后纵韧带，关节突、关节囊及其韧带各承担 45% 的扭转载荷，余下的 10% 则由椎间韧带承担。

二、颈部的运动学

生物力学和运动学是在脊柱研究中经常应用的名词。运动学是指对脊柱在没有承担外部载荷的情况下运动的研究；生物力学是指对载荷与生物系统的机械反应之间关系的研究。标准的术语和传统的检测系统对于准确地定义脊柱的运动学和生物力学是必要的。

脊柱有角度运动和线性运动 2 种不同特点的运动形式，即旋转和平移，这 2 种运动形式对于理解脊柱的正常和病理行为非常重要。每种运动通过笛卡儿三维坐标系统中相互关联的 X、Y 和 Z 轴加以描述（图 2-1）。临床上，把绕 X 轴的旋转叫作屈伸运动，绕 Y 轴的旋转叫作轴向旋转，绕 Z 轴的旋转叫作侧屈运动，而多数的平移运动称半脱位。脊柱各种形式的运动是相互关联的。

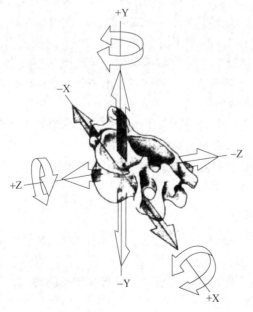

图 2-1　脊柱运动的笛卡儿三维坐标系统

X 轴为横轴，Z 轴为前后轴，Y 轴为纵轴；
箭头表示椎体可在 6 个方向自由运动

（一）颈部生物力学柔韧性试验

在尸体标本上进行的柔韧性试验所获得的数据能综合反映不同运动节段间骨关节和韧带连接共同的生物力学性能。试验一般应用 2 个或 2 个以上青壮年的尸体脊柱标本，通过 X 线透视和人体解剖排除病理性改变。除去标本上所有的肌肉组织，保留完整的韧带、关节囊和骨组织，密封后，40℃低温冰箱保存。试验前将标本逐级解冻，在节段脊柱标本上施加扭转力、线性力或复合载荷，测量脊柱的运动情况。在同一个柔韧性试验中，可以同时测量一个或几个运动节段。相邻的 2 个椎体称为一个运动节段。每个关节的测量值反映上位椎体相对于相邻的下位椎体的运动情况。通过载荷-形变反应来分析柔度、刚度、运动范围（ROM）、旋转、平移、中性区（NZ）、弹性区（EZ）和旋转轴等参数。这些生物力学参数值在每一个椎体水平不同，各有特点，几个参数综合分析可以判断脊柱的稳定性。

（二）颈部的载荷变形反应

载荷-变形曲线能描述颈部的独特运动行为，这些曲线描述了施加载荷与角度位移和线性平移的关系，定性地表现颈部关节独特的生物力学性质。从这些曲线中可以提取出许多参数进行定性和定量分析。从载荷-变形曲线中可以测量柔度、刚度、运动范围、中性区和弹性区等重要参数。

将生理运动范围分为中性区和弹性区，柔度和刚度系数在弹性区内测量。这些单独的参数比运动范围更能敏感地衡量损伤和稳定。病理状况对弹性区和中性区的影响不同，但运动范围可以不变，它们对理解脊柱的稳定性很重要。

（1）柔度：指单位载荷下的形变量，可以由载荷-变形曲线倾斜度的倒数计算得出，是对标本固有"松弛性"的检测。标本的柔度在整个运动范围内并不是不变的，柔度从载荷-变形曲线的相对陡峭的线性部分（或弹性区）测量得出。

（2）刚度：与柔度相对，它是标本对单位位移增量的抵抗力。

（3）运动范围：指运动的中立位或休息位与生理运动极限位之间的位移。脊柱维持某空间位置时，关节承受最小的压力和需要最小的肌张力，该位置称为中立位。中立位或休息位位于双侧中性区的中点。

（4）中性区：运动范围中韧带处于松弛状态和较小的外力产生较大的椎体位移的位置，在载荷-变形曲线上是指载荷接近于 0 的部分。

（5）弹性区：载荷-变形曲线中运动范围边缘的陡峭部分。这时韧带被拉长，刚度增加，产生对进一步运动的抵抗力。

（三）颈部的运动特点

颈部具有三维空间内 6 个自由度的运动，即沿横轴（X 轴）的前屈和后伸；沿纵轴（Y 轴）的顺、逆时针旋转；沿矢状轴（Z 轴）的左、右侧屈。颈部不同水平的运动特点取决于椎体和颅底的几何形状、关节面的形状和韧带的排列。

1. 颈部的耦合运动

耦合运动是指继发于主运动并与主运动同时发生的次要运动。例如，寰椎在轴向旋转（主运动）时伴有明显的沿 Y 轴的耦合位移运动（次要运动），即寰椎在绕枢椎做轴向旋转时，寰椎前部发生了平移，而颈椎在旋转运动时伴有侧屈耦合运动。继发的耦合运动通常小于主运动，但有时相当大。耦合运动形式可以在每一个运动节段测量。可用来区分脊柱的稳定与否。耦合运动可以用寰枢和寰枕关节的运动形式来描述。耦合运动的方向通常与主运动的方向相反。例如，寰椎向左侧的轴向旋转伴随向右的耦合侧屈运动。颈部不同的姿势影响其耦合运动时旋转的方向。例如，当颈椎处于中立或伸展位时，寰椎的左侧屈运动伴有向右的旋转耦合运动，而当颈椎处于屈曲位时，寰椎的左侧屈运动却伴有向左的旋转耦合运动。

2. 颈部的旋转轴

颈部的旋转轴包括瞬时旋转轴和螺旋运动时瞬时轴。

（1）瞬时旋转轴：椎体在一个特定时刻旋转时，在一个平面所围绕旋转的点。可用来区分正常的与损伤的、不稳定的脊柱，是反映脊柱运动行为的一个重要参数。瞬时旋转轴可以在脊柱的柔韧性检测中测量，仅仅在单一平面旋转时使用该名词。

（2）螺旋运动瞬时轴：椎体在一个特定时间和空间旋转时围绕的轴或线，而不是在一个平面的一个点。螺旋运动瞬时轴存在 6 个方向的自由度，如果椎体围绕此轴旋转的同时也沿此轴滑动，螺旋运动瞬时轴则能更形象地反映椎体的运动。椎体从空间的一个位置运动到另一个位置时，可通过详细描述螺旋运动瞬时轴的方向、旋转角度和沿着该轴移动的距离来具体描述。

瞬时旋转轴代表螺旋运动瞬时轴与某一平面的交叉点。脊柱旋转运动的许多个瞬间的瞬时旋转轴的点或螺旋运动瞬时轴的线的集合，能够帮助评价脊柱的稳定，如果脊柱关节的运动是没有滑动的纯旋转运动，则所有瞬间轨迹的瞬时轴应当是一致的；如果在旋转的同时伴有滑动，这些点或线的分布范围就扩大了；如果螺旋运动瞬时轴的线的方向平行，则脊柱的运动是纯粹的旋转；如果螺旋运动瞬时轴的线的方向发生了相当大的变化，则关节是不稳定的。

3. 寰枕关节的运动特点

寰枕关节和寰枢关节均没有椎间盘。寰枕关节由枕髁与寰椎的上关节凹构成。球窝状的寰枕关节相比颈椎的其他水平，具有较大的屈伸活动，而它在轴向旋转和侧屈运动具有很大的刚性。

寰枕关节的弓形解剖形状决定寰枕关节只能做屈伸运动而不能做旋转运动。此关节的屈曲运动受寰椎前弓和齿突尖骨性结构接触的限制，而伸展运动则受覆膜的制约。寰枕关节的稳定性很大程度上是由其关节面形状提供的，而其关节囊的力学性能也是维持该关节稳定的因素。其关节面形状和关节囊的弹性随发育而逐渐变化：儿童时期，寰枕关节面呈水平位，关节囊的弹性大，则儿童寰枕关节不稳定。随着年龄的增长，寰枕关节面逐渐发育成接近垂直位，其关节囊逐渐失去弹性，故成人的寰枕关节逐渐趋向稳定。此外，翼状韧带和齿突尖韧带是稳定寰枕关节的重要结构，这些韧带甚为坚强，可以防止寰椎和枕骨在枢椎上的移位。

4. 寰枢关节的运动特点

寰枢关节的运动由 2 组关节控制，分别为寰枢外侧关节和寰枢正中关节。寰枢外侧关节近似平面关节，关节面相对水平面有 20° 的外倾。寰枢正中关节属车轴关节，这种结构特点使寰枢关节可以在较大的范围内以齿突为轴心做轴位旋转运动，寰枢关节的稳定性主要由中间以齿突为中心的车轴关节提供。该关节是整个脊柱中旋转范围最大的节段，占整个颈椎旋转运动范围的一半以上，双侧的旋转运动范围可达 80° 或更大。寰枢关节两侧的关节面为两面凸形，其关节囊较松弛，因此，此关节的活动范围大，侧块关节及其关节囊对稳定性的影响较小。寰枢关节和寰枕关节的侧屈运动比下颈椎部分要小，均为 8° 左右。

第三节　腰骶部生物力学

一、腰椎的运动学

腰骶部的生物力学主要涉及腰椎和椎间盘，临床上发生最多的也正是这些部位的退行性病变。根据结构与功能相适应的原则，要求动作灵活、活动范围大的结构必须轻巧、灵便；负重量大的结构必须稳定、牢固。而人体 $L_4 \sim L_5$ 约承担了全身体重的 80%。对于直立行走的人类来说，腰椎在稳定、牢固的同时，也必须能够灵活地适应人的各种活动。

人体脊柱的活动非常复杂，与颈椎、胸椎不同的是，腰椎还需要承受很大的载荷，因此腰椎的稳定性就显得非常重要。除此之外，腰椎还具有屈伸、扭转、侧弯等多方面的运动功能。人体腰椎和骨盆的运动构成了躯干的活动。

脊柱的运动学特性主要取决于其关节表面的几何形状和关节间软组织的力学性能。脊柱的活动靠主动肌与拮抗肌的共同作用产生，而单个活动节段的活动范围并不是很大，正是由于脊柱是由很多个活动节段组成，所以整体而言其活动幅度就加大了。

脊柱的节段运动幅度称为脊柱运动范围。在脊柱生物力学中，将运动范围划分为两个区：中性区和弹性区。其中，中性区代表前屈和后伸，左侧弯和右侧弯；弹性区则表示从零载荷至最大载荷的脊柱运动范围。

根据 White 和 Panjabi（1978 年）的研究，脊柱的屈伸活动范围在上胸段为 4°，中胸段为 12°，而腰椎屈伸活动范围自上而下呈进行性增大，至腰骶段可达 20°。侧屈活动范围以下胸段最大，达 8°～9°，而腰骶段仅有 3°，上胸段和其他腰段则均为 6°。轴向旋转范围以上胸段最大，达 9°，向下逐渐减小，至下腰段，由于脊柱活动的复杂性，临床上难以测定单个活动节段的活动范围，数值很小，仅为 2°，但在腰骶段又增至 5°。

腰椎活动节段的屈伸活动范围从上至下逐渐增大，而侧弯范围除腰骶关节大致相等外，轴向旋转范围又以腰骶关节为最大，但总的来看明显小于屈伸和侧弯，这主要是由关节突的关节面方向所决定的。腰椎关节突关节的关节面与横截面几乎成 90° 角，与冠状面成 45° 角（图 2-2）。此种排列方式使腰椎几乎不能轴向旋转，而只能做屈伸和侧弯活动。

在脊柱的运动分析中，一般将椎骨视为不变形体，亦称刚体，将椎间盘、韧带看成是可以伸缩的可变形体。脊柱节段运动就是相邻上下两椎骨间的相对运动，属于三维运动，一共有 6 个自由运动度，需要用 6 个独立变量来描述，其中 X 轴为冠状轴，沿此轴出现前屈、后伸和左右侧向平移；Y 轴为纵轴，沿此轴出现纵向压缩、轴向牵张和顺、逆时针旋转；Z 轴为矢状轴，沿此轴出现左右侧屈及前后平移。此 3 轴相互垂直。

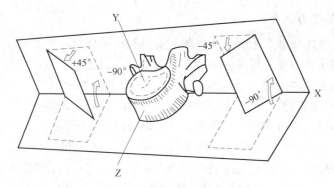

图 2-2　腰椎关节突关节面的方向示意图

早在 1930 年，Calve 和 Galland 曾提出腰椎屈伸运动时，其 IAR 位于椎间盘的中心。也有人认为做前屈活动时，IAR 位于椎间盘的前部区域。还有一些研究者认为，腰椎做屈伸活动时，其 IAR 虽然有时位于椎间盘内，但大多数情况下位于椎间盘之外，是目前多数学者认同的 IAR 位置（图 2-3）。当腰椎左侧屈时，IAR 位于椎间盘右侧；而右侧屈时，IAR 位于椎间盘左侧；轴向旋转时，IAR 位于后部髓核和纤维环区域。IAR 的位移形式与椎间盘退变之间无明显关系。

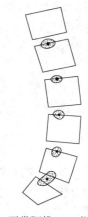

图 2-3　正常腰椎 IAR 位置示意图

目前对于腰椎 IAR 位置的研究已经日益引起国内外学者的重视，这是因为如果能找到腰椎正常与异常 IAR 的不同，那么就能解释腰椎疼痛和形态学变化的起因，并使 IAR 定位成为一种疾病诊断和临床研究的有效方法。例如正常椎间盘在矢状面和冠状面上的 IAR 都分布在一个相对集中的区域内。然而，当椎间盘发生退变时，IAR 的分布呈明显的离散趋势，这样就可以通过 IAR 的异常轨迹来对椎间盘退变和其他疾病做出诊断。但只有在活体测量技术达到一定精确度和具有可重复性之后，才能使其成为一种可用于临床的诊断技术。Seligman（1984 年）在实验中采用电子计算机计数技术来测定 IAR，使准确度大大提高，并指出 IAR 轨迹的改变是退变性腰椎间盘病变的早期特征之一，同时还发现腰椎后部结构被破坏后 IAR 向前方移动。

二、腰椎的运动力学

腰椎的运动力学包括静力学和动力学两方面的内容。腰椎的静力学主要是对平衡状态下的腰椎载荷和不同体位时腰椎载荷的静力学分析；而动力学则主要分析运动过程中作用于腰椎的载荷。

由肌肉的活动、韧带及自身的体重所提供的内在张力以及外部载荷产生了整个脊柱的载荷，一方面，韧带、椎间盘及椎骨将所承受的载荷传向邻近部位，并通过变形将能量储存；另一方面，在保持身体的平衡的同时，通过肌肉的收缩也给脊柱施加了一定量的载荷。腰椎是脊柱的主要承载部位，并且是疼痛的好发区。

（一）腰椎的静力学

腰椎的静力学主要涉及平衡状态下的载荷以及不同体位时受到的影响。

（1）腰椎的生理曲度：脊柱处于静力状态时呈现出生理弯曲，表现在：胚胎和婴幼儿脊柱的生理曲度表现为后凸；至出生后 13 个月，腰椎后凸消失；到 3 岁以后腰椎又形成继发前凸；8 岁时腰椎前凸已比较明显，10 岁时则与成人的曲度基本相同，此时原脊椎的原发后凸仅在胸椎和骶尾椎保存，以平衡脊柱的生理前凸。自此人体的生理曲度由侧面观表现为 4 个曲度，即颈椎、腰椎前凸和胸椎、骶尾椎后凸。根据尸体标本的测量结果，腰椎生理前凸在未受到承载时平均曲度为 40° 左右。活体测量时还发现充分前屈可使曲度降为 0°，而充分后伸腰椎可使曲度达到 80°。

脊柱曲度的生物力学意义在于增加脊柱抵抗纵向压缩载荷的能力，这一抵抗能力与脊柱曲度值的平方成正相关，可表示为 $R=N^2+1$。其中 R 为有曲度脊柱的抵抗能力，N 为脊柱的曲度。当脊柱曲度 $N=0$ 时，$R=1$；$N=1$ 时，$R=2$；$N=2$ 时，$R=5$；$N=3$ 时，$R=10$。

人体的腰椎曲度 $N=3$，据此可推算出腰椎所能承受的压缩载荷为腰椎平面以上体重的 10 倍。

脊柱的曲度还可用 Delmas 指数表示，Delmas 指数=脊柱高度/脊柱长度×100。正常 Delmas 指数为 94，称动力型脊柱；当脊柱曲度小时，Delmas 指数大于 96，称静力型脊柱。

（2）站立的不同姿势及维持因素：据研究，去肌肉的尸体脊柱在所承受的轴向压缩载荷超过 20N 时就会发生弯曲。位于腰椎后方的肌肉有骶棘肌、棘间肌、横突间肌等，前方主要有腹外斜肌、腹内斜肌、腹横肌和腹直肌等。这些肌肉为人体的站立提供了外源性支持。

人体直立时腰部的肌肉活动较弱，仅腹部肌肉有轻微活动，躯干的重力线通常在第 4 腰椎的腹侧通过，这说明重力线通常位于脊柱所有活动节段 X 轴的腹侧，从而使活动节段获得向前的弯矩。然而站立并不意味着绝对静止，重力线的任何移位都将产生弯矩，因而需要肌肉的间歇活动来维持。

骨盆的倾斜度改变也影响腰椎前凸的程度，从而影响肌肉的活动。当骨盆前倾增大时腰椎前凸加大；反之，骨盆后倾时腰椎前凸减小。骨盆倾斜度的增大可使背肌活动增加，而骨盆倾斜度的减小可使背肌活动减弱。

（3）不同姿势对腰椎载荷具有十分明显的影响。放松直立时，L_3 平面承载约为该平面以上体重的 1.7 倍。有人测得 $L_3 \sim L_4$ 椎间盘内压高达总体重的 60%。而当身体前屈时，由于向前弯矩的增加，腰椎承载也随之增大。当人保持背端坐姿势而无靠背时，腰椎承载将超过放松直立时；有靠背时腰椎承载则比无靠背时减低，这主要是由于靠背承受了一部分身体上部的重量。当人体仰卧时腰椎承载最小，这时体重所产生的载荷几乎消失，但肌肉仍能产生一些载荷，如行重力牵引，又可进一步减轻载荷。伸膝仰卧位时，腰肌的紧张牵拉可对腰椎施加一定的压缩载荷；当垫高下肢以维持膝、髋关节屈曲位时，腰肌松弛，载荷减轻。施加牵引可进一步减轻载荷。与下肢伸直、腰肌紧张的情况下进行牵引相比，屈髋、屈膝位时牵引力更能均匀有效地分布于整个腰椎。

在习惯于蹲坐的人群中腰椎间盘的退变非常少见。关节突关节在直立时承受了大部分剪切载荷，当椎间盘发生退变后关节突关节的承载作用就更加明显。腰椎前屈可使关节突关节承受压缩载荷减小甚至不承受压缩载荷而只承受剪切载荷，使其退变过程得以延缓。纤维环后部最容易发生退变和损伤，腰椎前屈可使纤维环后部的应力减小。纤维环前部虽然在腰椎前屈时应力达到最大，椎间盘内压也随腰椎前屈而增加了 0.5 倍，但由于这一部分较厚且刚度较大，故尚不至于造成损伤。

腰椎间盘是人体中最大的无血管结构，其营养供给来自椎体血管通过软骨终板的渗透和纤维环周围的血管。脊柱受载增加，髓核内的液体通过软骨终板被排出，而受载减小时液体被吸入髓核。

腰椎前屈时可将髓核内更多的水分排出，从而加强液体的交换，同时液体更容易向纤维环的后部弥散，因而有利于营养的供给。

（二）腰椎的动力学

腰椎的动力学主要涉及运动过程中作用于腰椎的载荷。无论是慢步还是较大强度的体力劳动，几乎所有的身体活动都会增加腰椎的载荷。在慢步行走或随意转体时可中度增加载荷。而在做一些训练活动时则可较明显地增加载荷。Cappozzo（1984 年）发现，以不同速度行走时，$L_3 \sim L_4$ 活动节段所承受的压缩载荷可达到体重的 $0.2 \sim 2.5$ 倍。当脚离地的一刹那，载荷可达到最大，并与行走速度呈正相关。

（1）提物和携物是外界对脊柱施加载荷的最常见方式。完成这些动作时影响腰椎载荷大小的因素主要有：①物体至腰椎运动中心的距离，即重物力臂的长度；②身体上部重量的力臂长度；③物体的重量。减小腰椎载荷的最有效方法就是将所要提起的物体尽量靠近身体，这样可使物体与体重的力臂尽量缩短。

当身体前屈提物时，物体重量所产生的力和身体上部所产生的力均会在椎间盘上形成弯矩，进而导致腰椎载荷增大，这一向前的弯矩比直立时的弯矩要大。但有人认为腰椎的曲度的改变主要影响载荷的分布，而对载荷的大小并无明显影响。如果提物时载荷较大，由于纤维环前部的非线性特点，其刚度将明显提高，从而防止因椎间盘内压过高导致较薄弱的软骨终板发生骨折，所以腰椎前屈反而使提物尤其是反复提物活动的安全范围增大。

如前所述，采用作图法可以计算出提物时作用于腰椎某一点的载荷，但计算出的数值往往不够准确。按照计算结果，运动员举重时腰椎的载荷显然已超出椎体的骨折临界范围，因此人体中必定存在某些能够使腰椎载荷减轻的因素。一些学者根据腹内压的测量提出腹内支持作用可减轻腰椎载荷，特别是因骶棘肌收缩而产生的载荷。

（2）腰背肌及腹肌锻炼对腰椎载荷的影响：脊柱的运动是由多个肌群协同控制的。腰背肌、腹肌乃至下肢肌等都可影响腰椎的负荷与运动。因此，锻炼对腰椎载荷的影响成为引人注目的动力学课题。锻炼时腰椎载荷可达到很高，如何能使训练有效，同时又避免因腰椎载荷过大而导致损伤就显得非常重要。

在俯卧位时背部弯成弓形，增强骶棘肌的活动，但当脊柱处于各种极端位置时其载荷对于脊柱结构所产生的应力要大于在中央处加载时。因此，应当避免这种过伸位。在做加强骶棘肌的训练时，最好使椎体在最初就保持较为平衡的位置。

　　双侧直腿抬高通常用于腹肌的训练，但这种方法常常使腰肌的椎体部分活动加强而将腰椎拉向前凸，腹肌则较少得到活动。做仰卧起坐训练时，将髋、膝屈曲以限制腰肌活动虽能有效地活动腹肌，但也大大增加了对腰椎间盘的压力。正确的方法应是，做卷体动作时仅头与肩抬起而腰部不活动，此时腰椎的载荷要低于完全坐起时。如将两臂上举过头或两手抱于颈后则产生的力矩较大，这是由于身体上部的重心离开活动中心更远的缘故。

三、椎间盘的生物力学

　　在压缩载荷作用下所得到的椎间盘的载荷－变形曲线呈"S"形，表明椎间盘在低载荷时主要提供脊柱的柔韧性，并随负荷的增加，其刚度增大；在高载荷时则提供脊柱的稳定性。研究表明，即使给予很高的压缩载荷也仅会造成椎间盘的永久变形，而不会造成纤维环的破裂和髓核突出，甚至在椎间盘后外侧作一纵行切口，也不会发生椎间盘的突出。在椎间盘承受载荷时，纤维环向前膨出最为明显，同等载荷条件下，退变的椎间盘纤维环膨出程度大于正常的椎间盘膨出程度。当加大压缩负荷直至超过限度，最先发生破坏的始终是椎体，而与椎间盘正常与否无关。这说明椎间盘突出，是由几种载荷类型综合作用的结果，而非单纯压缩载荷造成的。

　　腰椎的形变随载荷不同而有所变化，其屈伸运动范围从上至下是逐渐增加的，其中$L_5 \sim S_1$节段屈伸运动范围最大。有学者研究发现，椎间盘在压力载荷下的形变大多发生于前方，而在前屈状态下，椎间盘内的髓核向后发生位移。除$L_5 \sim S_1$节段的侧弯运动和轴向旋转运动范围较小以外，腰椎节段的侧弯运动和轴向旋转运动范围是相近的。$L_4 \sim L_5$和$L_5 \sim S_1$节段承受的载荷最大，运动的幅度也最大，因此，临床上腰椎间盘突出大多发生在下段腰椎（$L_4 \sim L_5$和$L_5 \sim S_1$）的位置。这与其独特的生物力学机制密切相关。

　　屈曲或后伸活动时出现前后方向上的位移是腰椎运动的一个重要组成部分，常用于确定腰椎不稳。Pearcy根据立体影像学的研究，认为腰椎正常的前向平移最大为2mm。Posner根据体外研究，建议把2.8mm作为正常前向平移的上限。对所有节段，后伸时平均后向平移为1mm。Pearcy观察到屈伸运动时耦合2°的轴向旋转运动和3°的侧弯运动，尤其是侧弯运动与屈伸运动的耦合更为显著。另外，侧弯运动伴有轴向旋转运动，且棘突移向同侧，这与颈椎、上位胸椎的棘突移向是相反的。

　　骨松质在被破坏前可压缩9.5%，而骨皮质仅有2%，这说明骨皮质在压缩负荷作用下更容易发生骨折。因此，在压缩载荷下，骨皮质首先骨折。如载荷继续增大，才出现骨松质破坏。

　　骨髓的存在有助于增加骨松质的抗压强度和吸收能量的能力，在较高的动力性载荷下，这种作用更有意义。骨松质能量吸收的机制是骨小梁间隙减小。因此，椎体内骨松质的功能不仅是与骨皮质外壳一起分担载荷，而且其在高速加载时，是抵抗动力性载荷的主要因素。有研究表明，上腰椎的静、动态强度分别为6.7kN和10.8kN，下腰椎的静、动态强度分别为9.2kN和12.8kN，这说明上、下腰椎椎体的强度有显著差异，椎体的动态强度高于静态强度。

　　在压缩载荷下，首先被破坏的结构是终板。在静止状态下，40岁以前，腰椎椎体可承受大约800kg的压缩应力，40～60岁时降低至55%，60岁以后则进一步降低到45%。

当椎体因压缩而破坏时，终板总是首当其冲，其骨折类型可分为 3 种：中央型骨折、边缘型骨折和全终板骨折。正常情况下椎间盘最易出现中心型骨折，压缩载荷使髓核产生液压力，该压力使纤维环的外层纤维拉伸并使终板中心承受压缩载荷，因应力与弯矩成正比，终板中心的弯矩最大，所以最可能首先骨折。载荷极高时导致整个终板骨折。终板及其附近骨松质的骨折可影响其本身的通透性，从而破坏椎间盘髓核的营养供给，即使骨折愈合后通透性仍然受到妨碍，从而导致椎间盘的退变。而这一薄弱区域也可能被髓核穿过向椎体内凸入，形成所谓 Schmorl 结节。当椎间盘退变时，髓核不能产生足够的液压，压缩载荷大部分传递到下一椎体的周围，以致终板四周骨折，而中心变形很小。

弯曲载荷对椎间盘有着明显的影响。腰椎的节段运动可以使椎间盘的部分承受拉伸载荷。例如当脊柱弯曲时，脊柱的一侧承受拉伸，另一侧承受压缩。因此，弯曲载荷在椎间盘产生拉伸和压缩应力，各作用于椎间盘的一半。Roaf（1960 年）观察到纤维环的膨出多半发生在脊柱弯曲的凸侧，前屈时向前膨出，后伸时向后膨出。研究表明，椎间盘的拉伸刚度小于压缩刚度，椎间盘的损伤亦不是单纯压缩载荷可以造成的，而是弯曲载荷、扭转载荷等多种载荷综合作用的结果。

1973 年，Farfan 等人提出扭转负荷是造成椎间盘损伤的主要原因之一。其研究发现，损害发生的扭转角在 14.5°～16°。扭转是引起椎间盘损伤诸负荷中的最主要类型，扭转载荷在椎间盘的水平面和竖直面上产生剪切应力，其应力大小与距旋转轴的距离成正比。

在椎骨–椎间盘–椎骨的轴向扭转试验中，通过对扭转载荷与扭转角度的记录，绘制出载荷–角度曲线，呈明显的"S"形，并可将曲线划分为 3 个节段：初始节段的扭角范围为 0°～3°，只需很小的扭矩即可产生，此时发生的损伤称为椎间盘的微损伤；在随后的 3°～12° 扭角范围内，其扭矩与扭角存在着线性关系；扭转 20° 左右时，扭矩达到最大，椎骨–椎间盘–椎骨试件破坏。一般而言，较大的椎间盘能够承受较大的扭矩，圆形的椎间盘要比椭圆形的承受强度高。

椎间盘纤维环的组织解剖学特点决定了纤维环承受扭转负荷的能力较弱，纤维环层间纤维相互交叉，其内外层纤维与椎间盘水平面约成 30° 夹角。因此，当椎间盘承受扭转载荷时仅有其中一部分纤维发挥作用，强度要比承受压缩载荷与拉伸载荷时低得多。同样，外层纤维所受扭力要大于内层纤维，因而也就更容易发生断裂。有研究表明，当施加的扭矩增加到 10～30N/m，相当于对压紧的关节突关节施加 250～500N 的力时，损伤就会发生。正常腰椎节段最大扭矩为 80.3N/m，而单纯腰椎间盘的最大扭矩为 45.1N/m，破坏形式为椎间盘破裂、椎体和关节突骨折。研究还发现正常椎间盘的破坏扭矩要比退变椎间盘的大 25%。

椎间盘在受到扭转负荷时，其外围部分产生相应的剪应力，并且剪应力的大小是从中央向外侧逐渐增加的，所以椎间盘的外周部分所产生的剪应力是最高的。当力沿水平方向作用于脊柱功能单位时，脊柱节段承受剪力，椎间盘内剪切应力也为水平方向。Warkolf（1976 年）对腰椎间盘的水平剪切刚度做了测定，测得其水平剪切刚度大约为 260N/mm²，这一数值表示在正常腰椎节段上产生不正常的水平移位需要很大的力，进一步证实临床上纤维环的破坏不是纯剪切力造成的，而可能是弯曲、扭转和拉伸复合作用的结果。另外有学者报道腹肌协同收缩，可以增加 70% 的剪力。

椎间盘在承担载荷时还具有黏弹特性，主要表现为松弛和蠕变现象。所谓蠕变是指在一段时间内在负荷持续作用下所导致的持续变形，也就是变形程度随时间而变化。而应力松弛或负荷松弛则指材料承受负荷后变形达一定程度时应力或负荷随时间而减低。

椎间盘的黏弹特性使其可吸收载荷能量并使载荷均匀分布，从而有效地缓冲和传递载荷。载荷量越大，所产生的变形就越大，蠕变率也就越高。已有研究发现，腰椎的前屈范围在正常情况下傍晚要比早晨大 5° 左右，而通过在新鲜的尸体腰椎活动节段上施加前屈蠕变载荷以模拟一天的活动时发现，椎间盘的前屈范围加大，表明其抵抗前屈的能力明显减弱。这提示前屈载荷对椎间盘所产生的应力在早晨比其他时间大得多，腰椎也因此更容易受到损伤。

椎间盘的退行性改变对其自身的黏弹性有着非常明显的影响。当椎间盘发生退变后，蠕变率与初始松弛率均增加，达到平衡所需时间也相应缩短，达到平衡时的负荷也将减低。这说明椎间盘发生退行性改变后吸收和缓冲载荷能量及传递载荷的能力都相应减弱。

另外，椎间盘的黏弹特性还表现为具有滞后特性。滞后系指黏弹性材料在加负与卸负过程中的能量丢失现象；卸负后负荷－变形曲线如低于加负时，则表示有滞后现象出现。通过滞后这一过程，椎间盘可有效地吸收能量，而且载荷越大，滞后作用也越大，从而具有防止损伤的功能。椎间盘的滞后程度还与年龄、负荷量及节段有关。椎间盘变性后，水分减少，以致弹性降低，逐步丧失储存能量和分布应力的能力，抗载能力也因此减弱。当椎间盘第 2 次承载时，其滞后作用减小，这可能是椎间盘抵抗重复载荷能力很低的原因之一。

四、椎弓根和关节突的生物力学

力学实验表明，椎弓的破坏多发生于椎弓根和椎弓峡部，采用三维有限元方法分析亦证实这两个部位均为应力集中区域。但椎弓根部的损伤临床上非常少见，多数椎弓峡部裂患者亦无明显外伤，故目前多数意见认为腰椎椎弓峡部裂实质上系由局部应力异常增高所导致的疲劳骨折。脊柱节段的活动类型取决于椎间小关节面的取向，而小关节面取向在整个脊柱上有一定的变化。下颈椎的小关节面与冠状面平行，与水平面成 45°，允许颈椎发生前屈、后伸、侧弯和旋转运动。胸椎的小关节面与冠状面成 20°，与水平面成 60°，允许侧弯、旋转和一定程度的屈伸。腰椎小关节面与水平面垂直，与冠状面成 45°，允许前屈、后伸和侧弯，但限制旋转运动。

关节突除引导节段运动外，还承受压缩、拉伸、剪切、扭转等不同类型的负荷，其承受负荷的多少因脊柱的不同运动而变化。后伸时关节突的负荷最大，占总负荷的 30%（另外 70% 由椎间盘负荷）。前屈并旋转时关节突的负载也较大。以往腰椎关节突关节承受压缩负荷的作用常被忽视，但据椎间盘内压测定结果，关节突关节所承受的压缩负荷占腰椎总负荷的 18%。

关节突关节承受拉伸负荷主要发生在腰椎前屈时，当腰椎前屈至最大限度时所产生的拉伸负荷有 39% 由关节突关节来承受。此时上、下关节突可相对滑动 5～7mm，关节囊所受拉力为 600N 左右，而正常青年人关节囊的极限拉伸负荷一般在 1000N 以上，大约相当于人体重量的 2 倍。

当腰椎承受剪切负荷时，关节突关节大约承受了总负荷的 1/3，其余 2/3 则由椎间盘承受。但由于椎间盘的黏弹性，受负后发生蠕变和松弛，这样几乎所有的剪切负荷均由关节突关节承受，而附着于椎弓后方的肌肉收缩使上、下关节突相互靠拢，又在关节面上产生了较大的作用力。还有人认为关节突关节只承受向后的剪切力，而在承受向前的剪切负荷时不起主要作用。

腰椎关节突关节的轴向旋转范围很小，大约在 1°左右。实验表明，当轴向旋转范围超过 1°～3°时即可造成关节突关节的破坏。因此有人提出，限制腰椎的轴向旋转活动是腰椎关节突关节的主要功能。

第四节　生物力学因素在脊柱疾病发生发展过程中的重要作用

一、人体内正常的力学状态对人生命活动的意义

人体内的正常力学状态，是保证人的生命活动不可缺少的因素。比如，没有心脏的搏动和血管的收缩与舒张（拉力和张力），血液就不能循环；没有关节的运动和肌肉的收缩与舒张（压力和拉力），人体就不能活动；没有消化系统各器官的蠕动（拉力和张力），人就不能进食和消化；没有泌尿系统各器官的收缩和舒张（张力和拉力），小便就不能存留和排出，就变成了所谓自流膀胱；没有神经系统的正常兴奋和抑制（主要是拉力，辅助以张力），人体的一切生命活动将混乱不堪等等。

人体受着地球引力的影响，这是众所周知的，而对于人体内存在的错综复杂的力学现象，大多数人了解得就不是很清楚。通过对人体弓弦力学解剖系统的学习，我们知道，人体是一个复杂的力学结构生命体。在正常情况下，这个力学系统对于人体的生命活动来说，是相对平衡的。为什么要提出"生命"和"活动"两个概念？因为人体内的力学平衡不同于机械类的力学平衡，它要时时受到"生命"和"活动"的制约和影响，也就是说人体内的力学平衡是建立在"生命"和"活动"的基础上的，如果它影响了"生命"和"活动"，单纯力学平衡在人体内就是力学不平衡了。不仅如此，在人体内出现了这种力学不平衡的时候，人体将立即调动自我调节功能，对抗这种力不平衡状态对"生命"和"活动"的影响，以保证人体的"生命"和"活动"不受损害，为了说清楚这个问题，还是需要从临床研究开始。

从上述可知，人体内的正常力学状态对维持人的生命活动来说，是不可忽视的重要因素。对这样一个重要的因素，在研究人体的生理、病理时，都必须时时考虑到。过去我们恰恰就在这样一个重要问题上忽略了很多，大多是在人体内可见的组织器官（包括细胞）的自身功能上下功夫，而"力"这样一个在显微镜下也不可见的但又是客观存在着的对生命活动起重要作用的因素，在研究具体问题时往往被忽略了，因而使我们走了很多弯路。就拿研究骨质增生疾病病因来说，我们在研究增生骨质的化学成分、细胞学的变化等方面下了极大的工夫，据说全世界在这个领域每年投入上百亿美元，用了数十年的时间，仍然没有找到骨质增生的真正病因，这就是由于忽略了"力"在人体生理、病理中的重大作用。当人们认清了"力"在人体生理、病理中的重大作用之后，抛开了

原来的研究方法，很快就找到了骨质增生的真正病因是人体内的力学平衡失调，并在临床实践中取得了成果。从这里我们可以深刻意识到"观念"对科学研究的重大意义。

二、人体生命活动对异常力学状态的适应和调节

世界上一切事物都有两面性，有正面的作用，也就有负面的作用，力也是如此。当人体内的力学状态发生异常变化时，人的生命活动就会受到不良的影响，即组织结构和生理功能就会发生改变、破坏，甚至引起严重的疾病。所谓异常就是力的作用点、力的方向、力的大小，相对于正常的力学状态发生了改变。但人是有生命的活体，当组织结构的力学状态发生改变，对人的生命活动产生影响甚至破坏时，人体就会发挥自己生命的本能，对影响或者破坏生命活动的力学状态进行调整或对抗，使这种影响和破坏的程度尽量降低或者消失。只有当这种影响和破坏的程度完全超越了人体自身的调整和对抗的能力时，人体的这种自身调节和对抗的能力才无法发挥作用，这时人体的生命活动必将遭受严重的破坏，甚至导致死亡。

人体对异常力学状态及其所引起的破坏可产生三种不同的自我调节方式。第一种，如果人体内的异常力学状态是在人体的自身调节范围以内的，机体对影响和破坏的组织结构和生理功能进行自我纠正，使人体的组织结构和生理功能恢复正常，这样既不会造成疾病，也不会产生新的病理变化而造成另一种疾病，是最佳的结果。一般来说，大部分人体内的异常力学状态是在自身调节范围以内的，因而不引起任何症状和疾病。第二种，当人体的异常力学状态超过自身的调节范围，人体就会调动一切因素和这种异常力学状态进行对抗，对抗的方式有修复被异常力学状态所破坏的组织结构（如粘连、瘢痕和挛缩），或加强被破坏组织结构的强度（如增生、硬化、骨化和钙化），使异常力学状态不能对人体进行更严重的损伤和继续损伤，或重建有相似功能的组织结构来代替已被损伤组织结构的功能，以维持生命活动的正常进行。这是在没有纠正异常力学状态的情况下的自身保护调节，但是这种调节容易形成新的病理因素及新的疾病，如慢性软组织损伤所形成的粘连、瘢痕、挛缩以及各种软组织硬化、钙化、骨化所形成的骨质增生都是这种对抗性调节的结果。第三种是当异常力学状态对人体的组织结构和生理功能产生较大强度的破坏，以上两种调节方法已经无效时，人体被迫采取的使其适应的调节方式，也是人体避免进一步损伤的一种调节。这也可以说是人体对异常力学状态所造成的破坏无能力纠正的一种对策，这是和对抗性的自我保护机制（增生、硬化、钙化、骨化）不同的另一种自我调节机制。这种调节只能保持重要器官的结构和生理功能不被破坏，而牺牲了部分组织和器官的结构和功能。如小儿髋关节半脱位长期得不到正确治疗和纠正，直至长大成人，伴随终生，人体就通过适应性的调节功能使髋臼变形、股骨头变形、股骨头外侧肌肉硬化和钙化，来保持髋关节的屈伸功能和人的行走能力，但是人虽能够行走，却是跛行，髋关节虽能屈伸，但达不到正常角度（特别是外旋、外展），髋部外侧股骨粗隆存在外凸畸形等。

了解人体对异常力学状态的各种调节，对临床和科研都是极为重要的。从上面叙述就可以明白，某些组织结构和生理功能的异常改变，如增生、硬化、钙化甚至是骨化所形成的骨质增生是人体自我调节的结果，在研究骨质增生的病因及病理机制时就有了方向，不会再陷入过去那种茫然无措、劳而无功的尴尬境地了。过去我们对这方面的了解

不够，对一些疾病制定了一些非常不恰当的治疗方案，使患者治疗后还不如治疗前，甚至造成终身残疾或死亡；对一些疾病病因病理的研究花费了大量的人力和物力，而收效甚微。

尽管几十年来医学界就力学因素对人体的影响进行了广泛、深入的研究，并获得了许多研究成果，但用力学因素的影响来认识人类某些疑难病的病因的不是很多。事实上，有部分疑难病发生的真正病因就是力学因素，过去只认识到力学因素能够对人体造成损伤，是一些损伤性疾病的病因，而且大多数都局限在明显可见的损伤范围内，对那些隐藏在背后的力学因素所造成的疾病及其病理变化则知之甚少，导致这一部分疾病的病因问题一直不能解决，当然也就没有恰当的治疗方法，使这部分疾病成了疑难病。要解决这个问题，首先要搞清力学因素和人体的生理学关系，不能孤立地看到力对人体的影响，而忽略了人体对不正常的力的状态的反作用，这个反作用就是用来对抗不正常的力学状态，使之不能对人体造成伤害或进一步伤害。明确了这个问题，这类的所谓疑难病的病因就容易找到了。针刀医学正是从这个角度，发现了疑难病的真正病因，比如骨质增生的病因、骨化性肌炎的病因、慢性内脏疾病的病因等，运用生物力学知识，认识人体力学解剖系统的结构与功能，采用最为合理的保护措施，减少创伤疾患的发生，并提供科学实用的治疗方法。

这一问题的解决，从表面上说是注重力学因素，实际上是注重了生理学因素。如果力学因素作用在一个无生理学特性的木头上，就不会有上面的病因学问题。

所谓力学因素在部分疑难病的发生发展中的新认识，就是建立在针刀医学生理学新的理论基础之上的。

三、恢复人体力平衡是针刀治疗疾病的根本目标

现代医学认为，细胞是构成生命的最基本单位。人体由多种细胞构成，功能相似的细胞形成组织，不同组织再构成各种器官，进而组成系统，系统中各组织器官通过神经、分泌、免疫系统调节及血液有机地联系在一起，最终形成一套完整的、代谢旺盛的、相对平衡的人体生态环境体系。

细胞外液是细胞生存和活动的液体环境，称为机体的内环境。在正常生理情况下，内环境的各种物理、化学性质是保持相对稳定的，称为内环境的稳态。内环境的稳态不是固定不变的静止状态，而是处于动态平衡状态。表现为内环境的理化性质只在很小的范围发生变动，例如体温维持在 37℃ 左右，血浆 pH 维持在 7.35～7.45，血糖平衡等。内环境稳态的维持有赖于各器官，尤其是内脏器官功能状态的稳定，机体各种调节机制的正常以及血液的纽带作用。内环境的平衡是细胞维持正常生理功能的必要条件，也是机体维持正常生命活动的必要条件。

中医学早在《黄帝内经》中就提出了"平衡医学"的观点："阴平阳秘，精神乃治。"中医学还指出人体是一个整体，机体和脏腑间的盈亏平衡是保持人体健康的关键。

平衡包括量的平衡和结构的平衡。量的平衡是指量的相等和量的一定比例的保持，如细胞内液或细胞外液中阴、阳离子的平衡，酸、碱的一定比例；中医学所强调的阴阳力量的均等或阴阳保持适当的比例。结构的平衡是指机体内部各种因素、各个部分之间互相适应、协调，互相补充。人体结构可分为整体结构和局部结构，它们分别反映了人

体整体和人体各组成部分的组织形式。结构的平衡与否，直接关系到人体生命的存亡。平衡的结构是人体生存和机体稳定的必要前提。人体结构的平衡可分为两种不同情况，一是人体具有特定的内部结构，这一结构对于该机体来说是唯一的，不容许结构上的任何变异；二是人体内部结构可以容许有一定范围的不同。同一个体随着年龄的增长机体内部结构要发生不同程度的变化。也就是说，人体内部结构可以容许一定范围内的不同，但是必须在人体生理变化所允许的范围内，如果超出了这个范围，就会导致结构平衡的破坏。量的平衡是结构平衡的基础，量的平衡直接影响着结构平衡；结构平衡亦影响着量的平衡。一定结构要求一定的量，在不同结构中要求一定的量的比例。

平衡是相对的、暂时的，也是有条件的，它受一定条件的制约，必须建立在人体生理变化所允许的范围内。平衡又受各种因素的影响，包括内环境和外环境。内环境是人体生存的体内因素，而外环境是人体生存的体外因素。由于机体的自我调节功能，一般情况下均能恢复平衡，保持正常的结构和功能。但是如果人体某一方面或某一部分出现了严重的不平衡，得不到有效的纠正，人就可能死亡，就像一座大厦出现轻微的倾斜（轻度的不平衡），立即采取有效措施进行维修纠正这个不平衡的状态，大厦就可以依然耸立；如果一座大厦出现严重的倾斜（重度的不平衡）又无法加以纠正，大厦就会倒塌而不复存在。

总之，世界上的事物都是相通的，我们人体和地球一样存在着"生态系统"，大量砍伐树木一旦造成生态平衡破坏，就会形成沙漠化、干旱和泥石流等自然灾害；同样，当人体的"生态系统"被打破而导致人体失衡时，机体也将产生连锁反应，出现病变，衰老也会加速。因此维持人体平衡，是保持健康的根本。

人体是一个封闭性的力学系统，在正常情况下，这个力学系统对于人体的生命活动来说，是相对平衡的。为什么要提出"生命"和"活动"两个概念？因为人体内的力学平衡不同于机械类的力学平衡，它要时时受到"生命"和"活动"的制约和影响，也就是说人体内的力学平衡是建立在"生命"和"活动"的基础上的，如果它影响了"生命"和"活动"，单纯力学平衡在人体内就是力学不平衡了，不仅如此，在人体内出现了这种力学不平衡的时候，人体将立即调动自我调节功能，对抗这种力不平衡状态对"生命"和"活动"的影响，以保证人体的"生命"和"活动"不受损害。

平衡是保存一切事物的根本条件，而疾病的发生就是机体的部分或整体失去了平衡。如内环境稳态失衡可导致疾病。温度、酸碱度等的偏高或偏低，会影响酶的活性，使细胞代谢紊乱；营养不良、淋巴回流受阻、肾炎等都会引起组织水肿；大量出汗时，体液过多丢失，引起乏力、低血压、心率加快、四肢发冷等。高血压、冠心病、糖尿病、心脑血管疾病以及恶性肿瘤等"现代文明病"的发病率逐年增高，其原因就是人体内环境被破坏导致整体平衡状态失调。中医说"盈则满，满则溢"，如脑出血等；同样，"亏则虚，虚则损，损则病"，如眩晕、贫血、腰痛、心悸、哮喘等，这些症候大多是因脏腑亏虚引起的。

因此，保持机体健康与治疗疾病的核心就是全面调节人体机能平衡，促进新陈代谢，激发自我整合康复能力。治疗疾病所采取的一切手段就是为了纠正各种各样的不平衡状况，使之恢复平衡。如中医的治疗大法就是调节阴阳平衡。同样的，在西医，如机体发生酸中毒，就是通过补液、输注相应的药物纠正电解质失衡。但目前很多治疗的手段不仅没有恢复平衡，反而产生了新的不平衡。

慢性软组织损伤、骨质增生及慢性内脏疾病的根本原因是人体内的力平衡失调。软组织损伤后，人体通过粘连、瘢痕和挛缩进行自我修复和自我调节，当损伤超过人体代偿范围，发生在四肢骨关节就会形成骨质增生、骨关节移位；发生在脊柱、胸廓、骨盆就会牵拉固定内脏的韧带、筋膜，造成相关内脏错位，从而导致内脏的功能紊乱而产生临床症状。针刀通过松解软组织的粘连和瘢痕，分散了局部集中的应力，为人体恢复力平衡创造了条件，从而治愈疾病。

平衡是正常生理状态的一大属性，针刀医学的一切治疗手段都是依据这样的观点而设计出来的，也就是旨在恢复人体生理状态的平衡。多年的实践，证明它是行之有效的。这也是针刀医学治病往往能达到根治、近于一劳永逸效果的原因。事实上不管是针灸、药物、手法、手术，只要是治疗效果达到上述标准者，都有意识或无意识地恢复了人体某一种形式的平衡。推而广之，平衡应成为一切临床研究的最终目标。要做到这一点，医生不仅要有丰富的医学专业知识，而且要有包括哲学在内的社会科学专业知识。当今世界所有比较有名的医科大学都开设社会科学专业学科就是这个道理。如果没有社会科学的专业知识，而只有医学专业知识，不仅在临床研究上像一只迷途的羔羊，乱蹦乱闯，而且在医学的理论研究上也将陷于思路狭窄、容易盲从的境地，很难取得大的理论进展。

把"平衡"这样一个哲学的概念，应用到医学的研究上，不仅能够抓住生理、病理和临床上的一些实质性问题，而且可以开阔思路。也因此可以理解为什么过去医学上应该达到某种水平而没有达到，它的症结在哪里。同时也使我们从宏观上、整体上把握住医学的理论研究和临床研究的方向。有些有识之士十几年前就给针刀医学的特点做出了定论，他们认为，概括起来针刀医学的核心就是"平衡"两个字。这实在是真知灼见。

第三章

骨与软组织的力学系统
——人体弓弦力学系统

一、人体与力的关系

1. 人类的基本属性与力的关系

（1）人类有两大属性。第一是人的自然属性，第二是人的社会属性。人的自然属性告诉我们，人为了生存，必须进行物质索取（比如衣食住行），人类为了延续必须自我再生产（性欲）；人的社会属性告诉我们，人的一切行为不可避免地要与周围所有的人发生各种各样的关系，比如生产关系、亲属关系、同事关系等等。现实社会中的人，必然是一个生活在一定社会关系中的人。这种复杂的社会关系就决定了人的本质，形成了人的社会属性。人类的这两大基本属性离不开一个共同点，就是人的运动性。运动是物质的固有性质和存在方式，是物质的根本属性，世界上没有不运动的物质，也没有离开物质的运动。同时运动具有守恒性，即运动既不能被创造又不能被消灭，人类的一切行为都离不开运动。

（2）力是运动中不可缺少的最重要的元素。力是一个物体对另一个物体的作用，物体间力的作用是相互的，力可以改变物体的运动状态，也可以改变物体的物理状态。人生活在地球上，首先会受到地心引力的影响。要维持人体的正常姿势，包括卧姿、坐姿、站姿，就必须形成与重力相适应的解剖结构。其次，人为了生存要劳动、运动，也会受到各种力的影响。

（3）人体内部的解剖结构分为两大类，即固体物质和流体物质。固体物质包括各种软组织（如肌肉、韧带、血管、淋巴管、神经、腱鞘、滑囊、关节囊、筋膜、大脑、脊髓和各种内脏器官）和骨骼；流体物质包括血液和各种组织液。因此，人体内的力学系统就包括固体力学系统和流体力学系统。这两大系统所表现的力学形式是多种多样的，但是概括起来说，只有三种基本的力学形式，即拉力、压力和张力。

2. 人体内的三种基本力学形式

力的反作用力，又称为应力。各种力作用于人体时，都有一个反作用力，所以在研究力对人体的影响时，都采用应力这个概念，这样人体内的三种基本力学形式就称为拉应力、压应力和张应力。

（1）拉应力（图3-1）：拉应力是方向沿一条线向两端方向相反的离心作用力。

（2）压应力（图 3-2）：压应力是方向沿一条线方向相对的向心作用力。

（3）张应力（图 3-3）：张应力是方向从一个圆的中心或一个球的中心向周围扩散的作用力。

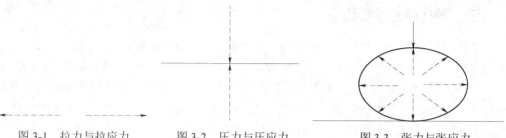

图 3-1　拉力与拉应力　　　　图 3-2　压力与压应力　　　　图 3-3　张力与张应力

组成人体的各种物质从外部物理性质来分类，可分为刚体、柔体和流体。骨组织属于刚体；各种软组织，包括大脑、脊髓、各内脏器官、肌肉、韧带、筋膜、腱鞘、神经、滑囊、关节囊等都属于柔体；各种体液（包括血液）都属于流体。压应力主要作用于刚体。它是沿一条线方向相对的向心作用力，不管是刚体、柔体还是流体，都可能受到压力的影响，但主要是刚体；拉应力主要作用于柔体，它是沿一条线方向相反的离心作用力；张应力主要作用于流体，它是当流体在流动时，管腔容量小而流体的流量大而产生的张力或流体被堵塞、滞留而产生的作用力。人体的所有关节都是由骨性组织（刚体）构成它的主要部分，故关节大多受到压应力的影响；大脑、脊髓和内脏器官（柔体）在人体内都呈现为悬挂式的，因受到地球引力的作用，其自身的重量就形成了对抗性的拉力，所以都受到拉应力的影响，其他的软组织（柔体）的两端或周边都附着在其他的组织结构上，因此也都受到拉应力的影响；而体液（包括血液）容易产生张力，在组织器官内都易受到张应力的影响。

3. 人体对异常应力的三种自我调节方式

（1）当异常力学状态影响和破坏组织结构和生理功能时，人体通过自我调节进行纠正，恢复正常，这是最佳的结果。

（2）当异常力学状态影响和破坏骨关节时，人体通过对抗性的调节进行自我修复，即通过软组织的增生、硬化、钙化、骨化来对抗这种异常力学状态，阻止力的继续影响和破坏作用，但这种调节会造成新的病理因素，形成新的疾病。如肌肉增生和各种软组织硬化、钙化、骨化最终形成骨质增生，引发临床表现。

（3）当异常的力学状态对人体的组织结构和生理功能产生较大强度的破坏时，以上两种调节方法已经无效，人体则被迫采取第三种调节方法，即适应性调节方法。这种调节只能保持一部分组织结构和生理功能不被破坏，而另一部分被破坏。比如，小儿髋关节半脱位长期得不到正确治疗和纠正，直至长大成人，人体就通过适应性的调节功能使髋臼变形、股骨头变形、股骨头外侧肌肉硬化和钙化，来保持髋关节的部分伸屈功能。

4. 人体是一个复杂的力学结构生命体

由人类的自然属性、社会属性及运动属性可知，人体是一个复杂的力学结构生命体，比如，为了生存和自我保护，人体的形体结构形成了类似于圆形的外形，这种近似圆形的形体结构最大限度地保护了人体免受外界的损伤。同时，人体将重要的结构均置于身体的内部或者内侧，比如，人体将神经系统置于颅腔和椎管内，将心血管系统置于胸腔内，将四肢的重要神经、血管置于肢体的内侧深层，以保证人体重要器官、组织不受外界干扰和损伤。

二、骨杠杆力学系统

从物理学的知识得知，一个直的或者曲的刚体，在力的作用下，能围绕一固定点或者固定轴（支点）做转动，并克服阻力而做功。这个刚体在力学上称为杠杆。

人体的骨骼是支架，连接骨骼的软组织是使这个支架保持正常位置和完成运动功能的纽带。骨骼本身不能产生运动，只有在软组织的牵拉作用下，才能完成运动功能。为了完成运动功能，人体根据其自身的特点形成了骨杠杆力学系统。所谓骨杠杆力学系统，是指骨相当于一硬棒（刚体），它在肌肉拉力（动力）作用下，围绕关节轴（支点）转动，并克服阻力而做功。为了完成不同的生理功能，人体形成了不同类型的关节连结，如单轴关节、双轴关节和多轴关节（图3-4），以保证关节能够沿冠状轴面进行屈伸运动，沿矢状轴面进行内收、外展运动，沿垂直轴面进行内旋、外旋以及环转运动。

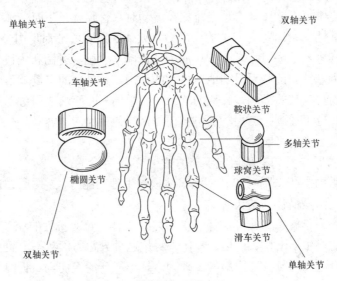

图3-4　骨杠杆系统示意图

综上所述，运动是人体的根本属性之一，力是人体运动的基本元素。所以，人体的力学结构就成为我们研究人体的生理病理时一个重要部分。那么，人体运动系统的力学结构是什么？这些力学结构的组成成分有哪些？它们之间的关系如何？力学结构如何影响疾病的发生、发展和转归？针刀治疗的原理是什么？不搞清楚这些问题，就不可能从学术的高度来认识针刀神奇的疗效，不可能解释针刀治疗众多临床疑难杂症的机制，不可能将针刀医学作为一门新兴的医学学科进行推广应用。经过上万例的针刀临床实践，编者发现了人体运动的力学解剖结构是人体弓弦力学系统，并根据弓弦力学系统提出了慢性软组织损伤的病理构架理论——网眼理论，现分述如下。

三、人体弓弦力学系统

（一）弓与弦

　　一副完整的弓箭由弓、弦和箭三部分组成。弓与弦的连结处称为弓弦结合部，一副完整弓弦的力学构架是在弦的牵拉条件下，使弓按照弦的拉力形成一个闭合的静态力学系统。弦相当于物理学的柔体物质，主要承受拉力的影响；弓相当于物理学的刚体物质，主要承受压力的影响。射箭时的力学构架是在弦的拉力作用下，使弓随弦的拉力方向产生形变，最后将箭射出（图3-5）。

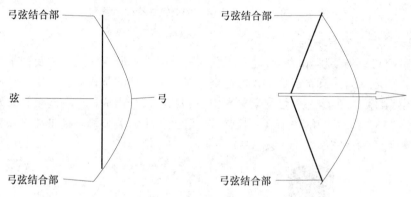

图3-5　弓弦组成示意图

（二）人体弓弦力学系统的内容

　　人类在逐渐进化过程中，各骨骼与软组织形成了类似弓弦力学系统的连结方式，编者将其命名为人体弓弦力学系统。通过这个系统，人体能够保持正常的姿势，完成各种运动生理功能。人体弓弦力学系统是以骨为弓，以关节囊、韧带、肌肉、筋膜为弦，完成人体特定运动功能的力学系统。它由动态弓弦力学单元、静态弓弦力学单元和辅助装置3个部分组成。静态弓弦力学单元是维持人体正常姿势的固定装置；动态弓弦力学单元是以肌肉为动力，使人体骨关节产生主动运动的基础；辅助装置是维持人体弓弦力学系统正常功能的辅助结构，包括籽骨、副骨、滑膜囊等，籽骨、副骨的作用是在人体运动应力最集中的部位，将一个弓弦力学单元分为两个，从而最大限度地保持该部位的运动功能。比如，髌骨是人体最大的籽骨，它将膝关节前面的弓弦力学系统一分为二，减少了股四头肌的拉应力，避免了股四头肌腱与股骨和胫骨的直接磨擦，尤其是膝关节屈曲超过90°以后的肌肉与骨的摩擦。滑膜囊的作用是在弓弦结合部周围分泌润滑液，减少软组织起止点与骨骼的磨擦。

（三）人体弓弦力学系统的构架

　　人体弓弦力学系统分为3类，即四肢弓弦力学系统、脊柱弓弦力学系统和脊-肢弓弦力学系统。这3个弓弦力学系统相互联系、相互补充，形成了人体完整的力学构架。每个系统由多个单关节弓弦力学系统（图3-6）组成。由此可见，要理解人体弓弦力学系统，首先要掌握单关节弓弦力学系统，因为它是人体弓弦力学系统的基础。

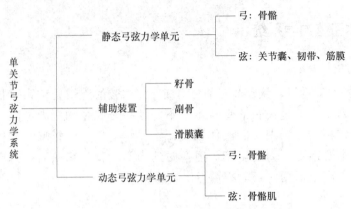

图 3-6　单关节弓弦力学系统的组成构架示意图

1. 单关节弓弦力学系统

（1）静态弓弦力学单元：骨与骨之间以致密结缔组织形成的关节囊及韧带相连结的方式称为关节连结。关节连结是人体保持姿势及运动功能的基本单位，是一个典型的静态弓弦力学系统。一个静态弓弦力学单元由弓和弦两部分组成，弓为连续关节两端的骨骼；弦为附着在关节周围的关节囊、韧带或（和）筋膜，关节囊、韧带或（和）筋膜在骨骼的附着处称为弓弦结合部（图 3-7）。

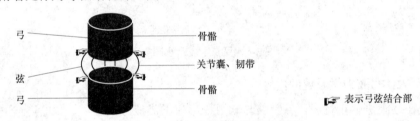

图 3-7　静态弓弦力学单元示意图

　　由于关节囊、韧带及筋膜本身没有主动收缩功能，它们的作用是保持关节正常的对合面，同时又维持关节稳定性，所以，静态弓弦力学单元是维持人体正常姿势的固定装置。

　　（2）动态弓弦力学单元：人体进化为直立行走，其关节连结的形状和关节受力方式也发生了变化。骨骼本身不能产生运动，关节是将骨骼连结起来的一种高度进化模式，只有骨骼肌收缩，才能带动关节的运动，也就是说，正常的关节是运动的基础，肌肉收缩是运动的动力。我们的骨骼肌都是跨关节附着，即肌肉的两个附着点之间至少有一个以上的关节，肌肉收缩会使这些关节产生位移，完成特定的运动功能。一个动态弓弦力学单元包括一个以上的关节（静态弓弦力学系统）和跨关节附着的骨骼肌，骨骼肌在骨面的附着处称为弓弦结合部（图 3-8）。

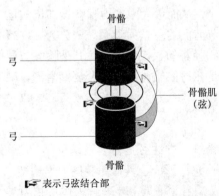

图 3-8　动态弓弦力学单元示意图

　　动态弓弦力学单元以肌肉为动力，以骨骼为

杠杆，是骨杠杆系统的力学解剖结构。骨骼肌有主动收缩功能，所以，动态弓弦力学单元是骨关节产生主动运动的力学解剖学基础。

2. 四肢弓弦力学系统

人体的四肢以单关节弓弦力学系统为基础，构成了众多形状不同、功能不同的弓弦力学系统。这些弓弦力学系统的作用是维持四肢关节的正常位置，完成四肢的运动功能。

（1）四肢静态弓弦力学单元：四肢静态弓弦力学单元以四肢关节连结的骨为弓，以关节囊、韧带、筋膜为弦，维持四肢关节的正常位置及静态力学平衡。上肢的关节如肩关节、肘关节、腕关节、掌指关节、指间关节，下肢的关节如髋关节、膝关节、踝关节、跗骨间关节、跖趾关节、趾间关节等关节连结以及由韧带或者筋膜连结起来的多关节解剖结构都属于单关节静态弓弦力学单元。

图 3-9 显示一个滑膜关节的静态弓弦力学单元，其是以骨骼为弓，以关节囊为弦，关节囊在骨骼的附着处称为弓弦结合部。若各种原因引起关节囊受力异常，人体会通过粘连、瘢痕挛缩来代偿这些过大的应力，导致关节囊增厚。如果这种异常应力不解除，人体就会在关节囊的附着处即弓弦结合部进行对抗性的调节，即在此处形成硬化、钙化、骨化，最终形成骨质增生。

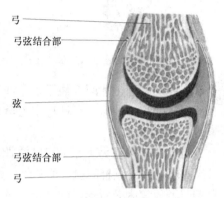

图 3-9　滑膜关节的静态弓弦力学单元

图 3-10 显示以跟距关节、距舟关节、舟楔关节、楔骰关节直到趾间关节的骨骼为弓，以足底腱膜为弦所形成的足纵弓静态弓弦力学单元。足底腱膜本身没有主动收缩功能，但它是维持足纵弓正式形状的重要结构。人体在行走过程中，通过足底腱膜的形变来改变足弓的形状以适应行走的力学变化。如果足底腱膜长期受到超过人体调节范围的应力，在足底腱膜的起止点即弓弦结合部就会产生粘连、瘢痕、挛缩来代偿这些过大的应力。又由于足底腱膜只有一个起点即跟骨结节，向前分裂成 5 束分别止于 5 个趾骨，所以跟骨结节处所受的应力最大。当人体通过粘连、瘢痕、挛缩都不能代偿这些过大的应力时，就会在跟骨结节处产生对抗性的调节，即形成硬化、钙化、骨化，最终形成跟骨骨刺。

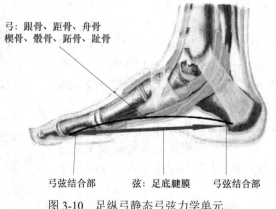

图 3-10　足纵弓静态弓弦力学单元

（2）四肢动态弓弦力学单元：四肢动态弓弦力学单元以四肢关节连结的骨为弓，以骨骼肌为弦，完成四肢关节的运动功能及动态力学平衡。上肢的关节如肩关节、肘关节、尺桡上关节、尺桡下关节、腕关节、掌指关节、指间关节，下肢的关节如髋关节、膝关节、踝关节、跗骨间关节、跖趾关节、趾间关节等关节的连结都属于单关节动态弓弦力学单元。

图 3-11 显示旋前方肌所形成的单关节动态弓弦力学单元。旋前方肌起于尺骨远端前面，止于桡骨远端前面。它所形成的动态弓弦力学单元是以尺桡下段前面为弓，以旋前方肌为弦，完成前臂主动旋前功能。

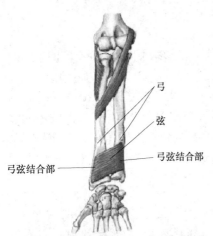

图 3-11　单关节动态弓弦力学单元

3. 脊柱弓弦力学系统

脊柱是人体的中轴线，人类因为生存的需要，在脊柱的矢状面上逐渐形成了一个曲线形状，这就是脊柱弓弦力学系统，也就是我们常说的脊柱的生理曲度。脊柱弓弦力学系统由颈段、胸段、腰段、骶尾段的弓弦力学系统组成（图 3-12）。

（1）颈段弓弦力学系统：以枕骨、颈椎为弓，以连结颈椎的软组织如椎间关节的关节突关节韧带、颈椎间盘、项韧带、黄韧带、椎枕肌、前斜角肌、中斜角肌、后斜角肌、骶棘肌颈段等为弦所形成的一个弓弦力学系统。颈段弓弦力学系统的功能是维持颈椎的生理曲度，完成颈部的部分运动功能，另一部分颈部的运动功能由脊-肢弓弦力学系统完成。

（2）胸段弓弦力学系统：以胸椎及肋骨、胸骨为弓，以连结这些骨骼的软组织如椎间关节的关节突关节韧带、肋横突韧带，黄韧带，前、后纵韧带，胸椎间盘等为弦所形成的一个弓弦力学系统。胸段弓弦力学系统的功能主要是维持胸椎的生理曲度，并参与胸椎在矢状面的运动。

（3）腰段弓弦力学系统：以腰椎为弓，以连结腰椎的软组织如椎间关节的关节突关节韧带，腰椎间盘，前、后纵韧带，黄韧带，髂腰韧带，骶棘肌腰段等为弦所形成的一个弓弦力学系统。腰段弓弦力学系统的功能是维持腰椎的生理曲度，完成腰部的部分运动功能，另一部分腰部的运动功能由脊-肢弓弦力学系统完成。

（4）骶尾段弓弦力学系统：以骶尾椎为弓，以连结骶尾椎的软组织如骶棘韧带、骶结节韧带、骶棘肌腰段等为弦所形成的一个弓弦力学系统。骶尾段弓弦力学系统的功能是维持骨盆平衡。

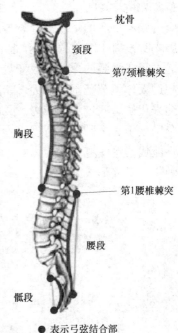

图 3-12　脊柱弓弦力学系统

颈段、胸段、腰段、骶尾段的弓弦力学系统共同组成脊柱矢状面的整体弓弦力学系统，竖脊肌、项韧带、斜方肌等软组织在枕骨及第 7 颈椎的附着处为颈段的弓弦结合部，前纵韧带在第 1 胸椎、第 12 胸椎前面的附着处为胸段的弓弦结合部，骶棘肌、棘上韧带、背阔肌等软组织在第 1 腰椎、第 5 胸椎后面的附着处为腰段的弓弦结合部，骶棘韧带、骶结节韧带等软组织在骶椎侧面、坐骨结节、坐骨棘的附着处为骶尾段的弓弦结合部。

根据数学曲线变化规律，当一段曲线弧长一定时，这段曲线其中一部分的曲率变小，剩下那一部分曲线的曲率会相应地增大。由于这些弓弦结合部都是脊柱矢状轴发生转曲的部位，所以此部位的软组织尤其容易受到损伤。当弓弦结合部的软组织发生粘连、瘢痕、挛缩等损伤时，就会引起脊柱生理曲度的变化，引发颈椎病、腰椎病、颈–腰综合征等众多临床疑难病症。

4. 脊–肢弓弦力学系统

躯干是人体的主干，人体要完成复杂的运动功能，如肢带关节（肩关节、髋关节）的运动，上、下肢同时运动，就需要围绕脊柱的多个关节的联合协调运动，从而形成了脊–肢弓弦力学系统。脊–肢弓弦力学系统由多个单关节弓弦力学系统组成，分为胸廓与肢体弓弦力学系统及脊柱与肢体弓弦力学系统。脊–肢弓弦力学系统以脊柱为中心，相互协调、相互补充，保证了"脊动肢动、肢动脊动"的统一。这个弓弦力学系统从形状上看，类似斜拉桥的结构，斜拉桥的桥塔相当于脊柱，斜拉桥的桥面相当于肢带骨，斜拉桥的拉索相当于连结脊柱和肢带骨的软组织；桥塔和桥面相当于弓，拉索相当于弦（图 3-13）。

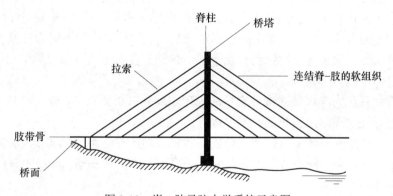

图 3-13 脊–肢弓弦力学系统示意图

斜拉桥由桥塔、拉索和桥面组成。我们以一个桥塔为例来分析。桥塔两侧是对称的斜拉索，通过斜拉索将桥塔和桥面连接在一起。假设桥塔两侧只有两根斜拉索，左右对称各一根，这两根斜拉索受到主梁的重力作用，对桥塔产生两个对称的沿着斜拉索方向的拉力，根据受力分析，左边的力可以分解为水平向左的一个力和竖直向下的一个力，同样的右边的力可以分解为水平向右的一个力和竖直向下的一个力，由于这两个力是对称的，所以水平向左和水平向右的两个力互相抵消了，最终主梁的重力成为对桥塔的竖直向下的两个力，这样力又传给桥塔下面的桥墩了。斜拉索数量越多，分散主梁给斜拉索的力就越多。

脊柱与肢带骨的连结类似于斜拉桥的力学原理，脊柱两侧肌肉、韧带、筋膜等软组织的正常应力是维持脊柱和肢带骨的正常力学传导的必要元素。如果这些软组织受到异常的拉应力，就会造成脊柱的移位。换言之，脊柱的错位不是脊柱本身引起的，而是由脊柱两侧软组织的应力异常导致的。当脊柱一侧软组织的拉应力异常，脊柱就会向拉力侧倾斜，在影像学上就会发现脊柱在矢状面、冠状面、垂直面出现单一的或者多方向的移位表现。而且一侧软组织的拉应力异常引起了脊柱的移位，必然引起对侧软组织的拉应力异常。

与颈椎病有关的脊-肢弓弦力学系统：一是以颈椎、肩胛骨为弓，以肩胛提肌为弦的动态弓弦力学单元；二是以脊柱、肱骨、肩胛骨为弓，以斜方肌、背阔肌为弦的动态弓弦力学单元；三是以颈椎横突、肋骨为弓，以前、中、后斜角肌为弦的动态弓弦力学系统。以第二个动态弓弦力学单元为例，当斜方肌、背阔肌慢性劳损时，人体在修复过程中在肌肉的起止点形成粘连、瘢痕，造成局部的应力异常，根据斜拉桥的力学原理，必然引起颈椎在冠状面的受力异常，最终导致颈椎侧弯，出现颈椎病的临床表现；同时，由于斜方肌与背阔肌有部分相同的起点，斜方肌的损伤后期会引起背阔肌慢性劳损，背阔肌又属于腰部的脊-肢弓弦力学系统，当背阔肌损伤以后，应力异常，必然引起腰椎弓弦力学系统的代偿，严重者导致腰椎错位，引发腰神经根的卡压，出现下肢神经压迫的临床表现。这就是颈-腰综合征的病理机制。

综上所述，我们可以得出以下结论。

（1）人体弓弦力学系统是物理学的力学成分在人体骨关节与软组织之间的具体表现形式，是人体运动系统的力学解剖结构，它的基本单位是关节，一个关节的弓弦力学系统包括静态弓弦力学单元、动态弓弦力学单元及辅助结构。

（2）由于人体骨关节周围软组织起止点的不同，在同一部位的骨骼上可以有一个或者多个肌肉、韧带的起止点。起于同一部位的肌肉、韧带可止于不同的骨骼，起于不同骨骼的多条肌肉、韧带等软组织也可止于同一骨骼。各部分的弓弦力学单元相互交叉，形成人体整体弓弦力学系统。

（3）脊柱弓弦力学系统对维持脊柱的生理曲度具有重要意义，脊柱前、后面软组织损伤是引起脊柱生理曲度变化的始发原因。

（4）脊-肢弓弦力学系统找到了脊柱与四肢力学传导的路径，从力学层面实现了脊柱与四肢的统一。动、静态弓弦力学单元的关系可归纳为四句话，即动中有静，静中有动，动静结合，平衡功能。

（5）人体弓弦力学系统组成部分的慢性损伤，必然引起相关部位的受力异常。在弓弦力学系统中，应力集中的部位首先是弓弦结合部，即软组织的起止点；其次是弦，即软组织的行经路线；最后是弓，即骨关节。这就是为什么骨关节周围的软组织损伤在临床上最为多见，其次才是软组织行经路线的损伤，最后是骨关节本身的损伤如骨质增生、创伤性关节炎、骨性关节炎等。

（6）人体弓弦力学系统的创立，阐明了慢性软组织损伤及骨质增生等临床疑难杂症的病理机制和疾病的病理构架，完善和补充了针刀医学基础理论，将针刀治疗从"以痛为腧"的病变点治疗提升到对疾病的病理构架治疗的高度上来。解决了针刀治疗有效率高、治愈率低的现状，为针刀治愈困扰全人类健康的慢性软组织损伤性疾病、骨质增生症等提供了解剖力学基础。

第四章

脊柱疾病病因病理学理论

第一节　脊柱慢性软组织损伤病因病理学理论

一、脊柱慢性软组织损伤的概述

（一）针刀医学对人体的分类（综合分类法）

针刀医学根据人体组织的物理性能及外部物理形态，将人体分为刚体（硬组织）、柔体（软组织）和流体（人体的各种体液）。硬组织主要指骨组织；软组织包括肌肉、韧带、筋膜、关节囊、滑囊、腱鞘等运动系统的软组织，内脏器官以及神经、血管、大脑、小脑、延髓、脊髓等；体液包括血液、淋巴液、各种组织液。根据人体各部位的软组织与硬组织形态结构和功能的不同，可将人体软组织和硬组织分为脊柱弓弦力学解剖系统、四肢弓弦力学解剖系统、脊–肢弓弦力学解剖系统和内脏弓弦力学解剖系统。这四个系统相互制约、相互联系，共同完成人体的力学功能，维持人体的力学平衡。

（二）针刀医学对慢性软组织损伤的认识

针刀医学认为慢性软组织损伤这一概念的内涵是各系统软组织急性损伤后，在人体自我修复和自我调节过程中所出现的失代偿现象，它的外延是一种迁延难愈的慢性疾病。所以要研究慢性软组织损伤疾病的病因病理，首先要研究软组织损伤后，人体的自我修复和自我调节过程及其结果，才有可能找到各种慢性软组织损伤的真正病因。

（三）脊柱慢性软组织损伤疾病的概念

针刀医学将除硬组织之外的一切组织损伤称为软组织损伤。软组织急性损伤后，在人体自我修复和自我调节过程中所出现的失代偿现象，即慢性软组织损伤。包括脊柱弓弦力学解剖系统损伤、四肢弓弦力学解剖系统损伤、脊–肢弓弦力学解剖系统损伤和内脏弓弦力学解剖系统损伤。脊柱慢性软组织损伤属于脊柱弓弦力学解剖系统损伤。

二、脊柱慢性软组织损伤的范围

过去人们对慢性软组织损伤疾病的范围认识不足，认为慢性软组织损伤就是运动系统组织器官的损伤。其实这种认识是极不完整的。脊柱慢性软组织损伤疾病不仅是指以上这些组织器官受到损害而导致的疾病,还包括脊柱的神经、血管和周围韧带、筋膜等的损伤。这些组织既然是软组织,那么它们的损伤性疾病就应该是软组织损伤疾病,由此导致的慢性疾病,就属于慢性软组织损伤的范围。

不是要把原来认为不属于软组织损伤范围的疾病,一定说成是慢性软组织损伤疾病,而是因为上述组织均属于软组织,当它们受到各种损伤以后,导致的一些严重慢性病与通常所说的慢性软组织损伤疾病的病因病理完全一致。正因为过去不清楚这一点,才使一些顽固损伤性疾病的病因病理难以被认识,因而也就找不到有力而有效的治疗方法。这一观念的改变至关重要,它会使我们重新认识这类疾病的本质,而不会被临床错综复杂的现象所迷惑,因而也就能够找到针对性极强的治疗措施,使绝大部分顽固的慢性病得到根治,为成千上万的患者解除痛苦。

三、脊柱软组织损伤的各种形式

损伤就是指人体组织受到不同程度的破坏,如破裂、断裂、变形、坏死、循环通道堵塞、缺损等。造成脊柱损伤的形式大致有以下 8 种。

1. 暴力损伤

指脊柱受到外来的跌、打、碰、撞、挤、压、拉等所造成的损伤。

2. 积累性损伤

指脊柱受到一种较轻微的持续性的反复牵拉、挤压而造成的损伤,这种损伤通过长时间的积累,超过人体自我恢复的代偿能力,就成为一种积累性损伤疾病。

3. 情绪性损伤

由于情绪过分激动造成脊柱血管膨胀、肌肉强烈收缩或痉挛,导致血管壁损伤、肌纤维断裂;或者情绪过分抑制,造成脊柱血液循环减慢,使之在某部位梗塞所导致的损伤。

4. 隐蔽性损伤

这种损伤大部分不为患者所察觉,比如在一些娱乐性活动中或偶然的较轻微的跌、打、碰、撞所造成的损伤。当时有疼痛感受,但并没在意,过了一段时间后发觉疼痛。患者往往忽略损伤史,而容易被误诊为其他疾病。

5. 疲劳性损伤

指人长时间超负荷工作所造成的损伤。如长期伏案工作造成颈椎、腰椎等有关部位的损伤就属于疲劳性损伤。

6. 手术性损伤

指脊柱外科手术所造成的损伤。外科手术是为了治病的,但它所造成的损伤也是不可避免的,外科手术必须切开正常的组织结构才能到达病变部位,手术切口也要通过瘢痕组织才能愈合。所以,外科手术除了治病的意义之外,还会对人体造成一种新的损伤。

7. 病损性损伤后遗症

指由某种疾病造成软组织损伤的结果。如类风湿关节炎引起关节周围软组织的炎性反应,渗出、水肿,最终导致软组织粘连、瘢痕和挛缩,骨关节变形。

8. 环境性损伤

指天气高温、严寒、超高温作业、火热灼伤等所造成的损伤。高温可以引起血管暴胀、破裂；严寒可引起软组织痉挛、挛缩（都可以造成牵拉性损伤），并会引起血液、体液潴留、堵塞；火热灼伤造成组织坏死、大量渗出，阻塞循环通道。

以上所列举的造成脊柱软组织损伤的 8 种形式，只有暴力性损伤、积累性损伤属于过去医学上研究软组织损伤的范围，其余都被放到了其他疾病的研究之中，这不能不说是一种失误。因为以上所举各种形式的损伤对脊柱软组织破坏的性质都是一样的，更为重要的是，从组织形态学上来说，它们的病理变化过程几乎是相同的，而且这些损伤在过了急性期之后，都会产生一个新的疾病的致病因素。人体在哪里损伤，人体的自我调节机制就在哪里发挥作用，进行自我修复，在自我修复的过程中，产生四大新的病理因素——粘连、瘢痕、挛缩、堵塞（包括微循环阻塞、淋巴管阻塞、体液通道阻塞等）。这些新的病理因素就导致了新的疾病，即常说的慢性软组织损伤疾病。从这个病名不难看出，这些病都是慢性病。不过过去所说的慢性软组织损伤疾病，都是指运动系统的肌肉、韧带、筋膜、腱鞘、滑囊、关节囊等软组织的慢性疾病，很少有人认识到大多数内脏器官的顽固性慢性病和运动系统的慢性软组织损伤疾病具有相同的病理因素，正因为如此，到目前为止人们对许多属于慢性软组织损伤的内脏病，还处于无能为力的状态。当然，在慢性软组织损伤新的病因病理学理论出现之前，对运动系统慢性软组织损伤疾病也是无能为力的。正是因为研究了运动系统慢性软组织损伤疾病的病因病理，并在实践中取得了出乎意料的疗效，我们才进一步发现许多严重的慢性内脏病和运动系统慢性软组织损伤疾病的发病机制是相同的，这给治疗这类慢性内脏病找到了根本的出路。

以上所列 8 种软组织损伤的形式，本身就包括了内脏的软组织损伤，从而使我们能够清楚认识到这类内脏病的根本病因是软组织损伤之后，在自我修复过程中产生了新的病理因素（粘连、瘢痕、堵塞、挛缩）。

四、脊柱慢性软组织损伤的病因

关于慢性软组织损伤，多少年来人类在不断地探讨它的病因，并提出了各种理论，这些理论都从不同角度揭示了慢性软组织损伤的病理变化过程，为进一步研究慢性软组织损伤的病因提供了条件，但是都没有从根本上解决慢性软组织损伤的病因问题。问题就在于我们把本来属于慢性软组织损伤病理变化过程中的某些现象误认为是病因，使得我们的临床专家以这些现象当作病因而制定出各种各样的治疗方案，都不能取得满意的疗效。

（一）中、西医学对慢性软组织损伤病因学的认识

关于慢性软组织损伤病因的各种学说颇多，在国内外比较有影响的有以下几种。

1. 无菌性炎症学说

任何刺激作用于机体，只要有适当的强度和时间，并超越了机体的防御能力，都可引起炎症。致炎因子一般可分为 4 类：①生物性因子：致病微生物，如细菌、病毒、立克次体、真菌、螺旋体、寄生虫等。②物理性因子：高温、低温、放射线，以及各种机械性损伤。③化学性因子：包括酸、碱等腐蚀性化学物质和毒气。④过敏性因子：如花粉、皮毛、鱼、虾等可作为过敏原引起变态反应性炎症。此外，某些感染后，抗原-抗体复合物亦可引起炎症。

慢性软组织损伤的炎症反应，致炎因子当然主要是非生物因子，即由非细菌之类的致炎因子所致，故称为无菌性炎症。

慢性软组织损伤所引起的无菌性炎症多为慢性的，一般在急性发作期才有局部疼痛加剧现象。其炎症的局部症状，在体表表现不突出，也不易看到，因为血管充血、氧合血红蛋白增多而呈现的红色，只在表皮下的慢性软组织损伤疾病的急性发作期才可偶尔见到，轻度者病灶处皮肤可见红晕，只有在触诊时才可触知块状、条索状肿物，热也是在触诊时才偶可触知。最主要的局部症状为痛（或麻、酸、胀），功能障碍也表现最为明显。

炎症的转归，有愈复、转变为慢性、扩散三种情况。慢性软组织损伤都是损伤后没有完全愈复，变为不完全愈复，成为经久不愈的慢性疾病。也就是说慢性软组织损伤主要病理机制是慢性无菌性炎症。

无菌性炎症学说给治疗该疾病提供的理论依据就是要努力使这种无菌性炎症彻底消除，即可治愈该类疾病，从上述理论的叙述，可说是客观而清楚的。但临床实践证明，在慢性软组织损伤的急性发作期，这种疗法效果明显，但难以根除；不在急性发作期，几乎是无效的。这是所有从事慢性软组织损伤疾病治疗的临床医生都深有体会的。

2. 闸门控制学说

这是 1965 年 Melzack 和 Wall 在特异学说和型式学说的基础上提出的疼痛控制的学说，其基本论点是，粗纤维和细纤维的传导都能激活脊髓后角上行的脑传递细胞（T 细胞），但又同时与后角的胶质细胞（SG 细胞）形成突触联系，当粗纤维传导时，兴奋 SG 细胞，使该细胞释放抑制递质，以突触前方式抑制 T 细胞的传导，形成闸门关闭效应；而细纤维传达则抑制 SG 细胞，使其失去 T 细胞的突触前抑制，形成闸门开放效应。另外粗纤维传导之初，疼痛信号在进入闸门以前先经背索向高位中枢投射（快痛），中枢的调控机制再通过下行的控制系统作用于脊髓的闸门系统，也形成关闭效应；细纤维的传导使闸门开放，形成慢性钝痛并持续增强。

3. 激发中心学说

激发中心学说是近 20 年来，国外在研究慢性软组织损伤疾病的病理机制时提出的一种学说。该学说认为慢性软组织损伤疾病的一些顽固性痛点处有一个疼痛的激发中心，这个激发中心是该种疼痛的根源，如果设法把这个激发中心破坏，疼痛就可消失。那么这个激发中心的内在原因是什么？它的组织学、形态学、生物化学和生理学基础是什么？目前尚不清楚，只是借助于现代仪器测知，疼痛部位有一个激发疼痛的疼痛源。

4. 骨筋膜间室综合征学说

骨筋膜间室综合征（osteofacial compartment syndrome，OCS）是一个外来语，"compartment"的英文原意为"隔室""隔间"，如译成"间隔综合征"，则易于和解剖学上的"间隔"相混淆（因为解剖学上一般将肢体内分隔肌肉群的筋膜称为"间隔"）而造成误解，所以译为"骨筋膜间室综合征"，以表明病变发生在筋膜内的组织上。

此理论认为在肢体中，骨和筋膜形成的间室内，因各种原因造成压力升高，由于间室容量受筋膜的限制，压力不能扩散而不断升高，致使血管受压损伤，血液循环受阻，供应肌肉、神经组织的血流量减少，严重者发展为缺血坏死，最终导致这些组织功能的损害，由此而产生一系列证候群，统称为"骨筋膜间室综合征"。

各种致病因素，急性损伤（如骨折、严重软组织撕裂和挫伤、血管损伤或手术误伤等）和慢性损伤（如软组织劳损、肌肉疲劳，某些出血性、神经性疾病，药物刺激，肾性或医源性原因等）均可导致本病的发生。但其病理变化产生了一个共同的结果，即筋膜包围的间室内压力不断增高，以致压迫血管，妨碍血液循环，肌肉和神经因此而缺血，甚至坏死。

5. 骨性纤维管卡压综合征学说

对慢性软组织损伤病理的研究发现，四肢许多骨性纤维管的狭窄卡压，可以引起错综复杂的临床症状。如骨间掌侧神经卡压综合征、肘管综合征、腕管综合征、踝管综合征、跗骨窦综合征等，都属骨性纤维管综合征范围。这一发现使我们认识到，途经这些纤维管的神经、血管和肌肉循行部位出现错综复杂的临床症状，其根源在于这些骨性纤维管受伤后变得狭窄，卡压了经过的神经、血管、肌肉。但对狭窄的由来及其在动态下的病理变化，还需进一步研究。

6. 痹证学说

慢性软组织损伤疾病属于中医学"痹证"范畴。《灵枢·贼风》云："若有所堕坠，恶血在内而不去，卒然自怒不节……寒温不时，腠理闭而不通，其开而遇风寒，则血气凝结，与故邪相袭，则为寒痹。"

痹者，闭也，闭塞不通之义。外伤日久，再"寒温不时"，则"气血凝结，与故邪相袭"，闭而不通而为痹，这是讲暴力外伤后遗的软组织损伤疾病。对于由劳损引起者，经文也有阐述。《素问·宣明五气》云："五劳所伤：久视伤血，久卧伤气，久坐伤肉，久立伤骨，久行伤筋，是谓五劳所伤。"所谓"血、肉、筋"都指软组织，所谓"久"就是时间长久，时间久而伤，即现代所说之劳损，亦即慢性软组织损伤。

关于痹证的临床症状，《素问·痹论》中说："痹，或痛，或不痛，或不仁。"又说："痛者，寒气多也，有寒故痛也。其不通不仁者，病久入深，荣卫之行涩，经络时疏，故不通；皮肤不营，故为不仁。"不仁，就是知觉不灵、麻木之意，与慢性软组织损伤的痛、麻症状完全一致。

当然，中医学所言之"痹"不是单指目前常说的慢性软组织损伤疾病，其包括范围较广，有筋痹、骨痹、皮痹、脉痹、肌痹等多种疾病。

"痹"是不通的意思，是气血运行郁滞而导致功能紊乱的病理概念；也是气血郁滞后产生的局部疼痛、感觉迟钝、麻木不仁、运动障碍、无力、挛缩等症状的总称。清代医家沈金鳌在《杂病源流犀烛》一书中对"痹"的说明更加清楚："痹者，闭也，三气杂至，壅蔽经络，血气不行，不能随时祛散，故久而为痹。或遍身或四肢挛急而痛者，病久入深也。"

对于慢性软组织损伤这一类疾病，在中医学"痹证"病理学理论的指导下，千百年来用"温通辛散、活血化瘀"等方法进行治疗，取得了一定的效果。

7. 筋出槽学说

皮肤、皮下组织、肌肉、肌腱、筋膜、韧带、关节囊、滑膜囊以及神经、血管等在中医学中统称为筋，西医学中称为软组织。筋出槽，就是说这些软组织在损伤后离开原来的正常位置，故中医学有筋转、筋歪、筋走、筋翻等具体名称。软组织损伤的各种疾病，中医学统称为"伤筋"，筋出槽为其重要的病理变化。

筋出槽学说，是中医学在软组织损伤疾病病理方面的一大独特贡献，对临床治疗具有积极的指导作用，对急性软组织损伤疾病的完全性愈复有重要意义。有一些急性软组织损伤未能完全性愈复，变为慢性软组织损伤疾病，一部分就是由治疗时未能将筋转、筋歪、筋走、筋翻等病理变化纠正而造成的。当然急性软组织损伤不是只有筋转、筋歪、筋走、筋翻等筋出槽问题，还有其他如筋断、筋柔、筋粗等问题。

急性损伤的筋出槽未纠正，变为慢性筋出槽，问题依然存在，并且会因自我修复、血肿机化而被固定下来。那么，到了慢性期筋出槽问题还是不是主要病理因素？筋翻、筋歪、筋转等问题是否有办法解决？慢性软组织损伤包括的另一类积累性劳损所引起的疾病，就很少有筋出槽的问题。筋出槽的病理学说能否给慢性软组织损伤的治疗提供有效的理论依据？又有何方法解决？这都是值得深思的问题。

8. 气滞血瘀学说

中医学认为慢性软组织损伤所表现的疼痛主要是由"气滞血瘀"所引起，即所谓"不通则痛"。慢性软组织损伤疾病，肿胀多不明显，皮肤颜色大都正常，不像急性损伤那样伤肿严重，病情严峻急迫，疼痛剧烈，而是多呈隐痛，亦有的时发时止，休息后减轻，劳作后加重，此即为气血凝滞、流通不畅使然。

这种对慢性软组织损伤的病理认识是有一定道理的。中医所讲的"气"，即现代所说的能量动力之类和呼吸之气；"血"，即血液，血流。损伤日久，局部和整体的能量均受损耗，加之疼痛，动力无从发挥；损伤时络破血溢，日久不能恢复，局部组织变性，甚至有无菌性炎症反应，局部血液被阻，病变部位缺氧缺血，当然就是气滞血瘀了。

9. 肌筋紧张学说

近年来，中国学者通过对慢性软组织损伤的病理作深入的观察和研究，根据中医学的有关理论，提出了可与气滞血瘀理论相媲美的肌筋紧张学说，并提出和"不通则痛"相对应的"不松则痛"的论断。这一病理观点，无疑更加接近慢性软组织损伤的病理本质，从而带给临床更多的启迪和指导。损伤日久，在局部发生一连串生物物理学和生物化学变化，在自我修复过程中，局部缺氧缺血，软组织挛缩。中医学就有"大筋变短，小筋变粗"的说法。

这一学说的提出，对慢性软组织损伤的病理研究来说确是一大进步，它揭示了慢性软组织损伤疾病中一个重要的病理变化。

上文所述的9种病因学说，都是从静态的组织学、形态学、生物物理学和生物化学的角度对慢性软组织损伤的病理机制来进行研究的，没有从人体解剖组织的力学功能和力学关系方面进行研究，主要针对某些运动系统软组织损伤的组织形态结构及有效成分的变化，所以得出的结果共性小，差异性大。同时没有将内脏等组织列为软组织的范畴，所以就更谈不上研究慢性内脏疾病与软组织的关系。

比如，说它是无菌性炎症，将无菌性炎症解决了，治疗后病情也好转了，甚至恢复了正常工作，但不久又复发了；说它是"痹证"，气滞血瘀，用药疏通气血，时或有效，时或无效；说是中枢传导通路有闸门控制人体的痛觉，膜电位的生物电流有变化，用电子治疗仪进行调整，疼痛可顿时减轻或消失，可是离开电子治疗仪器不久，疼痛又依然如故；说它是筋膜间室内压升高，何以休息时就不升高，活动一段时间就会升高；说它是骨纤维管卡压，休息时就好转，活动后就复发或加剧；说它是筋出槽，出槽日久，还能归槽吗？归之很难，休息可缓解，活动后加剧或复发；说它有一个激发中心，但将这个中心挖掉很难，甚至不可能，且一活动就加剧。

依据以上这些病理学说，发明相应的治疗措施，大都有效，尽管有的收效很慢，说明这些有关慢性软组织损伤的病理学说都是科学的、客观的、不可否认的。唯一的问题，就是疗效难以巩固，甚至无法巩固。无法巩固最根本的问题，就是人体运动。人要劳动，要完成生活自理，要进行体育活动。就在一个"动"字上我们毫无办法，无能为力，十分沮丧。

综上所述，由于慢性软组织损伤的病因和病理机制模糊，所以对慢性软组织损伤的治疗就成为治疗学上一个老大难的问题。现代骨伤科专著《中国骨伤科学》指出，软组织损伤常就诊于骨伤科，但其发病机制和病理形态的改变，人们知道的很少，应列入骨伤科病理学的研究范围。《黄家驷外科学》上亦有类似的提示。

（二）针刀医学对慢性软组织损伤病因学的认识

慢性软组织损伤是人体对软组织损伤的自我修复和自我代偿的结果。当人体某一部位软组织受到异常应力的作用后，首先造成局部的出血、渗出，人体会通过自身的调节系统，利用粘连、瘢痕对损伤部位进行修复。如果这种修复在人体的代偿范围内，人体的力学平衡状态未被打破，则不会引起相关的临床表现。如果这种修复超过人体代偿所能承受的最大代偿范围，就会导致人体的力学平衡失调，从而引起相应的临床症状。

因此，针刀医学认为各种原因引起人体相关弓弦力学系统解剖结构的形态变化，导致弓弦力学系统的力平衡失调是造成慢性软组织损伤疾病的根本原因。

五、脊柱慢性软组织损伤的病理机制——网眼理论

（一）网眼理论的定义

慢性软组织损伤不是一个点的病变，而是以人体弓弦力学系统为基础，形成以点成线、以线成面、以面成体的立体网络状的一个病理构架。我们可以将它形象地比喻为一张渔网，渔网的各个结点就是弓弦结合部，是软组织在骨骼的附着点，是粘连、瘢痕和挛缩最集中、病变最重的部位，是慢性软组织损伤病变的关键部位；连结各个结点网线就是弦（软组织）的行经路线。

由于软组织的附着部位不同，同一个骨骼又有多个软组织附着，而这些软组织的行经路线也是各不相同，所以就形成了以软组织在骨骼的附着点为结点，以软组织的路线为网线的立体网络状病理构架。

由前文可知，慢性软组织损伤是人体对软组织损伤的自我修复和自我代偿的结果。当人体某一部位软组织受到异常应力的作用后，首先造成局部的出血、渗出，人体会通过自身的调节系统，利用粘连、瘢痕对损伤部位进行修复。如果这种修复在人体的代偿范围内，人体就恢复正常的力学平衡状态，不引发临床表现。如果人体不能通过粘连、瘢痕对抗异常应力，就会引起软组织挛缩，导致这个软组织的力平衡失调。由于同一骨平面有多个软组织附着，一个软组织损伤后，就会引起周围软组织的粘连和瘢痕，导致周围软组织的受力异常。而同一骨平面所附着的软组织的行经路线各不相同，又会引起这些多个软组织的粘连、瘢痕和挛缩，从而形成一个以点成线，以线成面，以面成体的

网络状病理构架。

慢性软组织损伤病理构架的网眼理论为研究慢性软组织损伤提供了形态病理学依据，为提出针刀治愈率、降低复发率提供了形态解剖学基础。理解和掌握慢性软组织损伤的病理构架理论——网眼理论，首先要弄清创伤的修复愈合方式，包括粘连、瘢痕、挛缩等，才能理解慢性软组织损伤的本质及其病理构架。

（二）创伤愈合的方式

1. 炎症反应期

软组织损伤后，局部迅速发生炎症反应，可持续 3～5 日。此过程中最主要的病理反应是凝血和免疫反应。凝血过程中，引发血小板激活、聚集，并释放出多种生物因子，如促进细胞增殖的血小板源性生长因子、转化生长因子，这些因子和血小板释放的花生四烯酸、血小板激活的补体 C5 片段等均具有诱导吞噬细胞的趋化作用，血小板源性内皮细胞生长因子在炎症反应期后参与肉芽毛细血管的形成，增加血管通透性，使中性粒细胞、单核细胞游离出血管，并在趋化物的作用下到达损伤部位。免疫反应首先是中性粒细胞、单核/巨噬细胞的作用，中性粒细胞首先进入损伤组织，并分泌血小板活化因子和一些趋化物质，在各种生长因子和趋化物的联合作用下，单核细胞到达损伤部位，并转化为巨噬细胞。上述中性粒细胞和单核/巨噬细胞均具有很强的清除坏死组织、病原体的功能。单核/巨噬细胞是炎症阶段的主要分泌细胞，它可以分泌许多生长因子和刺激因子。这些因子为炎症后期的细胞增殖分化打好了坚实的基础。同时，巨噬细胞还可影响生长因子和细胞间的相互作用，没有巨噬细胞，它们将不易发挥作用。淋巴细胞和肥大细胞也参与炎症反应期，它们对血管反应、组织再生修复能力等均有影响。

2. 细胞增殖分化期

此期的特征性表现是通过修复细胞的增殖分化活动来修复组织缺损。对表浅损伤的修复主要是通过上皮细胞的增殖、迁移及覆盖创面完成；对于深部其他软组织损伤则需要通过肉芽组织形成的方式来进行修复。肉芽组织的主要成分是成纤维细胞、巨噬细胞、丰富的毛细血管和丰富的细胞间基质。在普通软组织中，成纤维细胞是主要的修复细胞。肉芽组织内的血供有赖于内皮细胞的增殖分化和毛细血管的形成，先是内皮细胞在多肽生长因子的趋化下迁移至伤处，迁移至伤处的内皮细胞在一些生物因子的刺激下开始增殖，当内皮细胞增殖到一定数目时，在血管生成素等血管活性物质的作用下，分化成血管内皮细胞，并彼此相连形成贯通的血管。

3. 组织的修复重建期

肉芽组织形成后，伤口将收缩。而后，体表损伤由再生上皮覆盖或形成瘢痕；深部损伤则通过肉芽组织达到损伤的暂时愈合。在普通的软组织损伤中，再经过组织重建，即肉芽组织转变为正常的结缔组织，成纤维细胞转变为纤维细胞，从而实现损伤组织的最终愈合。

（三）慢性软组织损伤的本质

慢性软组织损伤后，人体通过自我修复、自我调节过程对受损软组织进行修复和重建，其修复重建方式有 3 种：一是损伤组织完全修复，即组织的形态、功能完全恢复正常，与原来组织无任何区别；二是损伤组织大部分修复，维持其基本形态，但有粘连或瘢痕或者挛缩形成，其功能可能正常或有所减弱；三是损伤组织自身无修复能力，必须通过纤维组织的粘连、瘢痕和挛缩进行修复，其形态和功能都与原组织不同或完全不同，成为一种无功能或有碍正常功能的组织。了解创伤愈合的过程，正确认识粘连、瘢痕、挛缩及堵塞的本质，对针刀治疗此类疾病具有重要临床指导作用。

1. 粘连的本质

粘连是部分软组织损伤或手术后组织愈合时必然经过的修复过程，它是人体自我修复的一种生理功能。但是，任何事物都有两面性，急、慢性损伤后，组织的修复不能达到完全再生、复原，而是在受伤害的组织中形成粘连、瘢痕或（和）挛缩，且这种粘连和瘢痕影响了组织、器官的功能，压迫神经、血管等，就会产生相关组织、器官的功能障碍，从而引发一系列临床症状。此时，粘连就超过了人体本身修复的生理功能，而成为慢性软组织损伤中的病理因素。粘连的表现形式有以下几种。

（1）肌束膜间的粘连：正常状态下，每块肌肉收缩时并非所有的肌纤维同时参与活动，而是部分舒张，部分收缩，这样交替运动才能保持肌张力。如果肌肉损伤，肌束间发生粘连，肌束间便会产生感觉或运动障碍，在肌内可产生条索或结节之类的病变，这种情况多发生在单一的肌肉组织肌腹部损伤。

（2）肌外膜之间的粘连：即相邻的肌肉外膜之间的粘连。如果两块肌肉的肌纤维方向相同，而且是协同肌之间的粘连，可能不产生明显的运动障碍，也不会引起较重症状；如果两块肌肉的肌纤维走行方向不同，当一块肌肉收缩时，这种粘连影响到收缩肌肉本身及相邻肌肉的运动，妨碍其正常功能，临床上可检查到压痛、条索、结节等改变，如肱二头肌短头与喙肱肌之间的粘连。

（3）肌腱之间的粘连：如桡骨茎突部肌腱炎引起拇长展肌与拇短伸肌之间的粘连。

（4）腱周结构之间的粘连：腱周结构包括肌腱周围疏松结缔组织、滑膜囊、脂肪垫或软骨垫等，是保护肌腱末端的组织结构。当肌腱末端受到损伤时，因出血、渗出、水肿等而导致肌腱末端与腱周结构的紧密粘连，这种粘连可发生在肌腱与自身的腱周结构之间，也可发生于两个相邻的腱周结构之间。

（5）韧带与关节囊的粘连：关节囊周围有许多韧带相连，有的与关节囊呈愈着状态，密不可分，成为一体，而另一部分则多是相对独立、层次分明的。它们各自有独立的运动轨迹，当它们损伤之后，关节囊与韧带之间、韧带与韧带之间，会产生粘连。如踝关节创伤性关节炎，就是由于外伤引起踝关节囊与三角韧带及腓跟韧带的粘连等。

（6）肌腱、韧带与附着骨之间的粘连：肌腱和韧带均附着于骨面上，有的肌腱行于骨纤维管道中，在肌腱、韧带的游离部损伤时，肌腱和韧带的起止点及骨纤维管会产生粘连，影响关节运动，造成关节运动障碍，产生一系列症状。

（7）骨间的粘连：即骨与骨之间连接的筋膜、韧带和纤维组织之间的粘连，如胫腓骨间膜的粘连，尺桡骨间膜的粘连，腕关节内部韧带连接处的粘连等。

（8）神经与周围软组织的粘连：神经与周围软组织发生粘连或神经行经线路周围的软组织因为粘连对神经产生卡压，如神经卡压综合征、颈椎病、腰椎间盘突出症、腰椎管狭窄症、梨状肌综合征等疾病的症状、体征就是由此而引起的。

2. 瘢痕的本质

通过西医病理学的知识，我们知道损伤后组织的自我修复要经过炎症反应期、细胞增殖分化期和组织修复重建期才能完成。在急性炎症反应期和细胞增殖分化期后，损伤处会产生肉芽组织，其成分主要为大量的成纤维细胞，这些细胞分泌前胶原蛋白，在局部形成胶原纤维，最终，成纤维细胞转变为纤维细胞。随着胶原纤维大量增加，毛细血管和纤维细胞则减少，肉芽组织变为致密的瘢痕组织。3周后胶原纤维分解作用逐渐增强，3个月后则分解、吸收作用明显增强，可使瘢痕在一定程度上缩小、变软。在软组织（肌肉、肌腱、韧带、关节囊、腱周结构、神经、血管等）损伤的自我修复过程中，肌肉、肌腱纤维及关节囊等组织往往再生不全，而是由结缔组织修复占据主导地位。于是出现的瘢痕也不能完全吸收。从病理学的角度看，瘢痕大都是结缔组织玻璃样变性。病变处呈半透明、灰白色，质坚韧，纤维细胞明显减少，胶原纤维组织增粗，甚至形成均匀一致的玻璃样物。当这种瘢痕没有影响到损伤组织本身或者损伤周围的组织、器官的功能时，它是人体的一种自我修复的过程。然而，如果瘢痕过大、过多，造成了组织器官的功能障碍，使相关弓弦力学系统力平衡失调，从而成为一种病理因素，这时，就需要针刀治疗了。

3. 挛缩的本质

挛缩是软组织损伤后的另一种自我修复形式，软组织损伤以后，引起粘连和瘢痕，以代偿组织、器官的部分功能。如果损伤较重，粘连和瘢痕不足以代偿受损组织的功能，特别是骨关节周围的慢性软组织损伤，由于关节周围应力集中，受损组织就会变厚、变硬、变短，以弥补骨关节的运动功能需要，这就是挛缩。瘢痕是挛缩的基础，挛缩是粘连、瘢痕的结果。他们都因为使相关弓弦力学系统力平衡失调，从而成为一种病理因素。

4. 堵塞的本质

针刀医学对堵塞的解释是软组织损伤后，正常组织代谢紊乱，微循环障碍，局部缺血缺氧，在损伤的修复过程中所形成的粘连、瘢痕、挛缩，使血管数量进一步减少，血流量锐减，导致局部血供明显减少，代谢产物堆积，影响组织器官的修复，使相关弓弦力学系统力平衡失调，从而成为一种病理因素。

综上所述，通过对慢性软组织损伤的病理构架分析，我们可以得出以下结论。

（1）慢性软组织损伤是一种人体自我代偿性疾病，是人体在修复损伤软组织过程中所形成的病理变化。人体的自我修复、自我代偿是内因，损伤是外因，外因必须通过内因才能起作用，针刀的作用是帮助人体进行自我修复、自我代偿，针刀治疗的目标是恢复人体弓弦力学系统的力平衡。

（2）粘连、瘢痕和挛缩的组织学基础有一个共同的特点，它们的结构都是纤维结缔组织。这是因为纤维结缔组织是软组织中力学性能最强的组织。由此可以看出，人体对外部损伤的修复和调节方式是一种力学的调节方式，意在加强人体对异常应力损害的对抗能力。如果纤维结缔组织都不能代偿异常的力学损害，人体就会通过硬化、钙化、骨化来代偿，这就是骨质增生的机制。

（3）慢性软组织损伤的病理过程是以"点-线-面-体"的形式所形成的立体网络状病理构架。这一病理构架的形态学基础是人体弓弦力学系统。慢性软组织损伤后，该软组织起止点即弓弦结合部的粘连、瘢痕、挛缩和堵塞，会影响在此处附着的其他软组织，通过这些组织的行经路线即弦的走行路线向周围辐射，最终在损伤组织内部、损伤组织周围、损伤部位与相邻组织之间形成立体网状的粘连、瘢痕，导致弓弦力学系统形态结构异常，从而影响了相关弓弦力学系统的功能。

（4）内脏弓弦力学解剖系统的力平衡失调是引起慢性内脏疾病的重要原因。

六、脊柱慢性软组织损伤病因病理学理论对针刀治疗的指导作用

朱汉章先生通过对慢性软组织损伤类疾病及骨质增生疾病的病因病理学研究得出了动态平衡失调是引起慢性软组织损伤的根本病因，力平衡失调是引起骨质增生的根本病因。针刀通过切开瘢痕、分离粘连与挛缩、疏通堵塞，从而恢复动态平衡，恢复力平衡，使疾病得以治愈。也就是说慢性软组织损伤和骨质增生的病因病理是人体软组织和骨关节的运动功能受到限制。但针刀治疗与功能平衡的关系是什么？针刀治疗如何调节平衡？病变的粘连、瘢痕在什么部位？疼痛点或者压痛点就是粘连、瘢痕和挛缩的主要部位吗？针刀是通过什么方式去促进局部微循环的？针刀治疗脊柱相关疾病的机制是什么？一种疾病的针刀治疗点如何把握？多少个治疗点是正确的？一种疾病针刀治疗的疗程如何确定？在同一部位反复多次进行针刀治疗有没有限度？究其原因，根本问题在于平衡只是一个功能概念，针刀治疗与功能平衡之间缺乏一个物质基础，没有这个基础，针刀疗法就变成了一种无序化过程，一种无法规范的盲目操作，想扎几针就扎几针，哪里疼痛就扎哪里。

在《针刀医学原理》及第一版《针刀医学基础理论》中将针刀术视为盲视闭合性手术。对照《新华字典》上对"盲"的解释：盲就是瞎，看不见东西，对事物不能辨认。而针刀切割和分离的是人体的解剖结构。如果将针刀闭合性手术定性为盲视手术，就会给人一种针刀是在人体内"瞎扎乱捣"的感觉，那么谁还敢接受针刀治疗呢？这就导致了学术界和针刀医师都无法理解针刀治疗部位与疾病的内在联系，直接影响了针刀医学的纵深发展，限制了针刀医学与中医、西医界的学术交流，严重阻碍了针刀医学产业化进程。搞清楚人体弓弦力学系统受损是引起慢性软组织损伤的根本原因以后，针刀治疗的解剖部位及范围就迎刃而解了，针刀治疗就从盲视手术变为非直视手术，就能做到有的放矢，准确治疗，从源头上解决了针刀安全性的问题，对针刀医学的发展具有重要的现实意义和深远的历史意义。

综上所述，可以得出以下结论。

（1）根据慢性软组织损伤的网眼理论，针刀治疗应通过点、线、面、体进行整体治疗，破坏疾病的整体病理构架，针刀治疗的最终目的是恢复弓弦力学系统的力平衡，而不是仅以止痛作为治疗的目标。

（2）网眼理论将中医宏观整体的理念与西医微观局部的理念有机结合起来，既从总体上去理解疾病的发生发展，又从具体的病变点对疾病进行量化分析，对于制定针刀治疗慢性软组织损伤疾病的整体思路，确定针刀治疗的部位、针刀疗程以及针刀术后手法操作等都具有积极的临床指导意义。

（3）根据慢性软组织损伤的病理构架所提出的网眼理论将针刀治疗从"以痛为腧"的病变点治疗提高到对疾病的病理构架治疗的高度上来，将治疗目的明确为扶正调平，显著提高了针刀治疗疾病的治愈率，降低了针刀治疗疾病的复发率。

网眼理论是在人体弓弦力学系统的基础上，通过对慢性软组织损伤和骨质增生的病

因病理学理论的认识和总结所提出的整体构架理论，这个理论对于制定针刀治疗慢性软组织损伤疾病和骨质增生的整体思路，确定针刀治疗的部位、针刀疗程的长短、使用针刀的数量、针刀术后手法操作等都具有积极的临床指导意义。

第二节　脊柱骨质增生病因病理学理论

一、骨质增生概述

（一）西医学对骨质增生的认识

关于骨质增生病因学的研究在世界范围内已有半个多世纪的历史，比较被公认的理论认为骨质增生的病因是退行性变（所谓退行性变，就是指骨质老化）。人成年后随着年龄的增长，衰老是不可避免的，也是不可逆转的，所以退行性变的理论，把骨质增生定位为一种不可逆转的疾病，因此这种理论不能给临床提供治疗的帮助。另外退行性变的理论也不能完美地解释许多临床现象，比如有二十多岁的人就患了骨质增生，二十多岁的人怎么就老化了呢？所以世界医学界同仁，不断地探索骨质增生的真正病因，有的从骨化学方面进行研究，对增生的骨质进行化学分析，结果发现增生的骨质和人体正常的骨质的化学成分完全一样；有的从骨内压方面进行研究，用现代先进的仪器设备对骨质增生部位的内压进行测量，结果也未发现异常；还有许多专家对骨质增生的病因进行了各种各样的研究探索，最终都毫无结果。因此骨质增生的病因成了一个世界之谜。由于骨质增生的病因搞不清楚，所以骨质增生所造成的疾病，也就成为一种无法治愈的疾病，有的人甚至把它比喻为不死的"癌症"。

（二）中医学对骨质增生的认识

骨质增生属中医的"痹证"范畴，亦称"骨痹"。《素问·长刺节论》云："病在骨，骨重不可举，骨髓酸痛，寒气至，名曰骨痹。"中医认为本病的发生发展与肝肾亏虚、外伤与劳损、感受风寒湿邪、痰湿内阻、瘀血阻络等有关。

（1）肝肾亏虚：中医认为"肾主藏精，主骨生髓"，若肾精充足则机体强健，骨骼外形及内部结构正常，且可耐劳累及一般伤损。而"肝主藏血，主筋束骨利关节"，肝血充足则筋脉流利强劲，静可保护诸骨，充养骨髓；动则约束诸骨，免致过度活动，防止脱位。若肾精亏虚，肝血不足，则骨髓发育异常，更兼筋肉不坚，荣养乏源。久之关节在反复的活动过程中，可渐渐地受到损害而过早过快地出现退变。

（2）外伤与劳损：一时性承受超强度的外力，包括扭、挫、撞、跌等，或长时间承受超强度的外力劳损，如特定状态下采取不正确姿势持续紧张地劳作等，都可造成关节的急性或慢性损伤，以发生在颈、腰段脊柱及髋、膝、踝等负重关节较多。当这些外力作用于上述部位时，可引起受力最集中的关节局部发生气血逆乱，严重的导致筋损骨伤、血流不循常道而溢于脉外形成瘀血凝滞，造成关节骨骼结构受损，失去滋养，久之，退行性疾病便会出现。

（3）外感风寒湿邪：感受风寒、久居潮湿之地、冒雨涉水等，外邪乘隙侵犯肌表经络，客于关节、筋骨，可引起气血运行阻滞，经脉阻痹，筋骨失养，渐成骨痹。

（4）痰湿内阻："肥人多痰湿"，故体胖之人易患本病，肥胖之体，多阳虚湿盛，湿聚成痰，随经流注于关节部位；又体胖之人可加重关节之负重，二者均可造成关节局部血运不畅、筋骨失养，久则成痹。

（三）针刀医学对骨质增生病因病理的认识

过去的研究忽略了"力"在人体内的重大作用，更忽略了"力"在骨质增生发生当中的重大作用。针刀医学从人体力学解剖结构入手，提出了人体内存在一个以骨连结为中心的力学传导系统——人体弓弦力学系统，通过研究人体弓弦力学系统的力学特性，以及关节面和软组织的附着点在长时间持续高应力作用下的变化过程，发现一切骨质增生实际是由骨关节周围软组织的高应力所造成的，骨质增生是软组织损伤所造成的骨关节力平衡失调。所以提出了骨质增生的根本原因是"骨关节力平衡失调"，是慢性软组织损伤在骨关节的特殊表现形式的新理论。并且研究了人体内不同的异常力学状态（压力、拉力、张力）所造成骨质增生的不同情况，同时证明这些骨质增生的特点都是符合力学规律的（即力的三要素，作用点、方向、大小），这就全面地揭示了骨质增生病因的本质是"骨关节力学平衡失调"。这一理论的建立，不仅揭开了骨质增生病因病理学之谜，更重要的是对治疗骨质增生疾病找到了根本的出路，那就是恢复人体内骨关节周围软组织的力学平衡。针刀医学全面系统地阐述了恢复人体内骨关节周围软组织的力学平衡的方法和治疗原则，并且创造了一整套的治疗各种部位骨质增生的具体操作方法，已使数以百万计的骨质增生患者恢复了健康。

二、人体对脊柱异常力学状态的调节和适应

（一）人体的异常力学状态表现方式

人体内正常的力学状态对人的生命活动具有重大的意义。但是，任何事物都有两面性。当人体内的力学状态出现异常时，"力"对人的生命活动就会产生不良影响，甚至引起严重的疾病。人体的异常力学状态表现方式为力的作用点、力的方向、力的大小的改变。

通过人体弓弦力学系统，我们认识到，人体的力学传导是通过骨连结进行的。不管是直接骨连结还是间接骨连结，它们的功能都是进行力的传导。单关节弓弦力学系统就是人体内最小的力学传导系统。它是一个密闭的力学解剖系统，同时传导三种力，即压应力、拉应力和张应力。

（二）人体对异常应力的三种自我调节方式

人是有生命的活体，人体内一切组织结构的力学状态都是为生命活动服务的，当这些组织结构的力学状态发生改变时，就会对人的生命活动产生影响甚至破坏。这时人体就会发挥自己生命的本能，对影响或者破坏生命活动的力学状态进行调整或对抗，使这种影响和破坏的程度尽量地降低或者是消失，只有当这种影响和破坏的程度完全超越了人体自身的调整和对抗的能力时，人体的这种自身调节和对抗的能力才无法发挥作用，这时人体的生命活动必将遭受严重的破坏甚至死亡。

下面以关节为例，阐述人体对异常的应力的调节过程。一个关节同时受到张应力、压应力和拉应力的共同作用。三者之间既有区别，又有联系，不可分割。构成关节的骨骼主要承受压应力，关节周围的软组织（关节囊、韧带、筋膜）主要承受拉应力，关节内的滑液主要承受张应力。正常情况下，三种力相互平衡、相互渗透、相互制约，共同维持正常的关节位置及关节的运动功能。一旦其中一个应力发生改变，就会影响关节的整体力学环境，最终导致三个应力平衡失调，引起关节功能障碍。

绝大多数情况下，关节的损害都是从软组织开始的，根据人体弓弦力学解剖系统理论分析，弓弦结合部及弦的行经路线是应力的集中点，是最容易损伤的。临床上也是如此，外力首先损伤软组织，如肌肉、韧带、筋膜、关节囊，造成关节软组织的拉力平衡失调，出现局部软组织损伤出血、水肿、功能障碍、代谢产物堆积等，人体在损伤的同时就会进行自我修复和自我调节，首先动员体内凝血机制止血，同时在局部产生炎症样改变，最终通过粘连、瘢痕和挛缩形成纤维结缔组织代偿软组织所丧失的力量。如果是轻微损伤，粘连、瘢痕和挛缩的纤维组织就会逐渐转变成为正常组织，恢复软组织的拉力平衡，短时间内完全恢复正常。如果损伤重，就会遗留部分粘连、瘢痕和挛缩的组织，软组织的拉力平衡不能恢复，随着病情的发展，在弓弦结合部（软组织在骨骼的附着处）的粘连、瘢痕和挛缩组织逐渐增加，当这些纤维结缔组织达到一定的面积和体积，超过人体自身的代偿和调节能力时，就会牵拉关节两端的骨骼，导致关节间隙变窄；此时就不单单是软组织的问题了，关节间隙的变窄，会使骨骼承受更大的压力，如果人体不对其进行调节，就会引起关节面的破坏，导致关节强直。此时人体动员另一种力学调节方式，即通过分泌大量滑液，达到润滑关节软骨的目的，在临床上，就会表现为关节积液。但大量的滑液又会产生巨大的张力，使周围的软组织承受更大的拉力，粘连、瘢痕和挛缩进一步加重。由于人体的代偿和调节能力是有限的，当超过人体正常的代偿能力和调节能力，人体就会通过将软组织变硬，甚至骨化来代偿，如果还不能代偿和调节异常应力，就会发生关节强直，以牺牲关节功能的代价来维持人体的生命活动。

综上所述，人体对异常力学损伤有三种调节方式。

第一种，将被异常力学状态所影响和破坏的组织结构和生理功能通过自我调节功能进行纠正，使人体的组织结构和生理功能恢复正常，这样既不会造成疾病也不会产生新的病理变化而造成另一种疾病，是最佳的结果。

第二种，对被异常力学状态所影响和破坏的组织结构和生理功能进行对抗性的调节，即用增生、硬化、钙化、骨化和组织重建来对抗被异常力学状态所破坏的组织结构和生理功能，并阻止这种异常力学状态的继续影响和破坏作用，这是在没有纠正异常力学状态的情况下的自身保护性调节。如人们在劳动时，双手握镐柄，时间长了，手掌接触镐柄的部位就会长出老茧。老茧是什么？是角质。这些角质就是人体代偿作用的结果。手掌通过角质增生的方式来抵抗磨擦，否则手掌这些部位的表皮就会被镐柄磨破。但是这种调节容易造成新的病理因素，形成新的疾病。如骨质增生、肌肉增生和各种软组织硬化、钙化、骨化，都是这种对抗性调节的结果。

第三种，当异常的力学状态对人体的组织结构和生理功能产生较大强度的破坏时，以上两种调节方法已经无效，人体则被迫采取第三种调节方法，即使其适应的调节方法，这种适应性的调节方法中间有时也夹杂着对抗性的调节。这种适应性的调节可以理解为人体的一种无可奈何的选择，因为这种调节只能保持一部分组织结构和生理功能不被破坏，但另一部分组织结构和生理功能将被破坏。

（三）人体对异常力学状态的适应

当异常的力学状态对人体的组织结构和生理功能产生较大强度的破坏，人体的自我调节功能长时间不能使其纠正时，人体则发挥另一种调节功能，使其逐渐适应，这也是人体避免进一步损伤的一种调节。这种调节可使人体相应地组织器官相对地保留一部分生命活动中必需的功能，这也可以说是人体对异常力学状态所造成的破坏无能力纠正时的一种对策。

比如，肱骨大结节骨质增生以及三角肌钙化等，均是人体为了适应异常应力，通过钙化和骨化进行代偿的结果。其根本原因仍在软组织，而并非骨组织自身出了问题，所以无论是针刀的诊断还是治疗都应该从软组织入手，而不是将增生的骨组织切除。

了解人体对异常力学状态的适应性调节，对临床和科研都是十分重要的。因为懂得适应性调节这个道理，就能够知道那些组织结构和生理功能的异常改变是人体自我适应性调节的结果，就知道该怎样处理了，而不会盲目地蛮干。在进行科学研究的时候，懂得了人体有自身适应性调节的生理功能，就知道从何入手来研究有关问题，而不会走弯路。

过去人们恰恰就因为不懂人体有自我适应性调节的生理功能，对有些疾病制定了一些非常不恰当的治疗方案，使这些疾病治疗后还不如治疗前，甚至造成终身残疾或死亡。并且对一些疾病进行病因病理的研究时花费了大量的人力、物力，而收效甚微。

三、脊柱骨质增生的病因

骨质增生或称为骨刺，为临床常见的疾病。对它的发病原因，普遍说法都是退行性变，所谓退行性变就是骨骼老化退变。但是这一理论无法解释许多临床现象，如很多年轻人腰椎、颈椎、踝关节、肩关节等部位都可能有骨质增生现象，这怎么能是老化退变呢？又如许多患风湿性关节炎或类风湿关节炎的病人，他们的关节常有骨质增生，这也和老化退变联系不起来。如果把骨质增生作为一种疾病，那么有好多中年人骨质增生很严重，但并无临床症状，这也无法解释。

那么骨质增生的根本原因到底是什么呢？通过多年的大量临床观察，并运用生物力学原理对骨质增生的病因进行研究，我们发现临床的骨质增生大多都与以下几种软组织损伤或者疾病有关。

（一）软组织损伤与骨质增生的关系

1. 关节附近有软组织损伤、软组织挛缩

关于关节附近有软组织损伤，这种损伤大都是慢性的，或急性损伤后的慢性期。慢性软组织损伤中肌肉、韧带挛缩是常见的一种病理变化。挛缩的肌肉、韧带长期处于紧张状态，导致它们受到超常拉力的牵拉，引起肌肉或韧带损伤，甚至少量的肌纤维将被拉伤、拉断。每块肌肉或韧带在被牵拉状态下，两端的肌腱及其附着点是应力最集中的地方，所以在肌肉长期被牵拉的过程中，两端的肌腱及其附着点就有可能被拉伤。这时候人体的代偿机制为了加强肌腱和附着点处的强度，避免它们被损伤，就将大量的钙和

磷输送到这儿来，形成了骨刺或肌肉钙化、骨化。

2. 关节扭伤后遗症

关节扭伤，即中医所说之"骨错缝"。首先是关节周围软组织（包括肌肉、韧带、筋膜、关节囊）的损伤，如果未得到恰当治疗，必然造成关节内的力平衡失调，进而引起关节错位。

从关节的形态结构观察，人体任何一个关节都不是平面相连，关节面都是凹凸不平的，但相对的关节面都很吻合。就像每个人的上下牙齿一样，很少是以平面相接触的，大多是长短不齐、厚薄不一、前后倾斜的，但是一咬合的时候，都是很吻合的，如不吻合，就不能咀嚼东西。而且正常情况下，关节所承受的压力仅在很小的范围内变化，分布于关节面每一个单位面积上的压力也相对稳定。

当关节骨错缝后，关节就不那么吻合了，有些地方负重增加，有些地方负重减少，甚至不负重了，然而关节承受的压力并没有变，甚至还有增大，负重区受力的量就大幅度增加。关节面的每一部分所能承受的最大压力是一个常数，不能承受增加部分的压力。由压强公式可知，压力不变，受力面积越小，压强越大。骨错缝以后，关节内的受力面减少了，压力没有变，受力部分的压强增高了，关节软骨不能承受，必将有大量的软骨细胞被压坏、压死。所以，关节错缝移位不需很大的距离，只要移动 0.5mm 以上的距离，就足以造成上述结果。如将任何一个人的下颌骨向任何方向移动 0.5mm，上下两组牙齿就不能吻合。关节错缝与这个道理是一样的。

引起关节力平衡失调的原因是骨关节周围软组织损伤。外力首先损伤软组织，然后引起骨组织的损伤。这里需要说明的是除了巨大的直接暴力快速对人体的损伤可直接导致骨折、脱位外，绝大部分损伤都是从软组织损伤开始的。软组织损伤后，人体通过粘连、瘢痕和挛缩进行代偿和调节，在调节过程中，骨关节周围软组织的粘连和瘢痕就会引起关节的位置发生改变，导致关节错位，如果超过其代偿限度，人体会通过硬化、钙化、骨化的方式来代偿异常应力，钙化、骨化在影像学上就表现为骨质增生（骨刺）。Wolff 定律也支持这个观点。Wolff 定律指出，骨骼的生长会受到力学刺激影响而改变其结构。用之则强，废用则弱。

以上从各个方面、各个角度的分析论证，只能得到这样的结论：扭伤的关节，发生骨质增生是"骨关节力平衡失调"引起的。也就是说骨质增生的根本原因是"力平衡失调"，用这个理论可以圆满解释临床上所有骨质增生这一病理现象。

3. 单独的、较大的一个骨刺生长部位，必定是某一软组织的附着处

一个孤立的骨刺生长部位，必定是某一肌肉或韧带的附着处。如跟骨骨刺总是位于跟骨结节上跖长韧带和跖腱膜的附着点上。根据上述观点，马上可以认定这一肌肉、韧带必然是挛缩变性，处在紧张的牵拉状态。采取治疗措施将肌肉和韧带的紧张牵拉状态一解除，症状即可消失。治愈后，经长时间观察，骨刺也自然变钝、变小。

4. 脊柱骨质增生

发生在颈、胸、腰椎的骨质增生是不是退行性变呢？也不是，仍然是个力学问题。

人体的重量需要骨组织来承担，但力学的传导则必须通过软组织（肌肉、韧带、筋膜、关节囊）来进行。人是一个复杂的力学结构生命体。既是生命，就会随着时间的推移，逐渐衰老。而人体的组织尤其是承担体重的脊柱骨组织与其周围的软组织长期持续

受到重力的影响，脊柱周围的软组织会首先产生疲劳性损伤和积累性损伤，人体通过对异常应力的三种自我调节，最终产生骨质增生。而骨质增生的部位也正是弓弦结合部（软组织在骨组织的附着处）。因为弓弦结合部是应力集中的部位。

一般来说，脊柱骨质增生都没有临床症状。一方面是因为脊柱的关节多，力学传导的方式也相应很多，而骨质增生的过程是一个很漫长的过程，在这个过程中，人体已经适应了这种异常的环境。另一方面是因为骨质增生已经代偿了异常的应力，所以没有临床表现。如果超过了人体的代偿和调节能力，就是病态了。脊柱骨质增生的特点是，骨质增生可以出现在颈、胸、腰部任何脊柱节段。

（二）风湿性疾病与骨质增生的关系

类风湿关节炎或风湿性关节炎关节周围常常有骨质增生出现。这两种病，如果得不到正确的治疗，关节周围的软组织就会由于炎性渗出、水肿、坏死，同样导致关节内三种力学平衡失调，最后引起骨质增生。可见，疾病所引起的骨质增生的原因仍然是"力平衡失调"而不是关节炎本身。

（三）骨质增生的病因是骨关节力平衡失调

对人体力学解剖结构和人体对异常应力的调节机制的研究，以及对以上软组织损伤和疾病在临床所出现的骨质增生现象的分析都表明，不管情况千变万化，得出的结论都是一个："骨关节力平衡失调"是骨质增生的根本原因。搞清了这样一个根本病因，对于从根本上解决这类疾病意义极大。可以根据这个根本病因研究出正确的治疗措施，使这一大类疾病的治疗问题迎刃而解。骨质增生有症状的称为骨质增生性疾病，属于临床上需要积极治疗的范围；而没有症状的就不是骨质增生性疾病，也就没有必要去治疗它。

（四）骨质增生的本质

1. 骨质增生是人体力平衡失调的结果

力有三个要素：大小、方向、作用点。这三个要素缺一都不能称之为力，没有无方向的力，没有无作用点的力，也没有无大小的力。骨质增生也是有方向、大小和作用点的。骨质增生的作用点：均发生在弓弦结合部（软组织在骨骼的附着处）。骨质增生的纵轴方向：沿着弦的行经路线生长。骨质增生的大小：根据人体自身的条件（性别、年龄、身高、胖瘦等）不同，所受外力损伤的程度不同、部位不同，骨质增生的大小、形状也是不同的，如鹰嘴形、钳夹形、圆锥形等各种不同的形状。

2. 骨质增生是人体代偿的产物

骨质增生的本质是骨关节周围软组织受到异常应力后，人体通过粘连、瘢痕和挛缩这些代偿方式已不能对抗异常应力的情况下，启动的第二套代偿调节机制。其病理基础是弓弦结合部的软组织的力平衡失调，病理发展过程是硬化→钙化→骨化。

3. 骨质增生是慢性软组织损伤在骨关节的特殊表现方式

综上所述，骨质增生（骨赘）是为适应软组织损伤后所产生的异常应力改变而发生的，它既是生理的，又可转为病理的；它既可以使增生部位稳定性增加，也可能成为对周围神经、血管等重要器官产生刺激和压迫的因素。而当消除骨关节周围软组织的异常高应力后，骨质增生则可缩小或甚至完全吸收。

四、脊柱骨质增生的病理机制

（一）骨质增生的三个病理阶段

骨质增生形成的过程可分为三个阶段：硬化、钙化和骨化。

1. 硬化

当骨关节周围软组织受到异常应力，人体通过粘连、瘢痕和挛缩都不能与之对抗时，就会通过将软组织的结构变硬对抗这种力，这就是硬化阶段。

2. 钙化

当软组织的硬化仍然抵抗不了这种持续的强大异常应力，人体就将采取进一步的对抗措施，进一步加强软组织的强度，以求不被进一步损伤。于是大量的钙质被输送到该软组织应力最集中的地方，使软组织钙化，此处的软组织的强度就进一步加强了。这就是软组织的钙化阶段。

3. 骨化

当钙化都对抗不了这种日益加强的应力，人体就会在应力最集中的部位，使已经钙化的软组织骨化。这就是软组织的骨化阶段，也就是第三阶段。

（二）骨质增生的病理过程

骨关节周围软组织损伤后，人体首先通过粘连、瘢痕和挛缩对损伤软组织进行自我修复，当异常力学状态已超过人体的代偿限度，无法纠正时，人体就会采取对抗性调节的对策。如上文所述，这种对抗性调节有三个阶段。第一阶段，当软组织受到超过正常的应力影响时，人体首先采取的对抗措施是让受损的软组织本身通过增生产生大量的强度大、弹性小的新的肌肉纤维，使该软组织变粗（肌肉）、变窄（筋膜、韧带）、变短（也就是挛缩），使这种超常的应力不能再继续损伤该软组织，这就是软组织的硬化阶段。如果这种对抗措施仍然抵抗不了这种持续的强大的应力，人体就将采取进一步的对抗措施，把大量的钙质输送到该软组织应力最集中的地方，使软组织钙化。这就是钙化阶段，也就是第二阶段。如果这种对抗措施依然抵抗不了这种日益加强的应力，人体就会采取更进一步的对抗措施，在应力最集中的部位生成许多新的骨细胞，并调动一切有关因素使骨细胞迅速分裂，使该处软组织骨化。这就是软组织对抗异常应力的骨化阶段，也就是第三阶段。

五、脊柱骨质增生病因病理学理论对针刀治疗的指导作用

由于目前临床上大多是以退变理论为指导，认为疼痛是骨质增生本身造成的，所以对骨质增生的治疗主要是针对骨质增生本身的局部治疗。如理疗、药物止痛、开放性手术切除骨刺等，但疗程长、后遗症多，且疗效有限。

针刀医学关于骨质增生的病因病理学理论明确了骨质增生的发生发展规律，为针刀治疗奠定了形态病理学基础。针刀治疗就是通过松解相关弓弦结合部的粘连、瘢痕，达到恢复骨关节的力平衡的目的。

以颈项部为例，根据针刀医学对慢性软组织损伤及骨质增生的认识，当弓弦结合部及弦的应力集中部位形成粘连、瘢痕时，如果应力持续存在，机体就会通过颈项痛来发

出警示，这时并没有出现钙化或骨化，但患者已有临床表现。如果还不加以重视，随着受损程度不断加重，人体就会启动另一种修复和调节方式对异常应力集中部位进行代偿，即硬化、钙化、骨化，也就是我们在临床上看到的项韧带钙化、骨化等。

　　了解人体在软组织受到异常应力时进行对抗调节的三个阶段，对于相关疾病的临床诊断和治疗是极有意义的。当看到软组织硬化时，就知道这是人体进行对抗性调节的开始阶段；当看到软组织钙化时，就知道这是人体进行对抗性调节的中间阶段；当看到软组织骨化时，就知道这是人体进行对抗性调节的最后阶段。这使治疗时能采取一个恰到好处的治疗方法，既不会治疗过度，也不会治疗不及，既将病治好又不会给人体造成不必要的损伤。

　　在针刀的治疗中，对于不同的阶段，方法也不尽相同，但治疗的宗旨是相同的，均是对软组织进行松解，而非针对增生的骨组织，并且松解的部位大同小异，都是其应力集中点。不同之处在于，病情轻，则针刀松解的部位相对较少、针刀相对较小、手法相对较轻；病情重，则针刀松解的部位相对较多、针刀相对较大、手法相对较重。具体的操作在此不再赘述。总之，方法均为目的服务，而针刀治疗的目的就在于松解彻底，恢复力学平衡。

第三节　针刀治疗理论与经筋理论的关系

1. 经筋理论概述

　　《灵枢·经筋》对十二经筋进行了详细的描述。"肌肉解利"是经筋的生理常态，经筋病主要分为筋急、筋纵和特殊经筋病。其中筋急为病多表现为十二经筋的痹症，以经筋牵掣、拘挛、疼痛、转筋、强直、关节运动障碍为主要特征。一般的观点认为经筋包括神经和肌、腱、腱周结构、筋膜、韧带、关节囊等软组织，筋急为病多为软组织损害。经筋病按病位划分可分为经筋所过局部的经筋本身病候与内脏病候，《灵枢·经筋》首先提及手足六筋病——经筋所过部位支转筋痛的局部病候，其中阴器扭痛、舌卷、耳中鸣痛等亦属于经筋所过的局部病症，此外在手三阴筋病中还出现了胸痛息贲、胁急吐血、伏梁唾血脓等内脏病候。

2. 针刀治疗理论与经筋理论的关系

　　通过对经筋理论的深入探讨以及临床经验的总结，针刀医学提出软组织在人体内占有重要地位，以软组织改变为切入点横向看待疾病的发生和发展并以针刀软组织松解术为手段治疗疾病。针刀医学认为软组织纤维化、增生、肥厚等多种原因可引起软组织的形态、功能和力学状态发生变化，如长度缩短、相对运动受限、张力增高或者腔隙内压增高等异常改变。软组织异常力学改变能够对局部和外周产生影响。①对局部的影响：过高的软组织张力或腔隙内压，造成局部组织慢性缺血性损害而引起疼痛。②对外周的影响：这些异常改变也能通过影响病变软组织附近的神经、血管、骨关节、特殊器官等参与某些疾病的发病过程。针刀疗法通过对病变软组织的微创松解可以解除其对神经、血管、骨关节等组织器官的影响，达到治疗疾病的目的。越来越多的研究显示软组织改变可参与某些疾病的发病过程。例如，纤维化的软组织带来的缺血和牵张刺激使局部神经末梢敏感性增高，这是软组织压痛点和痛性结节形成的原因之一；周围神经卡压综合征的重要原因之一就是软组织改变，可通过针刀手术切开减压治疗；牵系学说认为椎动脉型颈椎病的发病机制与椎动脉周围的纤维粘连带有关，由于反复的急慢性损伤形成的颈椎周围软组织粘连，可导致颈椎错位，引起椎动脉扭曲，产生相应的临床症状，也可采取针刀手术松解颈段粘连；髌外侧支持带挛缩可改变髌股关节力线，与髌股关节骨性关节炎关系密切，针刀手术同样可以通过松解外侧支持带达到治疗目的。

3. 针刀松解部位的选择与"以痛为腧"的关系

《灵枢·经筋》强调"以痛为腧"，即在疼痛点、痛性结节或者条索点进行治疗，收到良好的效果。可见"以痛为腧"是治疗经筋病的基本原则之一，但"以痛为腧"的治疗有效率高而治愈率低的现象普遍存在，而且由于经筋的解剖定位不清，极大地阻碍了经筋理论的发展和临床应用。针刀医学在研究经筋理论的基础上，提出了疾病的形成不是一个点的问题，而是通过人体弓弦力学系统在病变部位形成以点成线、以线成面、以面成体的立体网络状的病理构架。痛点只是治疗点之一，更重要的是要破坏疾病的病理解剖构架，才能治愈疾病。

4. 针刀治疗与经筋刺法的关系

针刀治疗是采用针刀将病变的软组织切开松解，使病变软组织减张减压或延长长度，破坏疾病的病理构架，解除其对血管、神经、骨关节的影响。

针刺治疗经筋病的方法可分为火针治疗、多针刺、单针多向刺等。《灵枢·经筋》反复提到"燔针劫刺，以知为数，以痛为腧"，指出经筋挛急疼痛可用火针治疗。一般认为火针治疗具有针和灸的双重作用，可振阳气、通经络、行气血、散风寒。火针治疗有软组织松解作用：第一，火针直径较粗，甚至有三头火针，因此火针治疗形成的伤口较大，软组织松解效果比毫针好；第二，高温具有扩大伤口和止血作用，外科手术用的电刀就是通过高频电流加热，实现对组织的分离和凝固，从而起到切割和止血的作用。多针刺是在病变局部用多支毫针刺入，一般认为可增强刺激，促使针感放射传导。《灵枢·官针》记载有傍针刺、齐刺、扬刺等刺法，是治疗经筋病的常用手法。一般认为单针多向刺可扩大刺激范围，加强针感，有关刺法为恢刺法、分刺法、合谷刺法等。

针刀与针刺治疗的相同点在于两者都是作用于人体软组织，两者的不同点为：针刺治疗以得气为主，达到疏经通络的目的，而针刀治疗点是明确的人体解剖结构；针刺是以点的刺激治疗病变，针刀是以短线切开、松解病变软组织；在针法和刀法操作方面也不一样，针刺可以针尖为圆心顺向或反向捻转，达到补泻目的，而针刀不行，因为针刀刃的作用是切割，针刀刀法操作必须与重要神经、血管走行方向一致，不能随意捻转，否则就可能切断神经、血管，造成医疗事故。如合谷刺法通过一个针孔向不同的方向刺入，以得气为有效；针刀提插刀法也可以通过一个针孔向不同方向进行切割，但必须搞清楚刀下的组织结构，是筋膜、肌肉、韧带还是关节囊？根据不同的病变切割不同的解剖组织，才能达到治疗目的。

针刀治疗是对上述经筋病刺法的发展。首先，针刀治疗将经筋理论中的病变定位从"以痛为腧"的病变点治疗提升到对疾病病理构架治疗的高度上来。其次，针刀治疗以人体解剖结构为基础，将针刺法中某些模糊的概念进行了解剖学的量化。如《针灸大成·火针》云："切忌太深，恐伤经络，太浅不能去病，惟消息取中耳。"何为太浅？何为太深？到达什么层次为适中？与人体的解剖关系是什么？针刀治疗正是在人体弓弦力学系统的基础上，对疾病进行准确定位，并确定针刀需要松解的人体解剖结构。根据病情对病变部位的不同软组织如筋膜、韧带、肌肉、关节囊、滑囊等分别进行松解或者切割。这对进一步研究经筋理论提供了解剖形态学基础。

综上所述，如果说针刀医学有什么创造性、突破性的建树，那是在吸收老一辈专家开辟的中医现代化道路的结晶基础上的必然结果。针刀医学的主要内容之一，就是将中医学现代化，而且是从基础理论方面使之现代化。

由此，针刀医学关于中医现代化的研究并不是笔者心血来潮，而是历史的要求，时代的必然，要将中医现代化也不是笔者妄自空想，而是有它客观的条件作基础的。也就是说，针刀医学关于中医现代化的研究，是在中医现代化有其历史必然趋势的背景下，并有充分性、现实性的条件下开始和成形的。

第五章

强直性脊柱炎的病因病理及诊断

第一节　强直性脊柱炎的病因病理

一、概述

强直性脊柱炎（AS）以往曾被认为是类风湿关节炎的中枢型，因它有不同程度的韧带、肌肉、骨骼的病变，也有自身免疫功能的紊乱，所以又将其归为自身免疫功能障碍性疾病。还有一部分患者有家族史，与遗传有关。直到 1966 年世界风湿病会议才将该病从类风湿关节炎中分出，作为一个单独的疾病。病变主要累及骶髂关节、脊柱及其附属组织，引起脊柱强直和纤维化，造成脊柱僵硬、驼背，髋关节、膝关节屈曲型强直，并可有不同程度的眼、肺、心血管、肾等多个器官的损害。强直性脊柱炎以青年男性多见，20 岁左右是发病的高峰年龄。疾病早期往往缺乏特征性临床表现，被误诊为类风湿关节炎、腰椎间盘突出症、腰肌劳损等病者并不鲜见。延误治疗或治疗不当，可造成终身残疾。因此，对该病要做到早诊断、早治疗，以最大限度降低致残率，提高生活质量。针刀医学对本病的病因病理有着全新的认识，并在临床上取得了良好的治疗效果。

二、病因病理

1. 病因

强直性脊柱炎的病因目前尚不明确，其与类风湿关节炎之间的关系，是两种疾病或是一种疾病的两种表现，学界意见尚不一致。但主要的观点是认为强直性脊柱炎与类风湿关节炎有原则性的区别。关于两者在病因病理方面的区别，详见表 5-1。

表 5-1　强直性脊柱炎与类风湿关节炎的区别

	强直性脊柱炎	类风湿关节炎
好发性别	男性	女性
好发部位	富有坚强韧带、肌腱附着的骨突起部分	富有滑膜的关节
病理变化	韧带骨化	滑膜增生

续表

	强直性脊柱炎	类风湿关节炎
结局	骨性强直	纤维性强直
皮下结节	无	有
类风湿因子	多阴性	多阳性
溶血性链球菌凝集反应	多阴性	多阳性

关于强直性脊柱炎的病因虽有多种学说，但迄今仍不十分清楚，西医对本病病因及发病机制的认识主要有以下几种。

（1）感染学说：过去认为本病直接或间接与细菌、病毒等感染有关。不少病例因感冒、扁桃体炎等感染引起。但从患者齿、鼻旁窦等病灶所分离出来的细菌种类很不一致，患者血液、关节中也从未培养出致病菌株。用大量抗生素消除感染病灶对症状和病程发展并无直接影响。也有人提及 A 组溶血性链球菌与本病发生有关，但并未能提出充分有力的证据。

（2）自身免疫学说：起病时关节腔内有感染原侵入，作为抗原刺激骨膜或局部淋巴结中的浆细胞，产生特殊抗体。另一方面，抗原–抗体复合物能促进中性粒细胞、巨噬细胞和滑膜细胞的吞噬作用，吞噬抗原–抗体复合物成为类风湿细胞。为消除这种复合物，类风湿细胞中的溶酶体向细胞内释放出多种酶（如葡萄糖酶、胶原酶、蛋白降解酶），细胞一旦破裂，这种酶外流，导致关节软组织滑膜、关节囊、软骨、软骨下骨质的破坏，从而引起局部病变。

（3）其他：内分泌失调和代谢障碍学说认为本病的性别差异也许与内分泌有关；神经学说认为本病为中毒性神经营养障碍，但不能证实；遗传学说认为强直性脊柱炎较类风湿关节炎更具有明显的遗传特点，国内外有文献报道本病为遗传性疾病，认为亲代有 HLA-B27 抗原时，子代一半人具有 HLA-B27 抗原，所以强直性脊柱炎具有明显的家族性和遗传性；其他如寒冷、潮湿、疲劳、营养不良、外伤、精神创伤等，也常常是本病的主要诱发因素。

2. 病理

（1）强直性脊柱炎的起始阶段（如图 5-1A、B 所示），滑囊与骨的连接处（箭头所示）有炎性改变，并伴有骨侵蚀和骨的形成；其后（如图 5-1C 所示），关节边缘部分由于滑囊的骨化而"搭桥"（箭头所示）；最后（如图 5-1D 所示），软骨下骨化（空心箭头所示）可形成更严重的关节间强直。

（2）针刀医学认为，强直性脊柱炎的根本病因是有关电生理线路的功能紊乱，使自身免疫力下降，导致细菌、病毒感染后无法彻底将其清除。在自身代谢机制的作用下，关节炎性渗出，使周围软组织遭到破坏，造成粘连、挛缩、代谢障碍，渗出液无法排出，使关节囊内产生巨大的张力，软组织进一步变性，形成钙化、骨化，最终形成中轴关节的完全强直。

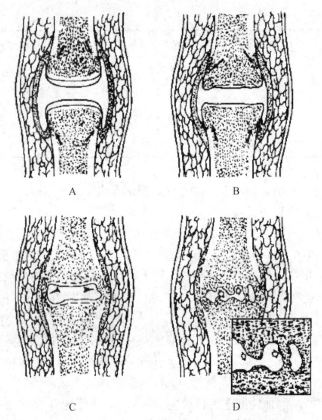

图 5-1　强直性脊柱炎滑囊骨化过程示意图

第二节　临床表现与诊断标准

一、临床表现

强直性脊柱炎的特征病理改变为附着点或肌腱端病损，炎症主要集中在肌腱、韧带和筋膜与骨的连接处。脊柱周围韧带的慢性炎症使韧带硬化，骨赘形成并纵向延伸，在2个相邻的椎体间连接形成骨桥。椎间盘纤维环与骨连接处的骨化使椎体变方，脊柱呈"竹节状"。同时，脊柱骨突关节与肋椎关节的慢性滑膜炎引起关节破坏，发生纤维化或骨化。上述病变由下而上或由上而下发展，最终使脊柱强直，活动受限。周围关节的病变主要为滑膜炎。

1. 骨骼表现

强直性脊柱炎主要累及骶髂关节、脊柱和外周关节。

（1）骶髂关节：90%的强直性脊柱炎患者病变首先累及骶髂关节，双侧对称，出现持续或间歇性的腰骶部或臀部疼痛，可向大腿及腹股沟放射。往往伴有晨僵。症状轻重差异很大，有的患者仅感腰部隐隐不适。体检发现直接按压或伸展骶髂关节时患者疼痛。

（2）脊柱：大多数患者症状隐匿，呈慢性、波动性，病变可停止在骶髂关节，少数患者则出现进行性发展累及脊柱。一般从腰椎向上至胸椎和颈椎，约 3%的强直性脊柱炎患者先累及颈椎，再向下发展。也有相当一部分患者首发症状在背部。腰椎受累时患者常主诉下背部疼痛及腰部活动受限。体检可发现患者腰部前屈、后仰、侧弯、转身等动作均受限。腰椎棘突压痛，椎旁肌肉痉挛，晚期可萎缩。脊柱活动度可用改良 Schober 试验测量。即患者直立，以两髂后上棘连线的中点为起点向上10cm（也可再向下5cm）做一标记，测量此二点之间的距离，令患者弯腰（双膝直立），再测此两点间的距离，若增加小于 2.5cm 为异常。胸椎受累表现为背痛、前胸痛，胸廓扩张度受限。此时用软尺测量第 4 肋间隙水平（妇女乳房下缘）深呼气和深吸气之间胸围差，强直性脊柱炎患者常常小于 2.5cm。颈椎受累出现颈部疼痛，头部固定于前屈位，抬头、侧弯和转动受限。患者直立靠墙，枕骨结节与墙之间的水平距离即枕墙距，正常人为 0，患者常大于 0。晚期整个脊柱完全强直，僵硬如弓，给患者生活和工作带来极大不便。

（3）外周关节：30%以上的患者有周围关节症状，尤以青少年发病的强直性脊柱炎更为常见。髋关节受累最常见，患者主诉髋部或大腿内侧疼痛，以致下肢活动受限。近 1/3 的患者可因髋关节严重的侵蚀性病变引起关节强直、功能丧失而致残。膝、踝、足、腕、肩等关节也可受累，出现急性关节炎症状。临床上以下肢关节病变多见，且多不对称。极少累及手部小关节，遗留畸形更为少见。肌腱端病损可致足跟、耻骨联合等疼痛，但不易发现。

2. 颈部病变的局部表现

颈段强直性脊柱炎是强直性脊柱炎的晚期表现。颈项部软组织僵硬强直，出现硬结或者条索状物。颈部可以在任何位置出现强直，但以伸直位强直为多见，颈椎活动度严重受限甚至消失。

3. 胸部病变的局部表现

胸背部软组织僵硬强直，出现硬结或者条索状物。胸背部可以在任何位置出现强直，但以驼背为多见，胸椎活动度严重受限甚至消失。

4. 腰部病变的局部表现

腰部软组织僵硬强直，出现硬结或者条索状物。腰部可以在任何位置出现强直，但以伸直位强直为多见，腰椎活动度严重受限甚至消失。

5. 髋部病变的局部表现

髋部软组织僵硬强直，出现硬结或者条索状物。髋部强直以屈曲外展位强直多见，髋关节活动度严重受限。

6. 骨骼外表现

（1）全身症状：部分患者有发热、消瘦、乏力、食欲下降等症状。

（2）眼部症状：结膜炎、虹膜炎、葡萄膜炎可发生在25%的患者中。与脊柱炎严重程度无关，见于疾病的任何时期，有自限性。极少数患者病情严重且未经恰当治疗可出现失明。

（3）心脏表现：见于晚期病情较重的患者，出现主动脉瓣关闭不全、房室或束支传导障碍、心包炎、心肌炎等。

（4）肺部表现：少数患者发生肺尖纤维化，出现咳痰、咯血和气促，并发感染或胸膜炎时症状较重。胸廓僵硬可导致吸气时不能充分扩张肺部，由膈肌代偿呼吸。

（5）神经系统表现：晚期较严重的患者因脊柱强直和骨质疏松，引起椎体骨折、椎间盘脱出产生脊髓压迫症状。马尾综合征的发生表现为臀部或小腿疼痛，膀胱和直肠运动功能障碍。骨折最常发生于颈椎，所引起的四肢瘫是强直性脊柱炎最可怕的并发症，死亡率较高。

（6）淀粉样变：发生在肾脏和直肠，需经活检证实，较少见。在伴蛋白尿，伴或不伴氮质血症的强直性脊柱炎患者中应注意鉴别。

二、诊断标准

根据第九版《内科学》（葛俊波，徐永健，王辰主编，人民卫生出版社，2018 年），采用 1984 年修订的强直性脊柱炎纽约标准：

（1）临床标准：①腰痛、晨僵持续至少 3 个月，活动改善，但休息不减轻；②腰椎在冠状面和矢状面的活动受限；③胸廓扩展范围小于同年龄、性别的正常人。

（2）放射学标准：双侧骶髂关节炎 II 级以上或单侧骶髂关节炎 III～IV 级。

若符合放射学标准伴 1 项以上临床标准可确诊强直性脊柱炎。若符合 3 项临床标准或符合放射学标准而无任何临床标准，则可能为强直性脊柱炎。

第六章
强直性脊柱炎的体格检查方法

第一节　强直性脊柱炎的一般检查方法

强直性脊柱炎的一般检查包括脊柱的检查和周围常受累部位的检查。对疑有本病的患者尤应注意脊柱方面的检查，如有无脊柱驼背畸形、有无骶髂关节和椎旁肌肉压痛、各个方向运动时脊柱是否受限等。脊柱检查时应取站立位或坐位，重点观察脊柱弯曲度、活动度，有无畸形、压痛和叩痛等。

（一）脊柱的检查

1. 脊柱弯曲度

侧面观察正常脊柱呈"S"形，有四个生理弯曲，即向前凸的颈曲、腰曲，向后凸的胸曲、骶曲。检查时令患者保持站立位或坐位，医者由侧面观察脊柱各部形态。脊柱侧弯的检查方法是医生将拇、示、中指自上向下沿脊椎的棘突尖进行划压，以划压后皮肤上的红色充血痕线为参照，观察脊柱是否侧弯。强直性脊柱炎患者多见胸段脊柱后凸（驼背），同时前胸凹陷，头颈向前倾，常伴有脊柱的强直性固定，仰卧时亦难以伸直。

2. 脊柱活动度

正常脊柱各部位有不同的活动范围。其中活动范围最大为颈段和腰段；胸段的活动范围较小；因骶椎和尾椎分别融合成骶骨和尾骨，已基本丧失活动性。检查时令患者行前屈、后伸、左右侧弯及旋转等动作，以评估脊柱的活动状况，观察脊柱有无变形。当脊柱活动范围明显缩小，活动伴有疼痛感，甚至出现僵直时，提示脊柱及软组织病变。在保持直立、固定骨盆的条件下，正常人脊柱的活动范围参考值：颈椎为前屈35°～45°，后伸35°～45°，左右侧弯45°，旋转度60°～80°；胸椎为前屈30°，后伸20°，左右侧弯20°，旋转度35°；腰椎为前屈75°～90°，后伸30°，左右侧弯20°～35°，旋转度30°；全脊柱为前屈128°，后伸125°，左右侧弯73.5°，旋转度115°。

3. 脊柱压痛与叩击痛

（1）脊柱压痛：检查时令患者取端坐位，稍前倾，医生用右手拇指自枕骨粗隆起从上而下依次对各个脊椎棘突、椎旁肌肉及骶髂关节进行按压。若出现压痛，则提示该部位可能存在病变，并可将C_7棘突作为骨性标志计数病变椎体。

（2）脊柱叩击痛：检查方法一般有两种。

①直接叩击法：即医生用中指或叩诊锤于垂直方向对各脊椎棘突进行叩击，此方法多适用于胸椎和腰椎的检查。由于颈椎位置较深，对怀疑颈椎疾病，尤其是骨关节损伤者，不建议使用该法。

②间接叩击法：患者取坐位，医生将左手掌面置于其头顶部，然后右手半握拳用小鱼际肌部位对左手背进行叩击，并询问患者脊柱有无疼痛。出现叩击痛的部位多为病变所在。

（二）周围常受累部位的检查

1. 四肢关节损害

除骶髂关节和脊柱外，强直性脊柱炎对其他关节和器官也有侵害。离躯干较近的肩关节和髋关节受累较多，膝关节受累亦不少见。早期临床表现与类风湿关节炎体征相似，可见受累关节肿胀积液、局部皮肤发热，晚期可见受累关节屈曲挛缩，甚至畸形。可对各受累关节活动度进行检查并加以记录。

（1）髋关节的强直固定：正常髋关节屈曲角度为130°～140°，后伸约为30°，外展为45°～50°，内收为20°～30°，内旋约为35°，外旋约为45°。多数强直性脊柱炎患者受累髋关节的内收、外展、屈曲及旋转功能均受限。有些患者不仅髋关节屈伸活动受限，而且双下肢还呈现剪刀状内收固定。当发生强直时，髋关节在半屈曲位被固定，导致患者不可正坐，故以半坐半躺的体位仰靠于椅背。

（2）膝关节的强直固定：正常膝关节屈曲角度为120°～150°，过伸5°～10°，内旋约10°，外旋约20°。强直性脊柱炎侵害膝关节时，常表现为屈伸活动受限。病情严重者也可发生强直固定，但其严重程度常较髋关节轻。

强直性脊柱炎中晚期常见脊柱和肢体的联合畸形，即不仅有脊柱的驼背、强直，同时伴受累髋、膝关节屈曲挛缩、强直固定畸形。

2. 肌腱附着点损害

此亦是强直性脊柱炎的重要体征。病变早期多表现为炎性浸润，晚期则为韧带骨赘增生。常见肌腱附着点损害处有耻骨联合、髂嵴、大转子、坐骨结节、胫骨前粗隆以及跟骨结节等。以上部位不仅附着的肌肉较强大，而且其位置也邻近骶髂关节和髋关节等强直性脊柱炎好发区域，早期这些部位即可出现压痛，故触诊时应格外注意。

第二节　强直性脊柱炎的特殊检查方法

1. 骨盆分离试验（图6-1）

患者仰卧，保持双下肢伸直，医生双手分别放在两髂嵴内侧，然后向外下方按压分离，若骶髂关节疼痛则为阳性。

2. 骨盆挤压试验（图6-2）

患者仰卧，保持双下肢伸直，医生双手分别放在两髂嵴外侧，然后向内挤压，若骶髂关节疼痛则为阳性。

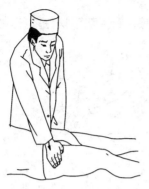
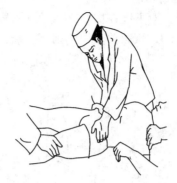

图 6-1　骨盆分离试验　　　　　图 6-2　骨盆挤压试验

3. "4" 字试验（图 6-3）

患者取仰卧位，一侧髋、膝关节屈曲，髋关节外展、外旋，小腿内收、外旋，将足外踝放在对侧大腿上，两腿相交成 "4" 字形。以患者右侧下肢屈曲为例，医生以一手掌压住患者左侧髂前上棘固定骨盆，另一手向下向外压患者左膝。如骶髂关节出现疼痛，而膝关节不能接触床面为阳性，表明该侧骶髂关节有病变。

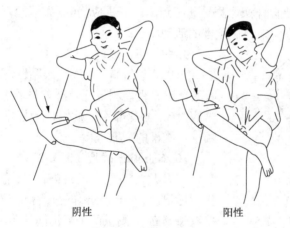

阴性　　　　　　　　　　阳性

图 6-3　"4" 字试验

4. 床边试验（图 6-4）

患者取仰卧位，靠近床边，使一侧臀部稍突出床沿，让该侧下肢下垂，医生一手按压患者对侧膝关节，使该侧下肢屈髋、屈膝贴近腹壁，同时另一手用力下压床边下肢，使髋关节尽量后伸。骶髂关节出现疼痛为阳性，提示该侧骶髂关节病变。

5. 髋关节过伸试验（图 6-5）

患者取俯卧位，一侧膝关节屈曲90°，医生一手按住骶骨，同时另一手握住该侧踝部将下肢向上提起，使髋关节过伸。如果骶髂关节有疼痛即为阳性。

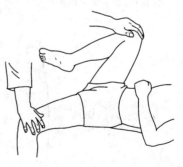

图 6-4　床边试验

6. 骨盆回旋试验（图6-6）

患者仰卧，双下肢并拢，令其尽量屈髋、屈膝，医生双手扶住膝部，然后摇动双下肢进行回旋运动，骶髂关节病变则有疼痛。

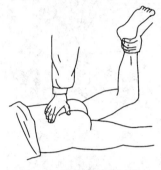 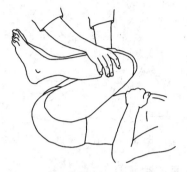

图6-5　髋关节过伸试验　　　　　　图6-6　骨盆回旋试验

7. 指－地距试验

患者直立，弯腰伸臂，测量指尖与地面的距离。此方法能较方便地评估腰椎的活动度。

8. 颌－柄距试验

嘱患者下颌紧贴胸骨柄，测量此间距离。正常应为0。如下颌不能触及胸骨柄，为异常。此方法能较方便地评估颈椎的活动度。

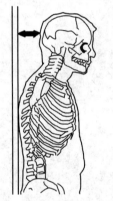

图6-7　枕－墙距试验

9. 枕－墙距试验（图6-7）

令患者靠墙直立，双足跟贴墙，双腿伸直，背贴墙，收腹，眼平视，测量枕骨结节与墙之间的水平距离。正常应为0。如枕部不能贴墙，为异常。此方法主要评估颈椎、胸椎的后凸程度。

10. Schober 试验（图6-8）

令患者直立，露出下腰部，在脊柱正中线髂嵴水平作一标记，再向上10cm作另一标记，然后令患者弯腰（保持双膝直立），测量两个标记间的距离，若增加少于4cm为阳性，提示腰椎活动度降低。此试验对腰椎活动受限较敏感，有助于强直性脊柱炎的早期诊断。

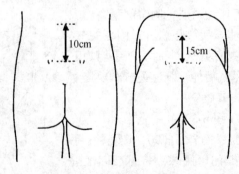

图6-8　Schober 试验

11. 胸廓扩张度

患者直立，用软尺测第4肋间隙水平（妇女乳房下缘）的深呼气和深吸气末之胸围差。差值小于2.5cm为异常，提示胸廓扩张受限。强直性脊柱炎晚期有广泛脊椎及肋骨受累者可出现胸廓扩张度减小。

第七章

强直性脊柱炎针刀影像诊断

第一节　强直性脊柱炎影像检查的优选原则

一、X 线检查的优选原则

骨骼系统首选 X 线平片检查，原因是骨骼与周围软组织自然对比良好，显影清晰。X 线平片对于整体结构和空间关系的分辨也很有优势。X 线检查方法包括普通检查、特殊检查和造影检查。一个合格的临床医生应了解各种检查方法的适应证、禁忌证和优缺点，根据临床初步诊断，选择恰当的检查方案。一般应按"因时因地制宜，先简单后复杂，求准确不滥用"的原则，且进行 X 线检查前一定要结合病史及临床体征确定投照部位。一般情况下髋部仅靠正位片诊断即可，在股骨颈骨折内固定手术等有特殊需要的情况下还可加照侧位片。但有时还需结合其他影像学检查方法，相互验证补充。对于可能产生严重副反应或有一定危险的检查方法，选择时更应严格掌握适应证，不可视作常规检查加以滥用，以免给患者带来痛苦和损失。

二、CT 检查的优选原则

CT 图像是真正意义的数字断层图像，不同灰度反映了组织对 X 线的衰减或称吸收程度。X 线的衰减与人体组织密度相关，CT 图像显示的是人体某个断层的组织密度分布图。其图像清晰，密度分辨力明显高于普通 X 线片，能分辨出普通 X 线片无法分辨的密度差异较小的组织，且无周围解剖结构重叠的干扰，从而可发现较小的病灶，提高了病变的检出率和诊断的准确率，同时也扩大了 X 线的诊断范围。以横断面扫描结合造影对比等手段使中枢神经系统、体腔深部的内脏、脊柱、骨盆、臀部等组织丰厚区域病变组织能清楚显示出来，三维 CT 图像后处理技术还能多方位显示骨关节结构的空间关系，方便临床医生制定治疗方案，因此 CT 检查常作为 X 线平片检查后的首选方法。

三、MRI 检查的优选原则

对于强直性脊柱炎的诊断，MRI 的应用日渐增多，其具有高敏感性、高特异性。对于关节和肌肉的显示，MRI 远较 X 线检查优越，而且明显优于 CT，但在显示骨化和钙化方面不及 CT 和 X 线平片。MRI 图像的构成和对比的基础是组织内部的 T_1、T_2 弛豫时间和质子密度的不同，并以不同灰阶的形式显示为黑白图像。目前常规是采用加权的方法来分别显示这几种因素，即对同时出现的两个或两个以上的因素通过技术处理加强其中某一因素的表达而同时削弱另一因素的表达。在 MRI 中，最常采用的是 T_1 加权和 T_2 加权两种方法。另外，介于两者之间的是质子密度加权，质子密度加权像上表示的是质子密度因素。水分子的弥散也是一个图像对比构成的因素，在特殊的弥散加权成像序列中，水分子的弥散可形成特殊的弥散加权成像（diffusion weighted imaging，DWI）。各种不同加权因素的图像对比构成，是临床诊断中判断正常或异常的基础。T_1 加权像反映的是组织间 T_1 弛豫的差异，有利于观察解剖结构。T_2 加权像主要反映组织间 T_2 弛豫的差别，对显示病变组织较好。如何获取各种加权因素的 MRI 图像是由 MRI 成像序列决定的，如在自旋回波脉冲序列（SE 序列）中，通过调整重复时间（repetition time，TR）和回波时间（echo time，TE），可获得不同加权的图像。短 TR、短 TE 可获得 T_1 加权像，长 TR、长 TE 可获得 T_2 加权像，长 TR、短 TE 可获得质子密度加权像。

第二节　骶髂关节的影像检查

骶髂关节是强直性脊柱炎的好发部位，强直性脊柱炎的临床诊断标准中包含骶髂关节的影像表现，因此，临床上怀疑强直性脊柱炎的患者往往需进行骶髂关节的影像检查。其中，X 线平片与 CT 检查最为常用，近年来 MRI 的应用也日渐增多。

一、骶髂关节 X 线检查

（一）骶髂关节正常 X 线表现

骶髂关节一般拍摄正位片，摄片时必须保证无论是从左右还是上下位置，骶髂关节都位于拍摄区的中心。骶髂关节属于微动关节，由骶骨和髂骨构成。骶髂关节是耳状关节面，在正位片上不能全程切线位显示，常表现为 2 个关节间隙，前关节间隙偏外，后关节间隙偏内，每个关节的上下缘相互"联接"，正常表现为关节面光整，关节间隙大小均匀，两侧基本对称（图 7-1）。

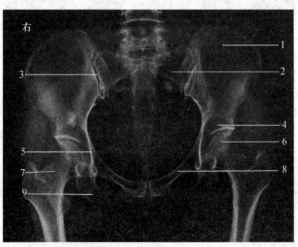

图 7-1　骨盆正位平片

1. 髂骨；2. 骶骨；3. 骶髂关节；4. 髂骨髋臼；5. 髋臼面；6. 股骨头；7. 股骨颈；8. 耻骨上支；9. 坐骨

（二）骶髂关节异常 X 线表现

X 线一般可以分为 5 级：

0 级：正常。

1 级：有可疑异常。

2 级：有轻度异常，可见局限性侵蚀、硬化，关节间隙正常。

3 级：明显异常，呈中度或进展性骶髂关节炎，伴有以下一项或一项以上改变：侵蚀、硬化、关节间隙增宽或狭窄，或部分强直。

4 级：严重异常，完全性关节强直。

骶髂关节的累及常以髂骨侧侵蚀为明显，病变一般从下 1/3 处开始，多呈双侧对称（图 7-2，图 7-3，图 7-4）。

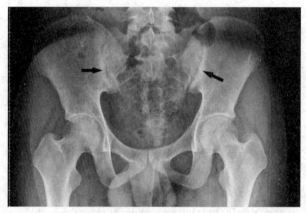

图 7-2　强直性脊柱炎平片（2 级）

双侧骶髂关节关节面软组织侵蚀破坏，关节面增生硬化（箭头），关节间隙正常

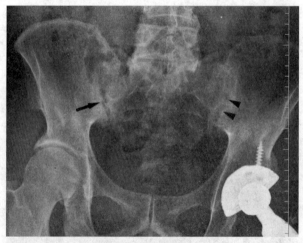

图 7-3　强直性脊柱炎平片（3 级）

双侧骶髂关节骨质侵蚀，缺损（单箭），关节面周围骨质增生硬化，关节面间隙增宽（双箭）

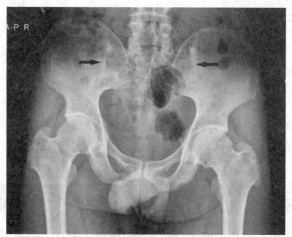

图 7-4 强直性脊柱炎平片（4 级）

双侧骶髂关节骨性强直，双侧髋关节关节间隙变窄（箭头），股骨及坐骨不规则囊状低密度影

二、骶髂关节 CT 检查

（一）骶髂关节正常 CT 表现

CT 检查可消除关节前后重叠的干扰，一般做横断位扫描，多层螺旋 CT 可进行任意方位的重建。关节早期病变平片显示不明确，而 CT 检查对此有较大帮助。正常骶髂关节关节面骨皮质光整，关节间隙宽窄均匀，两边对称（图 7-5，图 7-6）。

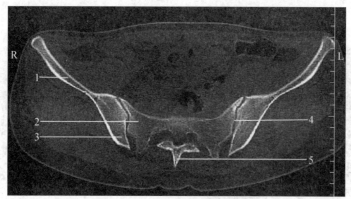

图 7-5 正常骶髂关节 CT 表现

1. 髂骨翼；2. 骶骨；3. 髂骨；4. 关节间隙；5. 骶椎棘突

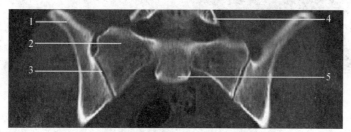

图 7-6 正常骶髂关节 CT 冠状位重组图像

1. 髂骨；2. 骶骨；3. 关节间隙；4. 腰椎；5. 骶椎

（二）骶髂关节异常 CT 表现

参照 X 线的分级标准，CT 分级及表现如下：

0 级：CT 表现正常或仅有关节面模糊。

1 级：关节面模糊、局限性骨质疏松及软骨下骨质轻度破坏，关节间隙正常（图 7-7）。

2 级：软骨下骨质破坏、骨质硬化和微小囊变，关节间隙基本正常（图 7-8）。

3 级：严重的软骨下侵蚀、囊变，关节间隙不均匀变窄或部分强直（图 7-9）。

4 级：全部关节呈现严重骨质破坏，硬化和骨质疏松，关节完全强直（图 7-10）。

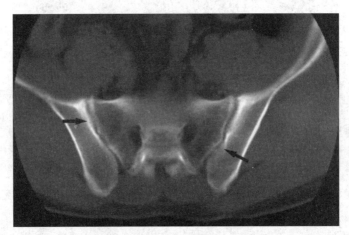

图 7-7　强直性脊柱炎 CT（1 级）

关节面模糊（箭头），关节间隙正常

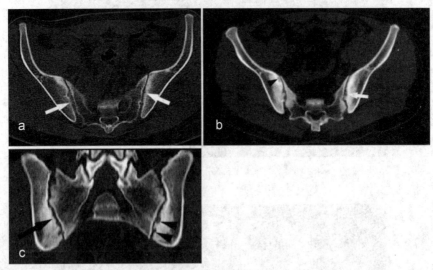

图 7-8　强直性脊柱炎 CT（2 级）

a、b：CT 平扫不同平面骨窗；c：冠状位重组图像

骶髂关节关节面模糊（黑单箭），骨质硬化（白箭），髂骨软骨下骨质破坏和

小囊变（黑双箭），关节间隙基本正常

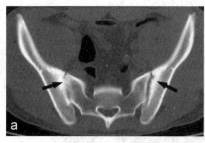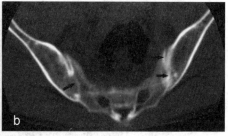

图 7-9　强直性脊柱炎 CT（3 级）

软骨下侵蚀，关节间隙不均匀变窄（a 图见右侧；b 图见左侧），
部分强直（a 图：右侧稍强直；b 图：双侧强直）

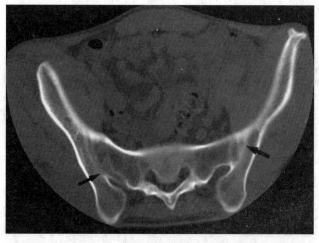

图 7-10　强直性脊柱炎 CT（4 级）

两侧骶髂关节完全骨性强直（箭头）

三、骶髂关节 MRI 检查

（一）骶髂关节正常 MRI 表现（图 7-11，图 7-12，图 7-13）

骶髂关节在强直性脊柱炎（AS）时常有典型 MRI 表现，且 MRI 检查对 AS 早期诊断较平片和 CT 更为敏感和准确。正常骶髂关节，骶骨面的关节软骨较厚，髂骨面的关节软骨较薄。正常关节软骨表现为 T_1WI 呈低信号，T_2WI 呈稍高信号；骨皮质表现为 T_1WI 与 T_2WI 均呈低信号；关节面下骨质表现为 T_1WI 呈高信号，T_2WI 呈略高信号，脂肪抑制像呈低信号。

（二）骶髂关节异常 MRI 表现（图 7-14，图 7-15，图 7-16）

关节血管翳为长 T_1 长 T_2 信号，明显强化，与侵蚀灶相延续，根据强化的程度来判断病变的活动性，是最敏感的影像学方法。

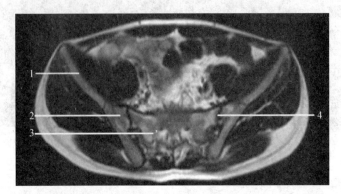

图 7-11　正常骶髂关节 MRI（横断位 T$_2$WI）

1. 髂骨翼；2. 髂骨；3. 骶骨；4. 骶髂关节

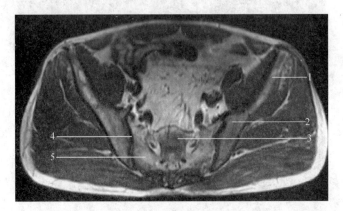

图 7-12　正常骶髂关节 MRI（横断位 T$_1$WI）

1. 髂骨翼；2. 髂骨；3. 骶骨；4. 骶髂关节；5. 骶椎

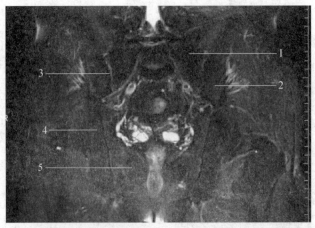

图 7-13　正常骶髂关节 MRI（冠状位 T$_2$WI/FS）

1. 骶骨；2. 髂骨；3. 骶髂关节；4. 髂骨；5. 耻骨

1. 关节积液呈长 T_1 长 T_2 信号影，增强后滑膜可强化。

2. 关节软骨水肿，关节面下周围骨髓呈长 T_1 长 T_2 信号影，此为早期表现。

3. 关节软骨破坏且信号异常，此时呈长 T_1 长 T_2 信号影，信号强度不均，关节软骨面不规则，早期以髂骨侧为主，逐渐向骶骨关节面发展。

4. 关节周围骨髓内脂肪沉积，呈短 T_1 长 T_2 信号影，脂肪抑制像显示为低信号影。

5. 关节强直，关节间隙消失，骨小梁增生，T_2WI 信号降低。

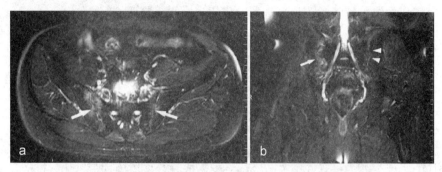

图 7-14　强直性脊柱炎 MRI（a：横断位 T_2WI/FS；b：冠状位 T_2WI/FS）
两侧关节面侵蚀缺损，髂骨及骶骨侧破坏区边缘呈小片状高信号骨髓水肿（白箭）

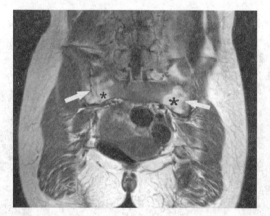

图 7-15　强直性脊柱炎 MRI（冠状位 T_1WI）
双侧骶髂关节关节面不规则侵蚀破坏（箭头），关节面下高信号影（*）为脂肪沉积，关节间隙变窄

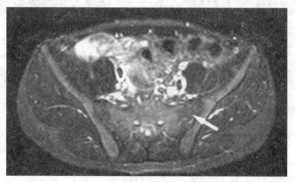

图 7-16　强直性脊柱炎 MRI（横断位 T_2WI/FS）
关节面骨质硬化，呈低信号影，关节间隙狭窄，关节部分强直（箭头）

四、骶髂关节阅片注意事项

1. 熟知骶髂关节影像解剖。

2. 骶髂关节的阅片无论是 X 线、CT 还是 MRI，主要观察关节面骨质的形态，包括清晰度、光整度，骨皮质厚度和密度（信号）的均匀性以及关节间隙的大小。MRI 对早期显示关节软骨的水肿、破坏以及邻近骨质的信号异常较为敏感。若有病变，还应注意观察病变是位于髂骨面还是骶骨面，病变是一侧还是两侧等。

第三节　脊柱及周围关节的影像表现

（一）脊柱的影像表现

脊柱的病变通常由骶髂关节自下而上发展而来，为上行性改变，并最终累及全脊柱。累及脊柱的主要改变为：脊柱小关节炎、方椎形成、椎体周围韧带钙化、椎间盘退行性改变、脊柱后凸、脊柱半脱位、脊柱骨性强直、骨质疏松、椎间盘钙化、晚期"竹节椎"形成等（图 7-17，图 7-18）。

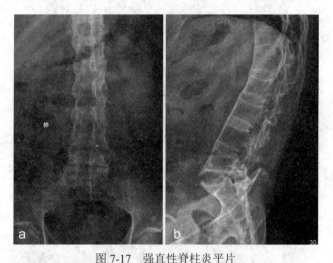

图 7-17　强直性脊柱炎平片

a：腰椎正位；b：腰椎侧位

椎体侧韧带及前纵韧带骨化，椎旁及椎体前缘骨桥形成；前纵韧带钙化，

充填椎体前缘，椎体前缘凹陷消失，使椎体呈方形变，韧带骨化，"竹节椎"形成

（二）周围关节的影像表现

1. 髋关节

髋关节的累及在 X 线表现为骨质疏松、股骨头及髋臼骨质破坏、软骨下囊变、髋关节间隙狭窄、股骨头移位、骨赘形成、骨盆骨炎。

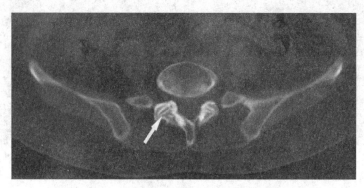

图 7-18　强直性脊柱炎 CT（脊柱小关节炎）
小关节增生硬化（箭头）

2. 其他关节

包括盂肱关节，两侧受累。肩锁关节、胸锁关节、肘关节、膝关节、踝关节等均可受累。

第四节　鉴别诊断

本病主要和类风湿关节炎进行鉴别，鉴别诊断要紧密结合临床与影像（表 7-1）。

表 7-1　强直性脊柱炎与类风湿关节炎鉴别要点

	强直性脊柱炎	类风湿关节炎
发病年龄	20～30 岁	30～50 岁
性别	男性多见	女性多见
受累关节	受累关节少，大关节多见，下肢多于上肢	多关节受累，小关节多见，上肢多于下肢
骶髂关节	大多受累	很少受累
脊柱受累	全部（自下而上）	仅累及颈椎
X 线表现	非对称性侵袭性关节病伴新骨形成、关节强直和骶髂关节炎	对称性侵蚀性关节病
家族史	有	一般无
类风湿因子	阴性	多为阳性
遗传学特征	HLA-B27 阳性者多	HLA-DR4 阳性者多

另外，还需要与致密性骨炎、骶髂关节结核相鉴别。致密性骨炎几乎均见于生育后女性，骶髂关节一侧受累，侵犯髂骨的硬化带边缘整齐，与正常组织分界清晰，骶骨侧无骨质改变，关节间隙无狭窄；骶髂关节结核常累及单侧关节，主要表现为关节面囊性骨质破坏，软骨下骨质硬化不明显（图 7-19，图 7-20）。

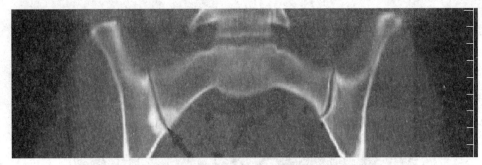

图 7-19　致密性骨炎 CT（冠状位重组图像）

骶髂关节右侧受累，侵犯髂骨的硬化带边缘整齐，关节间隙正常

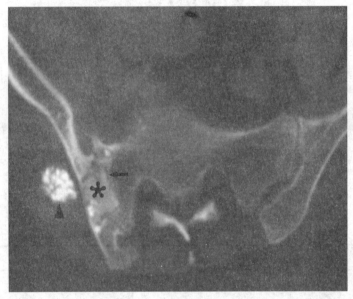

图 7-20　骶髂关节结核 CT

单侧关节受累，骨质破坏（*）、硬化（箭头），周围软组织内见钙化影（▲）

第八章
针刀操作技术

第一节　针刀手术室的设置

针刀是一种闭合性手术，与普通手术一样，必须在无菌手术室进行，国家对手术室有严格的规定。虽然针刀是一个新生事物，但由于投入少、疗效好，所以几乎所有专业的临床医生都有学习针刀的，有外科、骨科、内科、儿科、中医科、针灸科、推拿按摩科、神经内科、皮肤科等，还有一些医技人员。但是大家对针刀手术的无菌观念不强，学习针刀的医生对针刀手术器械也缺乏严格的消毒，仅在消毒液中做短时间的浸泡，即重复使用，这样难以达到杀灭肝炎病毒、HIV 等的消毒效果，极容易造成伤口感染，也容易染上肝炎、艾滋病等经血液传播的疾病。

有条件的医院应建立针刀专用手术室，一般医院要开展针刀，也必须有单独的针刀手术间。手术室基本条件包括：手术区域应划分为非限制区、半限制区和限制区，区域间标志明确，手术室用房及设施要求必须符合有关规定。为了防止手术室空间存在的飞沫和尘埃带有致病菌，应尽可能净化手术室空气。

1. 空间消毒法

（1）紫外线消毒法：多用悬吊紫外线灯管（电压 220V，波长 253.7mm，功率 30W），距离 1m 处，强度大于 $70\mu W/cm^2$，每立方米空间用量大于 115W，照射时间大于 30 分钟。室温宜在 20～35℃，湿度小于 60%。需有消毒效果监测记录。

（2）化学气体熏蒸法

①乳酸熏蒸法：每 $100m^2$ 空间用乳酸 12ml 加等量水，放入治疗碗内，加热后所产生的气体能杀灭空气中细菌。手术间要封闭 4～6 小时。

②福尔马林（甲醛）熏蒸法：用 40%甲醛 $4ml/m^3$ 加水 $2ml/m^3$ 与高锰酸钾 $2g/m^3$ 混合，通过化学反应产生的气体能杀灭空气中细菌。手术间封闭 12～24 小时。

除了定期空间消毒外，还应尽量限制进入手术室的人员数；手术室的工作人员必须按规定更换着装和戴口罩；患者的衣物不得带入手术室；用湿法清除室内墙、地和物品的尘埃等。

2. 手术管理制度

（1）严格手术审批制度，正确掌握手术指征，大型针刀手术由中级职称以上医师决定。

（2）术前完善各项常规检查，如血常规、尿常规、凝血功能检查等，对中老年患者应做心电图，肝、肾功能检查等。

（3）手术室常备急救药品如中枢神经兴奋剂、强心剂、升压药、镇静药、止血药、阿托品、地塞米松、氨茶碱、碳酸氢钠等。

（4）手术室基本器械配置应有麻醉机、呼吸机、万能手术床、无影灯、气管插管、人工呼吸设备等。

第二节　针刀手术的无菌操作

1. 手术环境

建立针刀治疗室，室内紫外线空气消毒 60 分钟，治疗台上的床单要经常换洗、消毒，每日工作结束时，彻底洗刷地面，清洁大扫除 1 次。

2. 手术用品消毒

推荐使用一次性针刀，若用铁柄针刀、骨科锤、纱布、外固定器、穿刺针等需高压蒸气消毒。

3. 医生、护士术前必须洗手。用普通肥皂先洗 1 遍，再用洗手刷沾肥皂水交替刷洗双手，特别注意清洗指甲缘、甲沟和指蹼。继以清水冲洗。

4. 术野皮肤充分消毒，选好治疗点，用记号笔在皮肤上做一记号。然后用 2%碘伏棉球在记号上按压一下使记号不致脱落，以记号为中心开始逐渐向周围 5cm 以上涂擦，不可由周围再返回中心。待干后用 75%乙醇脱碘 2 次。若用 0.75%碘伏消毒皮肤可不用酒精脱碘。之后，覆盖无菌小洞巾，使进针点正对洞巾的洞口中央。

5. 手术时医生、护士应穿干净的白大衣，戴帽子和口罩，医生要戴无菌手套。若做中、大型针刀手术，如关节强直的纠正、股骨头缺血性坏死、骨折畸形愈合的折骨术，则要求医生、护士均穿无菌手术衣，戴无菌手套，患者术后常规服用抗生素 3 天预防感染。

6. 术中护士递送针刀等手术用具时，均应严格按照无菌操作规程进行。不可在手术人员的背后传递针刀及其他用具。

7. 一支针刀只能在一个治疗点使用，不可在多个治疗点进行治疗，以防不同部位交叉感染。连续给不同患者做针刀治疗时，应更换无菌手套。

8. 参观针刀操作的人员不可太靠近术者或站得太高，也不可随意在室内走动，以减少污染的机会。

9. 术毕，迅速用创可贴覆盖针孔，若同一部位有多个针孔，可用无菌纱布覆盖、包扎。嘱患者 3 天内不可在施术部位擦洗。3 天后，可除去包扎。

第三节　常用针刀刀具

（一）I 型针刀（图8-1）

I 型针刀根据其尺寸不同分为 4 种型号，分别记作 I 型 1 号、I 型 2 号、I 型 3 号、

Ⅰ型4号。

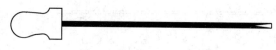

图 8-1　Ⅰ型针刀示意图

1. Ⅰ型1号针刀

全长 15cm，针刀柄长 2cm，针刀体长 12cm，刀刃长 1cm，针刀柄为一长方形或扁平葫芦形，针刀体为圆柱形，直径 1mm，刀刃为齐平口，末端扁平带刃，刀口线为 1mm，刀口线和刀柄在同一平面内。只有在同一平面内才能在刀刃刺入肌肉后，从刀柄的方向辨别刀口线在体内的方向。

2. Ⅰ型2号针刀

结构模型和Ⅰ型1号同，只是针刀体长度比Ⅰ型1号短 3cm，即针刀体长度为 9cm，刀刃长 1cm。

3. Ⅰ型3号针刀

结构模型和Ⅰ型1号同，只是针刀体长度比Ⅰ型1号短 5cm，即针刀体长度为 7cm，刀刃长 1cm。

4. Ⅰ型4号针刀

结构模型和Ⅰ型1号同，只是针刀体长度比Ⅰ型1号短 8cm，即针刀体长度为 4cm，刀刃长 1cm。

Ⅰ型针刀适用于各种软组织损伤和骨关节损伤，以及其他杂病的治疗。

（二）Ⅱ型针刀（图 8-2）

Ⅱ型针刀全长 12.5cm，针刀柄长 2.5cm，针刀体长 9cm，刀刃长 1cm，针刀柄为一梯形葫芦状，针刀体为圆柱形，直径 3mm，刀刃为楔形，末端扁平带刃，末端刀口线 1mm，刀口线和刀柄在同一平面内，刀口为齐平口。

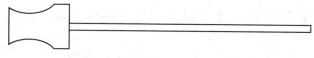

图 8-2　Ⅱ型针刀示意图

Ⅱ型针刀适用于深层大范围软组织松解治疗。

（三）注射针刀（图 8-3）

注射针刀根据其长短分为两种。

1. 长型注射针刀

全长 10cm，针刀柄长 2cm，针刀体长 7cm，刀刃长 1cm，针刀柄为一扁平葫芦形，针刀体为圆柱形，直径 2mm，刀刃为楔形，末端扁平带刃，刀口线为 1mm，刀口为斜口，刀口线和刀柄在同一平面内。针刀柄、体、头均为中空设计，针刀柄端有一注射器接口，可接注射器。

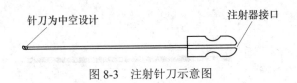

图 8-3　注射针刀示意图

2. 短型注射针刀

全长 7cm，针刀柄长 2cm，针刀体长 4cm，刀刃长 1cm，其他结构与长型注射针刀相同。

注射针刀用于针刀松解同时注射麻醉药物、封闭药物及神经营养药物等。

（四）芒针刀（图 8-4）

芒针刀根据其尺寸不同分为 3 种型号，分别记作 1 号、2 号、3 号。

1. 芒针刀 1 号

全长 10cm，针刀柄长 2cm，针刀体长 7cm，刀刃长 1cm，针刀柄为一扁平葫芦形，针刀体为圆柱形，直径 0.5mm，刀刃为楔形，末端扁平带刃，刀口线为 0.4mm，刀口为齐平口。同时要使刀口线和刀柄在同一平面内，只有在同一平面内才能在刀刃刺入肌肉后，从刀柄的方向辨别刀口线在体内的方向。

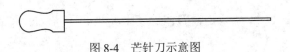

图 8-4　芒针刀示意图

2. 芒针刀 2 号

结构模型和芒针刀 1 号同，只是针刀体长度比芒针刀 1 号短 3cm，即针刀体长度为 4cm。

3. 芒针刀 3 号

结构模型和芒针刀 1 号同，只是针刀体长度比芒针刀 1 号短 5cm，即针刀体长度为 2cm。

芒针刀适用于黏膜表面的治疗，以及因电生理线路紊乱或短路所引起的各种疾病的治疗。

第四节　患者的体位选择与术前麻醉

（一）患者的体位选择

1. 俯卧低头位（图 8-5）

患者俯卧，胸部置软枕，头部突出于床沿，尽量收紧下颌，低头。此体位适用于颈项部位的针刀治疗。

2. 俯卧位（图 8-6）

患者俯卧在治疗床上，腹部置软枕。此体位适用于身体背面脊柱区域的针刀治疗。

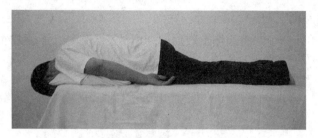

图 8-5　俯卧低头位

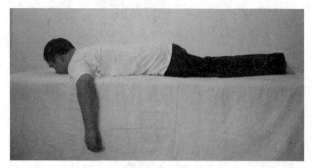

图 8-6　俯卧位

3. 仰卧位（图 8-7）

患者平卧于治疗床上，项部加软枕，头后仰。此体位适用于胸腹部及四肢前侧的针刀治疗。

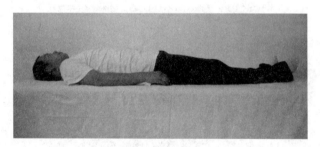

图 8-7　仰卧位

4. 侧卧位（图 8-8）

患者侧卧于治疗床上，下肢屈曲 90°。此体位适用于身体侧面的针刀治疗。

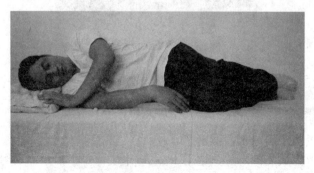

图 8-8　侧卧位

5. 坐位（图8-9）

患者端坐于治疗床前，将患侧上肢屈曲90°放于治疗床上，并将前臂下置软枕。此体位适用于上肢前外侧的针刀治疗。

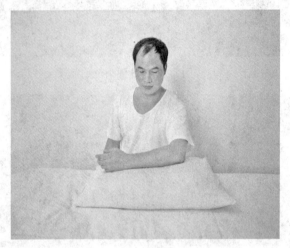

图8-9　坐位

6. 颈椎牵引下坐位（图8-10）

患者坐在颈椎牵引椅上，在颈椎牵引下进行针刀松解。该体位适用于需要多方位针刀整体松解的严重颈椎病患者。

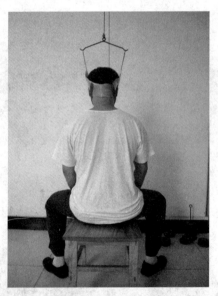

图8-10　颈椎牵引下坐位

（二）术前麻醉

强直性脊柱炎多采用局部浸润麻醉。

由针刀手术者完成局部麻醉。选用1%利多卡因，每个治疗点采用退出式局麻1ml，每次治疗不超过10个治疗点。

第五节　常用针刀刀法

一、持针刀姿势

正确的持针刀方法是针刀操作准确的重要保证。针刀不同于一般的针灸针和手术刀，是一种闭合性的手术器械，在人体内可以根据治疗要求随时转动方向，而且对各种疾病的治疗刺入深度都有不同的规定。因此正确的持针刀方法要求能够掌握方向，并控制刺入的深度。

以医者的右手示指和拇指捏住针刀柄（图 8-11），因为针刀柄是扁平的，并且和针刀刃在同一个平面内，针刀柄的方向即是刀口线的方向，所以可用拇指和示指来控制刀口线的方向。针刀柄扁平呈葫芦状，比较宽阔，方便拇、示指的捏持，便于用力将针刀刺入相应深度。中指托住针刀体，置于针刀体的中上部位。如果把针刀总体作为一个杠杆，中指就是杠杆的支点，便于根据治疗需要改变进针刀角度。无名指和小指置于施术部位的皮肤上，作为针刀体刺入时的一个支撑点，以控制针刀刺入的深度。在针刀刺入皮肤的瞬间，无名指和小指的支撑力和拇、示指的刺入力的方向是相反的，以防止针刀在刺入皮肤的瞬间，因惯性作用而刺入过深。

另一种持针刀方法是在刺入较深部位时使用长型号针刀，其基本持针刀方法和前者相同，只是要用左手拇、示指捏紧针刀体下部，一方面起扶持作用，另一方面起控制作用，防止在右手刺入针刀时，由于针刀体过长而发生针刀体弓形变，引起方向改变（图 8-12）。

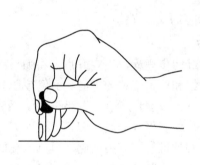

图 8-11　单手持针刀法

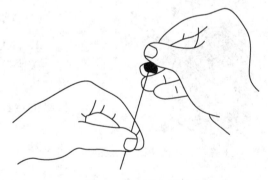

图 8-12　夹持进针刀法

以上两种是常用的持针刀方法，适用于大部分的针刀治疗。治疗特殊部位时，根据具体情况持针刀方法也应有所变化。

二、进针刀方法

（一）进针刀四步规程（图 8-13）

1. 定点

在确定病变部位和准确掌握该处的解剖结构后，在进针刀部位用记号笔做一标记，局部碘伏消毒后再用酒精脱碘，覆盖上无菌小洞巾。

2. 定向

使刀口线与重要血管、神经及肌腱走行方向平行，将刀刃压在进针刀点上。

3. 加压分离

持针刀手的拇、示指捏住针刀柄，其余 3 指托住针刀体，稍加压力不使刀刃刺破皮肤，使进针刀点处形成一个线形凹陷，将浅层神经和血管分离在刀刃两侧。

4. 刺入

继续加压，刺破皮肤，到达病灶部位。

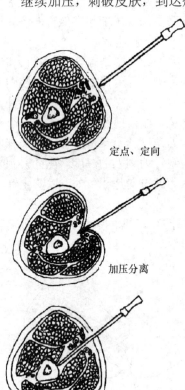

定点、定向

加压分离

刺入

图 8-13　进针刀四步规程示意图

所谓四步规程，就是针刀进针时，必须遵循的 4 个步骤，每一步都有丰富的内容。定点就是定进针刀点，定点的正确与否，直接关系到治疗效果。定点是基于对病因病理的精确把握，对进针部位立体解剖结构的微观掌握。定向是在精确掌握进针刀部位解剖结构的前提下，采取各种手术入路确保手术安全进行，有效地避开神经、血管和重要脏器。加压分离是在浅层部位有效避开神经、血管的一种方法。在前 3 步的基础上，才能开始第 4 步的刺入。刺入时，以拇、示指捏住针刀柄，其余 3 指作支撑，压在进针刀点附近的皮肤上，防止刀锋刺入过深而损伤深部重要神经、血管和脏器，或者深度超过病灶，损伤健康组织。

（二）常用针刀手术入路

1. 针刀入皮法

按照针刀进针四步规程，当定好点，将刀口线放好以后（刀口线和施术部位的神经、血管或肌肉纤维的走行方向平行），给刀锋加一适当压力，不使其刺破皮肤，仅使体表形成一线形凹陷，这时刀锋下的神经、血管都被推挤在刀刃两侧，再刺入皮肤进入体内，因肌肉、皮肤具有弹性，其膨隆起来，线形凹陷消失，浅层的神经、血管也随之膨隆在针体两侧。这一方法可有效地避开浅层的神经、血管，将针刀刺入体内。

2. 按骨性标志的手术入路

骨性标志是在人体体表可以触知的骨性突起，这些骨性突起除了可以给部分病变组织定位外，也是手术入路的重要参考。骨性突起一般都是肌肉和韧带的起止点，也是慢性软组织损伤的好发部位。在颈椎定位时，常用 C_2 棘突部和 C_7 棘突部作为颈椎序列的定位标志。

3. 按肌性标志的手术入路

肌性标志是在人体体表可以看到和触知的肌肉轮廓和行经路线，是针刀手术体表定位的常用标志之一。

4. 以局部病变点为标志的手术入路

病变局部的条索、硬结、压痛点是针刀手术体表定位的参考标志。

三、常用刀法

1. 纵行疏通法（图 8-14）

针刀刀口线与重要神经、血管走行一致，针刀体以皮肤为圆心，刀刃端在体内做纵向的弧形运动。主要以刀刃及接近刀锋的部分刀体为作用部位。其运动距离以"cm"为单位，范围根据病情而定，进刀至剥离处组织，实际上已经切开了存在粘连等的病变组织，如果疏通阻力过大，可以沿着肌或腱等病变组织的纤维走行方向切开，则可顺利进行纵行疏通。

2. 横行剥离法（图 8-15）

横行剥离法是在纵行疏通法的基础上进行的，针刀刀口线与重要神经、血管走行一致，针刀体以皮肤为圆心，刀刃端在体内做横向的弧形运动。横行剥离在纵向松解的基础上进一步加大存在粘连、瘢痕等的病变组织的松解度，其运动距离以"cm"为单位，范围根据病情而定。

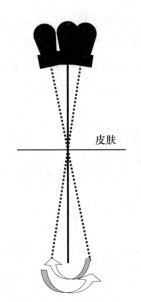

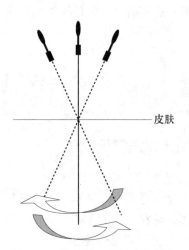

图 8-14　针刀纵行疏通法示意图　　　图 8-15　针刀横形剥离法示意图

纵行疏通法与横行剥离法是针刀手术操作的最基本和最常用的刀法。临床上常将纵行疏通法与横行剥离法相结合使用，简称纵疏横剥法，纵疏横剥 1 次为 1 刀。

3. 提插切割法（图 8-16）

刀刃到达病变部位以后，切开第 1 刀，然后针刀上提 0.5cm，再向下插入，切开第 2 刀，如此提插 3 刀为宜。适用于粘连面大、粘连重的病变。如切开棘间韧带，挛缩的肌腱、韧带、关节囊等。

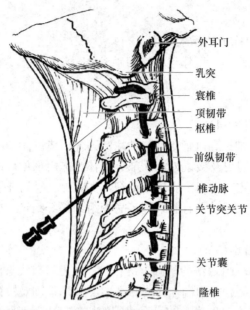

图 8-16　颈椎棘间韧带针刀松解术侧面观

4. 骨面铲剥法

针刀到达骨面，刀刃沿骨面或骨嵴将粘连的肌肉、韧带从骨面上铲开，当感觉针刀下有松动感时为宜。此法适用于骨质表面或者骨质边缘的软组织（肌肉起止点、韧带及筋膜的骨附着点）病变。如颈椎横突前后结节点，颞骨乳突点，枕骨上、下项线点等的松解。

第六节　针刀术后处理

一、针刀术后常规处理

1. 全身情况的观察

头颈项部针刀手术，尤其是颈椎病针刀手术后绝对卧床 1～2 小时，防止针刀口出血，其间注意观察患者生命体征变化，如出现异常，应及时处理。

2. 预防针刀治疗部位感染

针刀术后立即用无菌敷料或创可贴覆盖针刀治疗部位，术后 3 天内施术部位保持清洁、干燥，防止局部感染，72 小时后去除无菌敷料或创可贴。

二、针刀意外情况的处理

（一）晕针刀

晕针刀是指在针刀治疗过程中或治疗后半小时左右，患者出现头昏、心慌、恶心、肢冷汗出、意识淡漠等的现象。西医学认为晕针刀多为"晕厥"现象，是由于针刀的强烈刺激使迷走神经兴奋，导致周围血管扩张、心率减慢、血压下降，从而引起脑部短暂的（或一过性）供血不足而出现的缺血反应。

晕针刀本身不会给机体带来器质性损害，如果在晕针刀出现早期（患者反应迟钝，表情呆滞或头晕、恶心、心慌等）及时采取应对措施，一般可避免发生严重晕针刀现象。据统计，在接受针刀治疗患者中，晕针刀的发生率为1%~3%，男女之比约为1:1.9。

1. 发生原因

（1）体质因素：有些患者属于过敏体质，血管、神经功能不稳定，多有晕厥史或肌内注射后的类似晕针史，采用针刀治疗时很容易出现晕针刀现象。

饥饿、过度疲劳、大汗、泄泻、大出血后，患者正气明显不足，此时接受针刀治疗亦容易导致晕针刀。

（2）精神因素：恐惧、精神过于紧张是不可忽视的原因。特别是对针刀不了解，怕针的患者。对针刀治疗过程中出现的正常针感（酸、胀、痛）和发出的响声，如针刀在骨面剥离的"嚓嚓"声，切割硬结的"咯吱、咯吱"声，切割筋膜的"嘣、嘣"声往往使患者情绪紧张加剧。

（3）体位因素：正坐位、俯坐位、仰靠坐位、颈椎牵引状态下坐位针刀治疗时，晕针刀发生率较高。卧位治疗时晕针刀发生率低。

（4）刺激部位：在肩背部、四肢末端等部位治疗时，针刀剥离刺激量大，针感强，易出现晕针刀。

（5）环境因素：严冬酷暑、天气变化、气压明显降低时，针刀治疗易致晕针刀。

2. 临床表现

（1）轻度晕针刀：轻微头痛、头晕，上腹及全身不适，胸闷，泛恶，精神倦怠，打呵欠，站起时有些摇晃或有短暂意识丧失。

（2）重度晕针刀：突然昏厥或摔倒，面色苍白，大汗淋漓，四肢厥冷，口唇乌紫，双目上视，大小便失禁，脉细微。

通过正确处理，患者精神渐渐恢复，可觉周身乏力，甚至有虚脱感，头部不适，反应迟钝，口干，轻微恶心。

3. 处理方法

（1）立即停止治疗，将针刀一并迅速拔出，用无菌敷料或创可贴覆盖针刀施术部位。

（2）让患者平卧，头部放低，松开衣带，注意保暖。

（3）轻者给予温开水送服，静卧片刻即可恢复。

（4）重者在上述处理的基础上，选取水沟、合谷、内关等穴按压。

（5）如果上述处理仍不能使患者苏醒，可考虑吸氧或做人工呼吸，静脉推注50%葡萄糖液10ml或采取其他急救措施。

4. 预防

（1）对于初次接受针刀治疗或精神紧张者，应先做好解释工作。

（2）患者选择舒适、持久的体位，尽量采取卧位。

（3）针刀治疗时，要密切注意患者的整体情况，如有晕针刀征兆，立即停止针刀治疗。

（二）断针刀

在针刀手术操作过程中，针刀突然折断没入皮下或深部组织里，是较常见的针刀意外之一。

1. 发生原因

（1）针具质量不好，韧性较差。

（2）针刀反复多次使用，在应力集中处也易发生疲劳性断裂。针刀操作中借用杠杆原理，以中指或环指做支点，手指接触针刀处是针体受剪力最大的部位，也是用力过猛容易造成弯针的部位，所以也是断针刀易发部位，而此处多露在皮肤之外。

（3）长期使用消毒液造成针身有腐蚀锈损，或因长期放置而发生氧化反应，致使针体生锈，或术后不及时清洁刀具，针体上附有血迹而发生锈蚀，操作前又疏于检查。

（4）患者精神过于紧张，肌肉强烈收缩，或针刀松解时针感过于强烈，患者不能耐受而突然大幅度改变体位。

（5）发生滞针刀。针刀插入骨间隙，刺入较硬较大的变性软组织中，治疗部位肌肉紧张痉挛时，仍强行大幅度摆动针体或猛拔强抽。

2. 临床现象

针刀体折断，残端留在患者体内，或部分针刀体露在皮肤外面，或全部残端陷没在皮肤、肌肉之内。

3. 处理方法

（1）术者应沉着冷静，安抚患者不要恐惧，一定保持原有体位，防止针刀体残端向肌肉深层陷入。

（2）若皮肤外尚露有针刀体残端，可用镊子钳出。

（3）若残端与皮肤相平或稍低，但仍能看到残端时，可用押手拇、示两指在针刀旁按压皮肤，使之下陷，以使残端露出皮肤，再用镊子将针刀拔出。

（4）针刀残端完全没入皮肤下面，若残端下面是坚硬的骨面，可从针刀孔两侧用力下压，借骨面做底将残端顶出皮肤。或残端下面是软组织，可用手指捏住该部将残端向上托出。

（5）若断针刀部分很短，埋入人体深部，在体表无法触及，应采用外科手术方法取出。手术宜就地进行，不宜搬动移位。必要时，可借助 X 线照射定位。

4. 预防

（1）术前要认真检查针刀有无锈蚀、裂纹，钢性和韧性是否合格，不合格者须剔除。

（2）在做针刀操作时，患者不可随意改变体位。

（3）针刀刺入人体深部或骨关节内，应避免用力过猛；针刀体在体内弯曲时，不可强行拔出针刀。

（4）医者应常练指力，熟练掌握针刀操作技巧，做到操作手法稳、准、轻、巧。

（三）出血

针刀刺入体内寻找病变部位，切割、剥离病变组织，而细小的毛细血管无处不在，出血是不可避免的。但刺破大血管或较大血管引起大出血或造成深部血肿的现象屡见不鲜，不能不引起临床工作者的高度重视。

1. 发生原因

（1）对施术部位血管分布情况了解不够，或对血管分布情况的个体差异估计不足而盲目下刀。

（2）在血管比较丰富的部位施术不按四步进针规程操作，也不考虑患者感受，强行操作，一味追求快。

（3）血管本身病变，如动脉硬化使血管壁弹性下降，壁内因附着粥样硬化物而致肌层受到破坏，管壁变脆，受到突然的刺激容易破裂。

（4）血液本身病变，如有些患者血小板减少，凝血时间延长，血管破裂后出血不易停止；凝血功能障碍（如缺少凝血因子）的患者，一旦出血，常规止血方法难以遏制。

（5）某些肌肉丰厚处，深部血管刺破后不易发现，针刀术后又行手法治疗或在针孔处再行拔罐，造成血肿或较大量出血。

2. 临床表现

（1）表浅血管损伤：针刀起出，针孔迅速涌出色泽鲜红的血液，多为刺中浅部较小动脉血管。若是刺中浅部小静脉血管，针孔溢出的血多是紫红色且发黑、发暗。有时血液不流出针孔而是瘀积在皮下形成青色瘀斑，或局部肿胀，活动时疼痛。

（2）肌层血管损伤：针刀治疗刺伤四肢深层的血管后多造成血肿。损伤较严重，血管较大者，则出血量也会较大，血肿非常明显，致局部神经、组织受压而引起症状，可表现为局部疼痛、麻木，活动受限。

（3）椎管内血管损伤：针刀松解黄韧带时，如果用力过猛或刺入过深可刺破椎管内动脉，易在椎管内形成血肿压迫脊髓。因压迫部位不同而表现为不同的脊髓节段压迫症状，严重者可致截瘫。若在颈椎上段损伤，可影响脑干血供而出现生命危险。

3. 处理方法

（1）表浅血管出血：用消毒干棉球压迫止血。手足、头面、后枕部等小血管丰富处，针刀松解后，无论出血与否，都应常规按压针孔 2～3 分钟。若少量出血导致皮下青紫瘀斑者，可不必行特殊处理，一般可自行消退。

（2）较深部位血肿：局部肿胀疼痛明显或仍继续加重，可先做局部冷敷止血或肌注止血敏。24 小时后，局部热敷、理疗、按摩，外擦活血化瘀药物等以加速瘀血的消退和吸收。

（3）椎管内出血较多，不易止血者，需立即进行外科手术。若出现休克，则先做抗休克治疗。

4. 预防

（1）熟练掌握局部精细、立体的解剖知识，弄清周围血管运行的确切位置及体表投影。

（2）严格按照四步进针规程操作，施术过程中密切观察患者反应，认真体会针下感觉，若针下有弹性阻力感，患者有身体抖动、避让反应，并诉针下刺痛，应将针刀稍提起，略改变一下进针方向再刺入。

（3）术前应耐心询问病情，了解患者出凝血情况，有无血小板减少症、血友病等。若是女性，应询问是否在月经期，平素月经量是否较多。必要时，先做出凝血时间检验。

（4）术中操作切忌粗暴，应中病则止。若手术部位在骨面，松解时针刀刀刃应避免离开骨面，更不可大幅度提插。值得说明的是针刀松解部位少量的渗血是有利于病变组织的修复的，它既可以营养被松解的病变组织，又可以调节治疗部位生理化学的平衡，同时还可改善局部血液循环状态等。

（四）创伤性气胸

针刀引起的创伤性气胸是指针具刺穿了胸腔且伤及肺组织，气体积聚于胸腔，从而造成气胸，出现呼吸困难等现象。

1. 发生原因

主要是针刀刺入胸部、背部和锁骨附近的穴位过深，针具刺穿了胸腔且伤及肺组织，气体积聚于胸腔而造成气胸。

2. 临床表现

患者突感胸闷、胸痛、气短、心悸，严重者呼吸困难、发绀、冷汗、烦躁、恐惧，到一定程度会发生血压下降、休克等危急现象。查体见患侧肋间隙变宽，胸廓饱满，叩诊鼓音，听诊肺呼吸音减弱或消失，气管可向健侧移位。如气窜至皮下，患侧胸部、颈项部可出现握雪音，X线胸部透视可见肺组织被压缩现象。

3. 处理方法

一旦发生气胸，应立即出针刀，采取半卧位休息，嘱患者心情平静，切勿恐惧而反转体位。一般漏气量少者，可自然吸收。同时要密切观察，随时对症处理，如给予镇咳、消炎药物，以防止肺组织因咳嗽扩大创孔，加重漏气和感染。对严重病例如发现呼吸困难、发绀、休克等现象需组织抢救，如胸腔排气、少量慢速输氧、抗休克等。

4. 预防

针刀治疗时，术者必须思想集中，选好适当体位，注意选穴，根据患者体型肥瘦，掌握进针深度，施行手法的幅度不宜过大。对于胸部、背部的施术部位，最好平刺或斜刺，且不宜太深，以免造成气胸。

第九章

强直性脊柱炎针刀整体松解治疗

强直性脊柱炎是在多种致病因素的作用下，关节周围的软组织及关节内产生粘连、挛缩、瘢痕，使关节内产生高应力而导致关节内力学平衡失调，造成关节软骨破坏及在张力刺激下的纤维组织变性，最终产生骨性融合。根据针刀医学中关于软组织损伤动态平衡失调的理论，造成动态平衡失调的病理因素是粘连、挛缩和瘢痕。根据网眼理论，引起骨关节力平衡失调的根本原因是软组织损伤后，人体在修复代偿过程中形成的粘连、瘢痕、挛缩。应用针刀对病变部位粘连、挛缩的组织进行整体松解，辅以手法治疗，可重新恢复关节力学平衡状态，从根本上达到治疗目的。与此同时，运用针刀松解关节所带来的创伤小，并且不易造成再次粘连和瘢痕，可以达到良好的治疗效果。

采用以针刀治疗为主的综合疗法，治疗强直性脊柱炎早、中、晚期，经大量临床研究证实有很好的疗效。这一综合治疗方法包括针刀松解术、脊柱牵引、手法整复、中西药物治疗和康复治疗等。

1. 针刀手术适应证

强直性脊柱炎颈、胸、腰段强直畸形。

2. 针刀手术禁忌证

X 线检查示颈、胸、腰段前纵韧带钙化及骨化。

对强直性脊柱炎早期只有颈、胸、腰、髋部疼痛、晨僵，X 线片没有骨性强直的患者，用 I 型针刀治疗；对有钙化、骨化的患者需用 II 型针刀及根据病情和针刀手术部位制作的特型针刀治疗。

第一节 单节段脊椎后外侧软组织针刀松解术

强直性脊柱炎可以引起脊柱前后左右软组织的粘连、瘢痕、挛缩、钙化、骨化，这些病变都是从单节段脊椎开始的，所以理解了单节段脊椎病变的针刀治疗，其他节段的针刀松解就有据可依了，下面详细介绍单节段脊椎后外侧软组织针刀松解术（图 9-1）。

1. 第 1 支针刀松解棘上韧带

术者刺手持针刀，从棘突顶点进针刀，刀口线与脊柱纵轴平行，针刀经皮肤、皮下组织，直达棘突骨面，在骨面上纵疏横剥 2～3 刀，范围不超过 1cm。对棘上韧带钙化或者骨化者，用骨锤锤击Ⅱ型针刀柄，将针刀刃击入棘上韧带，达棘突顶点，然后纵疏横剥2～3刀，直到刀下有松动感为止，以达到切开棘上韧带的目的。

2. 第2支针刀松解棘间韧带

根据X线片定位棘突间隙。术者刺手持针刀，从棘突间隙进针刀，刀口线与脊柱纵轴平行，针刀经皮肤、皮下组织，直达棘突骨面，调转刀口线90°，使用提插刀法切割2～3刀，深度不超过1cm。对棘间韧带钙化或者骨化者，用骨锤锤击Ⅱ型针刀柄，将针刀刃击入棘间韧带1cm，然后以提插法切割2～3刀，直到刀下有松动感为止，以达到切开棘间韧带的目的。

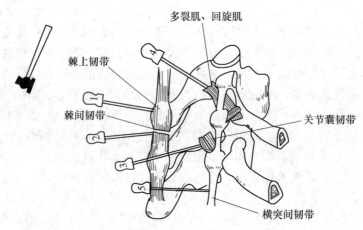

图9-1　单节段脊椎后外侧软组织针刀松解术示意图

3. 第3支针刀松解关节突关节囊韧带

颈椎病变者采用Ⅰ型针刀，从棘突顶点向左、右旁开1.5cm分别进针刀；胸椎病变者用Ⅰ型针刀，从棘突顶点向左、右旁开2cm分别进针刀；腰椎病变者用Ⅰ型针刀，从棘突顶点向左、右旁开2cm分别进针刀。术者刺手持针刀，刀口线与脊柱纵轴平行，针刀经皮肤、皮下组织，直达两侧关节突关节骨面位置，以提插刀法切割关节囊韧带3～4刀，范围不超过0.5cm。可切开部分关节囊韧带。

4. 第4支针刀松解多裂肌、回旋肌

从棘突顶点分别旁开0.5cm进针刀，术者刺手持针刀，刀口线与脊柱纵轴平行，针刀经皮肤、皮下组织，沿棘突方向，紧贴骨面分别到两侧的棘突根部后，在骨面上向下铲剥3～4刀，直到刀下有松动感，以达到切开部分多裂肌、回旋肌的作用。

5. 第5支针刀松解横突间韧带

颈椎病变者用Ⅰ型针刀，从棘突顶点向左、右分别旁开2.5cm进针刀；胸椎病变者用Ⅰ型针刀，从棘突顶点向左、右分别旁开3cm进针刀；腰椎病变者用Ⅰ型针刀，从棘突顶点分别向左、右旁开4cm进针刀。术者刺手持针刀，刀口线与脊柱纵轴平行，针刀经皮肤、皮下组织，直达两侧横突骨面，刀体向外移动，当有落空感时，即到达横突尖，在此用提插刀法切割横突尖的粘连、瘢痕2～3刀，深度不超过0.5cm，然后调转刀口线，分别在横突的上下缘以提插刀法切割3～4刀，深度不超过0.5cm，以达到切断部分横突间韧带的目的。

6. 注意事项

（1）定位要准确。

（2）切棘间韧带的范围限制在 0.5cm 以内，以防止切入椎管内。如超过此范围，针刀的危险性将明显加大。

（3）针刀松解应分次进行，一次针刀松解 3～5 个节段。

第二节　颈部病变的针刀治疗

强直性脊柱炎的颈部针刀整体松解包括颈部后方、两侧面的整体松解。

1. 第 1 次针刀松解颈段脊柱棘上韧带和棘间韧带

（1）体位：俯卧低头位。

（2）体表定位：颈段棘上韧带和棘间韧带（图 9-2）。

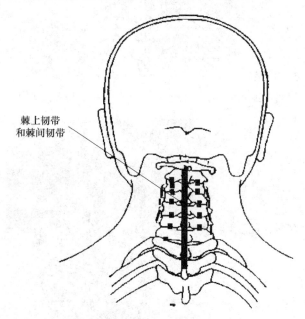

棘上韧带
和棘间韧带

图 9-2　颈段棘上韧带和棘间韧带

（3）麻醉：1% 利多卡因局部麻醉。

（4）刀具：Ⅰ型 4 号针刀、Ⅱ型针刀。

（5）针刀操作（图 9-3，9-4）

①第 1 支针刀松解 C_2～C_3 棘上韧带和棘间韧带：使用Ⅰ型 4 号针刀，对棘上韧带骨化的患者，需要使用Ⅱ型针刀，否则容易引起针刀体断裂或者损伤重要神经、血管。术者刺手持针刀，刀口线与人体纵轴一致，刀体向头侧倾斜 45°，与枢椎棘突成 60° 角，针刀直达枢椎棘突顶点下缘骨面，纵疏横剥 2～3 刀，范围不超过 0.5cm。如果棘上韧带已经钙化或者骨化，术者紧握针刀刀柄，调转刀口线 90°，针刀体与 C_2～C_3 棘间平行，

助手用骨锤敲击针刀柄部，当术者感觉有深感时，即已切断棘上韧带，停止敲击。

②第 2、3、4 支针刀松解 $C_3 \sim C_4$、$C_4 \sim C_5$、$C_5 \sim C_6$ 棘上韧带和棘间韧带：操作方法同第 1 支针刀。

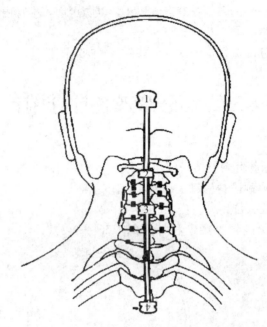

图 9-3　颈段强直性脊柱炎第 1 次针刀松解示意图（正面）

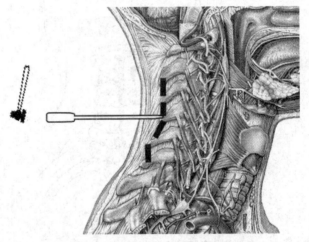

图 9-4　颈段强直性脊柱炎第 1 次针刀松解示意图（侧面）

（6）注意事项（图 9-5）

①定位要准确。

②进针刀时，刀体向头侧倾斜 45°，与枢椎棘突成 60° 角，针刀直达枢椎棘突顶点骨面，对棘突顶点的病变进行松解，要进入棘间，松解棘间韧带，必须退针刀于棘突顶点的上缘，将针刀体逐渐向脚侧倾斜与颈椎棘突走行方向一致，才能进入棘突间。切棘间韧带的范围限制在 0.5cm 以内，不会切入椎管。如超过此范围，针刀的危险性将明显加大。

②针刀松解应分次进行，一次针刀松解 3～5 个节段。

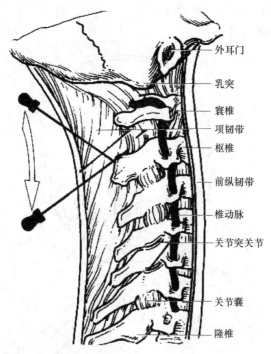

外耳门

乳突

寰椎

项韧带

枢椎

前纵韧带

椎动脉

关节突关节

关节囊

隆椎

图 9-5　针刀体角度变化示意图

2. 第 2 次针刀松解关节囊韧带

（1）体位：俯卧低头位。

（2）体表定位：颈段关节囊韧带（图 9-6）。

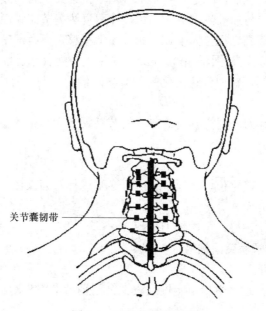

关节囊韧带

图 9-6　颈段关节囊韧带

（3）麻醉：1%利多卡因局部麻醉。

（4）刀具：Ⅰ型4号针刀、Ⅱ型针刀。

（5）针刀操作（图9-7）

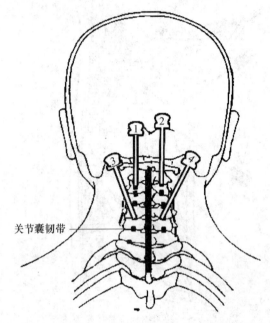

关节囊韧带

图9-7　颈段强直性脊柱炎第2次针刀松解示意图

①第1支针刀松解左侧 $C_2\sim C_3$ 上、下关节突关节囊韧带：使用Ⅰ型4号针刀，对关节囊钙化的患者，需要使用Ⅱ型针刀，否则容易引起针刀体断裂或者损伤重要神经、血管。从关节突韧带体表定位点进针刀，术者刺手持针刀，刀口线与人体纵轴一致，刀体先向头侧倾斜45°，与颈椎棘突成60°角，针刀直达关节突骨面，然后将针刀体逐渐向脚侧倾斜，与颈椎棘突走行方向一致，在骨面上稍移位，有落空感时，即为关节囊韧带，以提插刀法切2刀，范围不超过2mm，如果关节囊韧带已经钙化或者骨化，需在透视引导下行针刀松解，针刀到达硬化的关节囊韧带后，调转刀口线90°，铲剥2～3刀，范围不超过2mm。

②第2、3、4支针刀分别松解其他节段关节突关节囊韧带的粘连、瘢痕、挛缩：针刀操作方法与第1支针刀相同。

（6）注意事项

①如果没有把握准确定位，必须在超声引导下进行针刀操作，否则容易引起脊髓或者椎动脉损伤等严重并发症。

②针刀松解应分次进行，一次针刀松解3～5个节段。

3. 第3次针刀松解横突间韧带

（1）体位：俯卧低头位。

（2）体表定位：在超声引导下定位颈段横突间韧带（图9-8）。

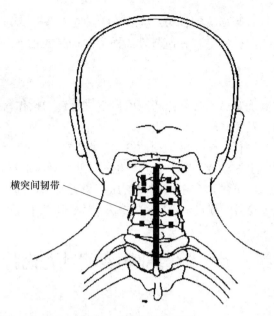

图 9-8　颈段横突间韧带

（3）麻醉：1%利多卡因局部麻醉。

（4）刀具：Ⅰ型 4 号针刀、Ⅱ型针刀。

（5）针刀操作（图 9-9）

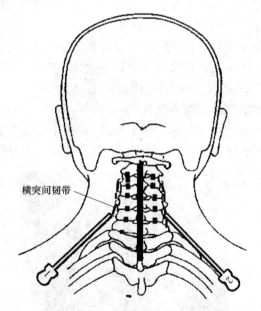

图 9-9　颈段强直性脊柱炎第 3 次针刀松解示意图

　　①第 1 支针刀松解左侧横突间韧带：在超声引导下，术者刺手持Ⅰ型 4 号针刀，从后正中线向左旁开 3cm 左右进针刀，刀口线与人体纵轴一致，刀体方向与皮肤垂直，根据超声引导，直达相应的横突尖铲剥 2～3 刀，范围 2mm，然后沿横突上下缘贴骨面切割横突间韧带 2～3 刀，切割范围 2mm。

②第 2 支针刀松解右侧横突间韧带：从后正中线向右旁开 3cm 左右进针刀，其余操作方法与第 1 支针刀相同。如果有其他节段的横突间韧带的粘连、硬化等，可参照此方法进行针刀松解。

（6）注意事项

①如果没有把握准确定位，必须在超声引导下进行针刀操作，否则容易引起脊髓或者椎动脉损伤等严重并发症。

②针刀松解应分次进行，一次针刀松解 3～5 个节段。

每次针刀术后进行手法治疗，嘱患者俯卧位，一助手牵拉肩部，术者正对患者头项，右肘关节屈曲并托住患者下颌，左手前臂尺侧压在患者枕部，随颈部的活动施按揉法。用力不能过大，以免造成新的损伤。最后，提拿两侧肩部，并搓患者肩至前臂反复几次。

第三节　胸背部病变的针刀治疗

胸背部针刀整体松解应分次进行，一次松解 3～5 个节段。

1. 第 1 次针刀松解驼背驼峰处及上、下 2 个节段脊柱软组织的粘连、瘢痕、挛缩和堵塞

针刀操作方法详见单节段脊柱后外侧软组织针刀松解术。

2. 第 2 次针刀由第 1 次针刀已松解的节段向上定 3 个节段进行松解

比如，第 1 次针刀松解 T_5～T_7 节段，则第 2 次针刀松解节段为 T_2～T_4。针刀操作方法详见单节段脊柱后外侧软组织针刀松解术。

3. 第 3 次针刀由第 1 次针刀已松解的节段向下定 3 个节段进行松解

比如，第 1 次针刀松解 T_5～T_7 节段，则第 3 次针刀松解节段为 T_8～T_{10}。针刀操作方法详见单节段脊柱后外侧软组织针刀松解术。

4. 第 4 次针刀松解胸腰结合部的强直

（1）体位：俯卧位，肩关节及髂嵴部置棉垫，以防止呼吸受限。

（2）体表定位（图 9-10）：T_{11}～L_1 棘突、棘间、肋横突关节及 L_1 关节突关节。

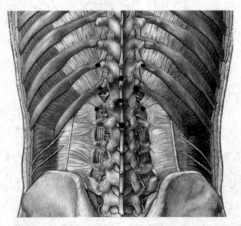

图 9-10　胸腰结合部针刀松解体表定位示意图

（3）麻醉：1%利多卡因局部麻醉。

（4）刀具：Ⅰ型4号针刀、Ⅱ型针刀及特型针刀。

（5）针刀操作

① 第1支针刀松解 T_{12}～L_1 棘上韧带、棘间韧带：在 T_{12} 棘突顶点下缘定位，使用Ⅰ型4号针刀，对棘上韧带骨化的患者，需要使用特型针刀，否则容易引起针刀体断裂或者损伤重要神经、血管。刀口线与人体纵轴一致，针刀体先向头侧倾斜45°，与胸椎棘突成60°角，按四步进针规程进针刀，针刀经皮肤、皮下组织达棘突骨面，纵疏横剥2～3刀，范围不超过0.5cm。然后将针刀体逐渐向脚侧倾斜，与胸椎棘突走行方向一致，从 T_{12} 棘突下缘骨面沿 T_{12}～L_1 棘间方向用提插刀法切割棘间韧带2～3刀，范围不超过0.5cm（图9-11）。

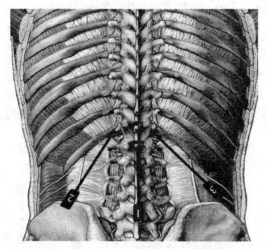

图9-11　针刀松解胸腰结合部示意图

如果棘上韧带已骨化，需用Ⅱ型针刀松解，刀口线与人体纵轴一致，达棘上韧带后，调转刀口线90°，与棘上韧带垂直，用骨锤敲击针刀柄部，切断该韧带，直到刀下有松动感时停止敲击（图9-12）。一般骨化的棘上韧带在1cm以内，且已与棘间韧带粘连在一起，故切断了棘上韧带，同时也松解了棘间韧带。

② 第2支针刀松解 T_{12}～L_1 左侧肋横突关节囊韧带：使用Ⅰ型4号针刀，对关节囊钙化的患者，需要使用特型针刀，否则容易引起针刀体断裂或者损伤重要神经、血管。在 T_{12}～L_1 棘间中点向左旁开3cm定位，刀口线与人体纵轴一致，针刀体与皮肤成90°角，按四步进针规程进针刀，针刀经皮肤、皮下组织、胸腰筋膜浅层、竖脊肌达横突骨面，沿横突骨面向外至横突尖部，纵疏

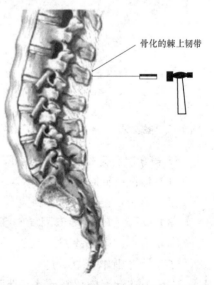

骨化的棘上韧带

图9-12　骨化的棘上韧带针刀松解示意图

横剥 2～3 刀，范围不超过 2mm。

③ 第 3 支针刀松解 T_{12}～L_1 右肋横突关节囊韧带：参照第 2 支针刀松解操作进行。

④ T_{11}～T_{12} 和 L_1～L_2 棘上韧带、棘间韧带、关节突关节韧带的松解：参照 T_{12}～L_1 的针刀松解操作进行。

⑤ 第 4 支针刀松解 T_{12} 右侧的多裂肌、回旋肌止点：在 T_{12} 棘突顶点向右侧旁开 0.5cm 进针刀，刀口线与脊柱纵轴平行，按四步进针规程进针刀，针刀经皮肤、皮下组织，沿棘突方向，紧贴骨面，到达棘突根部后，从骨面右侧贴棘突，向棘突根部铲剥 3～4 刀，直到刀下有松动感为止，以达到切开部分多裂肌、回旋肌的作用。如果多裂肌、回旋肌有钙化、骨化，用Ⅱ型针刀贴棘突骨面向棘突根部剥离（图 9-13）。其他节段多裂肌、回旋肌止点松解参照此法操作。

⑥ 第 5 支针刀松解 L_1～L_2 的横突间韧带：在棘突顶点向左、右分别旁开 4cm 定点，刀口线与脊柱纵轴平行，按四步进针规程进针刀，针刀经皮肤、皮下组织，直达两侧横突骨面，刀体向外移动，当有落空感时，即到达横突尖，在此用提插刀法切割横突尖的粘连、瘢痕 2～3 刀，深度不超过 0.5cm。然后调转针刀体与横突长轴一致，分别在横突的上、下缘，用提插刀法切割 3～4 刀，深度不超过 0.5cm，以达到切断部分横突间韧带的目的（图 9-14）。其他节段多裂肌、回旋肌止点及横突间韧带松解参照此法操作。

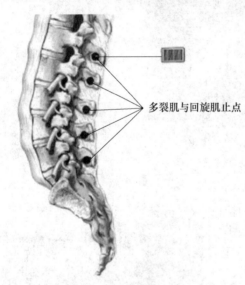
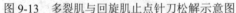

多裂肌与回旋肌止点

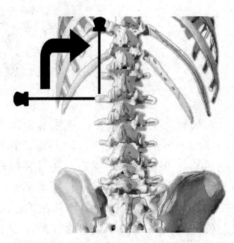

图 9-13　多裂肌与回旋肌止点针刀松解示意图　　图 9-14　针刀松解 L_1～L_2 的横突间韧带

5. 第 5 次针刀松解胸壁前筋膜

（1）体位：仰卧位。

（2）体表定位：胸骨及剑突。

（3）麻醉：1%利多卡因局部麻醉。

（4）刀具：Ⅰ型针刀。

（5）针刀操作（图 9-15）

①第 1 支针刀松解胸前浅筋膜顶部：在胸骨上窝正中点定位，刀口线与人体纵轴平行，针刀体与皮肤垂直，按四步进针规程进针刀，刀下有韧性感时，用提插刀法切割 3～

4 刀，深度达胸骨骨面。然后调转刀口线 90°，在胸骨上向下铲剥 2～3 刀，范围 0.5cm。

②第 2 支针刀松解右侧胸大肌筋膜：在右侧胸锁关节外侧 1cm，锁骨下缘定位。刀口线与人体纵轴平行，针刀体与皮肤垂直，按四步进针规程进针刀，刀下有韧性感时，用提插刀法切割 3～4 刀，深度达锁骨骨面。然后调转刀口线 90°，在锁骨骨面上向下铲剥 2～3 刀，范围 0.5cm。注意，铲剥只能在锁骨骨面上进行，不可超过锁骨下缘。

③第 3 支针刀松解左侧胸大肌筋膜：在左侧胸锁关节外侧 1cm，锁骨下缘定位。刀口线与人体纵轴平行，针刀体与皮肤垂直，按四步进针规程进针刀，刀下有韧性感时，用提插刀法切割 3～4 刀，深度达锁骨骨面。然后调转刀口线 90°，在锁骨骨面上向下铲剥 2～3 刀，范围 0.5cm。注意，铲剥只能在锁骨骨面上进行，不可超过锁骨下缘。

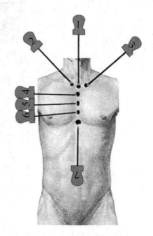

图 9-15　胸壁前筋膜针刀松解示意图

④第 4 支针刀松解胸前浅筋膜上部：在第 1 支针刀下 2cm 定位，针刀操作方法与第 1 支针刀相同。

⑤第 5 支针刀松解胸前浅筋膜中部：在第 4 支针刀下 2cm 定位，针刀操作方法与第 1 支针刀相同。

⑥第 6 支针刀松解胸前浅筋膜下部：在第 5 支针刀下 2cm 定位，针刀操作方法与第 1 支针刀相同。

⑦第 7 支针刀松解剑突部：在剑突尖部定位。刀口线与人体纵轴平行，针刀体与皮肤垂直，按四步进针规程进针刀，刀下有韧性感时，用提插刀法切割 3～4 刀，深度达剑突骨面。然后在剑突骨面上向左铲剥，铲剥到剑突左缘；再向右铲剥，铲剥到剑突右缘。注意，铲剥只能在剑突骨面上进行，不可超过剑突骨缘。

（6）注意事项：在进行胸前部针刀松解时，针刀必须在锁骨、剑突骨面上进行，不能超过骨面，否则可能引起胸腹腔内脏器官的损伤。

针刀术后进行手法治疗：①胸椎周围软组织针刀松解术后平卧硬板床，以 50kg 的重量行持续牵引。在医生的协助下于床上做被动挺腹伸腰及四肢屈伸运动，下床后在医生的协助下进行腰前屈、后仰、侧弯、旋转等功能训练。②胸部针刀术后，被动扩胸数次。③腹部针刀术后，做伸腰活动数次。

第四节　腰部病变的针刀治疗

1. 第 1 次针刀松解胸腰结合部的强直
参见本章第三节胸背部病变第 4 次针刀松解治疗。

2. 第 2 次针刀松解 L_2～L_4 的强直。
（1）体位：俯卧位，肩关节及髂嵴部置棉垫，以防止呼吸受限。
（2）体表定位（图 9-16）：L_2～L_4 棘突、棘间、关节突关节、横突间韧带。

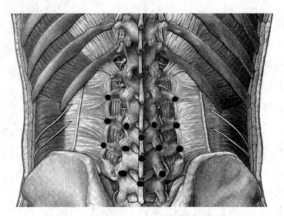

图 9-16　$L_2 \sim L_4$ 针刀松解体表定位示意图

（3）麻醉：1%利多卡因局部麻醉。

（4）刀具：Ⅰ型针刀。

（5）针刀操作：针刀松解方法与胸腰结合部第 1 次针刀松解的方法相同。

3. 第 3 次针刀松解 $L_5 \sim S_1$ 的强直

针刀松解方法与胸腰结合部第 1 次针刀松解的方法相同。

4. 第 4 次针刀松解腰部筋膜及竖脊肌腰段的粘连、瘢痕、挛缩和堵塞

（1）体位：俯卧位。

（2）体表定位：在 $L_3 \sim L_5$ 棘突下向左、右分别旁开 3cm 定点，共 6 点。松解胸腰筋膜、背阔肌行经路线。

（3）麻醉：1%利多卡因局部定点麻醉。

（4）刀具：Ⅰ型针刀。

（5）针刀操作：以针刀松解 L_3 平面胸腰筋膜为例加以描述（图 9-17）。刀口线与脊柱纵轴平行，针刀经皮肤、皮下组织，有韧性感时，即达胸腰筋膜浅层，先用提插刀法切割 2～3 刀，然后穿过胸腰筋膜达肌肉层内纵疏横剥 2～3 刀，范围 1cm。其他定点的针刀松解操作方法参照上述操作方法，每 7 日做 1 次针刀松解，3 次为 1 个疗程。可连续做 2 个疗程。

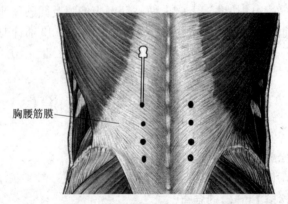

图 9-17　针刀松解腰部胸腰筋膜浅层

5. 第5次针刀松解胸腹壁软组织

适用于驼背患者，在脊柱周围软组织松解术的治疗过程中，由于脊柱逐渐伸直，原来挛缩的胸腹壁软组织受到牵拉而致胸腹壁疼痛，同时也限制了驼背的矫直，故应松解。

（1）体位：仰卧位。

（2）体表定位（图9-18）：胸肋关节、剑突、肋弓紧张处及压痛点。

（3）麻醉：全麻或者1%利多卡因局部麻醉。

（4）刀具：Ⅰ型针刀。

（5）针刀操作（图9-19）

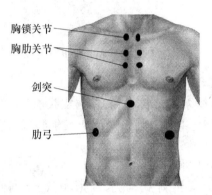
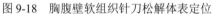

图9-18　胸腹壁软组织针刀松解体表定位

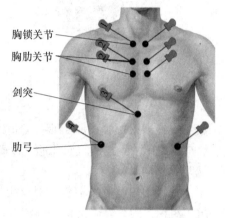

图9-19　针刀松解胸腹壁软组织

①第1支针刀松解胸锁关节：刀口线与人体纵轴一致，针刀体与皮肤垂直，针刀经皮肤、皮下组织，到达胸肋关节间隙，用提插刀法切割3～4刀，范围0.5cm。对侧胸锁关节松解方法与此相同。

②第2支针刀松解胸肋关节：左手拇指压住第1胸肋关节间隙，右手持针刀在左手拇指背面进针刀，刀口线与人体纵轴一致，针刀体与皮肤垂直，针刀经皮肤、皮下组织，到达胸肋关节，用提插刀法切割3～4刀。其他胸肋关节松解方法与此相同。

③第3支针刀松解剑突部：摸准剑突位置，刀口线与人体纵轴一致，针刀体与皮肤垂直，针刀经皮肤、皮下组织，到达剑突部，铲剥3～4刀。

④第4支针刀松解肋弓部：摸准肋弓最低点，刀口线与人体纵轴一致，针刀体与皮肤垂直，针刀经皮肤、皮下组织，到达肋弓部，调转刀口线90°，在骨面上铲剥3～4刀。

（6）注意事项：进针不可太深，以免引起气胸，损伤胸腹腔重要内脏器官，造成严重并发症。

6. 第6次针刀松解耻骨联合、髂嵴以及腹直肌肌腹

（1）体位：仰卧位。

（2）体表定位（图9-20）：腹直肌肌腹、耻骨联合、髂嵴紧张处及压痛点。

（3）麻醉：全麻或者1%利多卡因局部麻醉。

（4）刀具：Ⅰ型针刀。

（5）针刀操作（9-21）

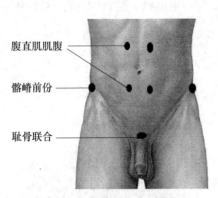

图 9-20　腹直肌肌腹、耻骨联合及
　　　　 髂嵴的体表定位

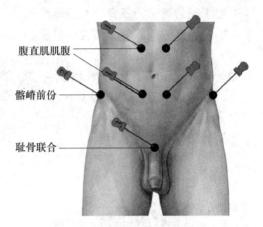

图 9-21　针刀松解腹直肌肌腹、
　　　　 耻骨联合及髂嵴

①第 1 支针刀松解腹直肌肌腹：刀口线与人体纵轴一致，针刀体与皮肤垂直，针刀经皮肤、皮下组织，到达腹直肌肌腹，纵疏横剥 3～4 刀，范围 0.5cm。对侧腹直肌肌腹松解方法与此相同。

②第 2 支针刀松解髂嵴前份：刀口线与人体纵轴一致，针刀体与皮肤垂直，针刀经皮肤、皮下组织，到达髂嵴前份，调转刀口线 90°，铲剥 3～4 刀，范围 0.5cm。对侧髂嵴松解方法与此相同。

③第 3 支针刀松解耻骨联合：摸准耻骨联合位置，刀口线与人体纵轴一致，针刀体与皮肤垂直，针刀经皮肤、皮下组织，到达耻骨联合纤维软骨表面，纵疏横剥 3～4 刀，范围 0.5cm。

（6）注意事项：进针不可太深，以免误入腹腔，损伤肝、肠等内脏器官。

针刀术后进行手法治疗：①脊柱周围软组织针刀松解术后平卧硬板床，以 50kg 的重量行持续对抗牵引。在床上做被动挺腹屈腰及四肢屈伸运动，下床后在医生的协助下进行腰前屈、后仰、侧弯、旋转等功能训练。②胸部针刀术后，被动扩胸数次。③腹部针刀术后，做伸腰活动数次。

第五节　髋部病变的针刀治疗

1. 第 1 次针刀松解缝匠肌起点、股直肌起点、部分内收肌起点、髂股韧带及髋关节前侧关节囊

（1）体位：仰卧位。

（2）体表定位：髂前上棘、髂前下棘、股骨大转子、髋关节前侧关节囊、耻骨。

（3）麻醉：硬膜外麻醉。

（4）刀具：Ⅰ型和Ⅱ型针刀。

（5）针刀操作（图 9-22）

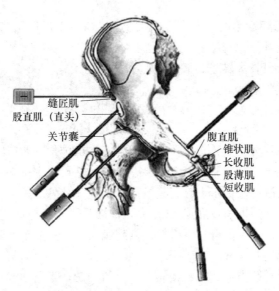

缝匠肌
股直肌（直头）
关节囊
腹直肌
锥状肌
长收肌
股薄肌
短收肌

图 9-22　髋关节前侧针刀松解示意图

①第 1 支针刀松解缝匠肌起点：使用 I 型针刀，从髂前上棘进针刀，刀口线与下肢纵轴平行，针刀体与皮肤成 90°角，针刀经皮肤、皮下组织，到达骨面缝匠肌起始处，调转刀口线 90°，在骨面上铲剥 2 刀，范围不超过 0.5cm。

②第 2 支针刀松解股直肌起点：使用 II 型针刀，在髂前下棘处摸到股直肌起点处定位，刀口线与该肌肌纤维方向一致，针刀经皮肤、皮下组织，达髂前下棘骨面，调转刀口线 90°。在骨面上向内铲剥 2～3 刀，范围不超过 0.5cm。出针刀后，针眼处用创可贴覆盖。

③第 3 支针刀松解髋关节髂股韧带及髋关节前侧关节囊：使用 II 型针刀，从髋关节前侧关节穿刺点进针刀，刀口线与下肢纵轴平行，针刀体与皮肤成 90°角，针刀经皮肤、皮下组织，当针刀下有韧性感时，即到了髂股韧带中部，纵疏横剥 2 刀，范围不超过 0.5cm，再向下进针，当有落空感时，即到达关节腔，用提插刀法切割 2 刀，范围不超过 0.5cm。

④第 4 支针刀松解短收肌和股薄肌起点：在耻骨下支处摸到条索状的短收肌和股薄肌起点后定位，刀口线与两肌肌纤维方向一致，针刀经皮肤、皮下组织，到达骨面，在骨面上向内铲剥 2～3 刀，范围不超过 0.5cm，以松解肌肉与骨面的粘连和瘢痕。出针刀后，针眼处用创可贴覆盖。

⑤第 5 支针刀松解长收肌起点：在耻骨结节处摸到条索状的长收肌起点处的压痛点定点，刀口线与该肌肌纤维方向一致，针刀体与皮肤成 90°角刺入，针刀经皮肤、皮下组织，直达骨面，在骨面上向内铲剥 2～3 刀，范围不超过 0.5cm，以松解肌肉与骨面的粘连和瘢痕。出针刀后，针眼处用创可贴覆盖。

⑥第 6 支针刀松解耻骨肌起点：在耻骨上支触摸到成条索状的耻骨肌起点处的压痛点定点，刀口线与耻骨肌肌纤维方向一致，针刀体与皮肤垂直刺入，到达肌肉起点处，调转刀口线 90°，与耻骨肌肌纤维方向垂直，在耻骨上支骨面上向内铲剥 2～3 刀，范围不超过 0.5cm。出针刀后，针眼处用创可贴覆盖。

2. 第2次针刀松解臀中肌起点、股方肌起点、髋关节后侧关节囊

（1）体位：侧俯卧位，患侧髋关节在上。

（2）体表定位：股骨大转子、髋关节后侧关节囊。

（3）麻醉：硬膜外麻醉。

（4）刀具：Ⅱ型针刀。

（5）针刀操作（图9-23）

①第1支针刀松解臀中肌止点：在股骨大转子尖部定位，刀口线与下肢纵轴方向一致，针刀经皮肤、皮下组织，达股骨大转子尖的骨面，贴骨面铲剥2~3刀，范围为1cm。

②髋关节外侧松解：以第1支针刀为参照，从髋关节外侧关节穿刺点进针刀，刀口线与下肢纵轴平行，针刀体与皮肤成130°角，沿股骨颈干角方向进针刀，针刀经皮肤、皮下组织，达股骨大转子尖，再向下进针，直到髋关节外侧关节间隙，此时用提插刀法切割2刀，范围不超过0.5cm。

③第3支针刀松解股方肌起点：使髋关节内收内旋，摸清楚股骨大转子尖部，在股骨大转子尖部后方定位，刀口线与下肢纵轴方向一致，针刀体与皮肤垂直，针刀经皮肤、皮下组织，达股骨大转子骨面，紧贴股骨大转子后方继续进针刀，然后将针刀体向头侧倾斜45°，在股骨大转子后内侧骨面上铲剥2~3刀，范围为0.5cm。

④第4支针刀松解髋关节后侧关节囊：以第3支针刀为参照，从股骨大转子后缘进针刀，刀口线与下肢纵轴平行，针刀体与皮肤成130°角，沿股骨颈干角方向进针刀，针刀经皮肤、皮下组织，达股骨大转子后缘，贴骨面进刀，当有落空感时，即到关节腔，用提插刀法切割2刀，范围不超过1cm。

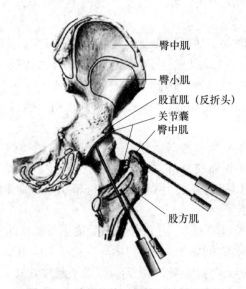

图9-23 髋关节外后侧针刀松解示意图

3. 第3次针刀松解髋关节骨性强直

（1）体位：仰卧位。

（2）体表定位：股骨大转子。

（3）麻醉：硬膜外麻醉。

（4）刀具：Ⅱ型针刀。

（5）针刀操作（图9-24，图9-25）

①第1支针刀松解髋关节髂股韧带、髋关节前侧关节囊及骨性强直：使用Ⅱ型针刀，从髋关节前侧关节穿刺点进针刀，刀口线与下肢纵轴平行，针刀体与皮肤成90°角，针刀经皮肤、皮下组织，当针刀下有韧性感时，即到了髂股韧带中部，纵疏横剥2刀，范围不超过0.5cm，再向下进针，当有落空感时，即到达关节腔，继续进针刀，找到髋关节间隙，横形剥离的同时进针刀，深入髋关节间隙，以打开股骨头与髋臼的骨性连结。

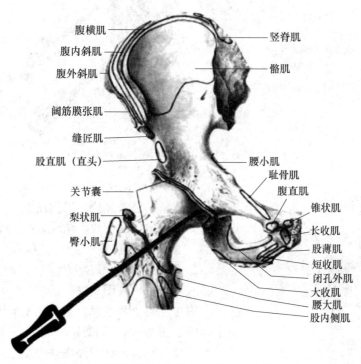

图9-24　髋关节骨性强直针刀松解示意图（1）

②第2支针刀松解髋关节髂股韧带、髋关节外侧关节囊及骨性强直：使用Ⅱ型针刀，从髋关节外侧关节穿刺点进针刀，刀口线与下肢纵轴平行，针刀体与皮肤成90°角，针刀经皮肤、皮下组织，到达股骨大转子尖部，按颈干角继续进针刀，找到髋关节外侧间隙，横形剥离的同时进针刀，深入髋关节间隙，以打开股骨头与髋臼的骨性连结。

③第3支针刀松解髋关节后侧关节囊及骨性强直：使用Ⅱ型针刀，从股骨大转子尖后侧进针刀，刀口线与下肢纵轴平行，针刀体与皮肤成90°角，针刀经皮肤、皮下组织，到达股骨大转子尖部后侧，紧贴骨面，按颈干角继续进针刀，找到髋关节后侧间隙，横形剥离的同时进针刀，深入髋关节间隙，以打开股骨头与髋臼的骨性连结。

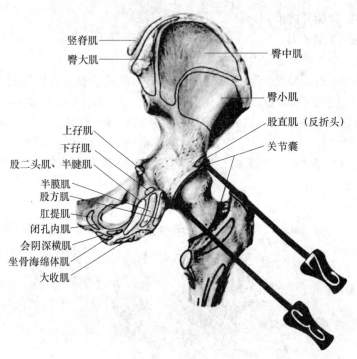

图 9-25　髋关节骨性强直针刀松解示意图（2）

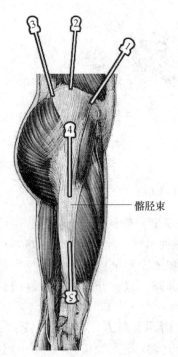

图 9-26　针刀松解髂胫束起点与止点

4. 第 4 次针刀松解髂胫束起止点

（1）体位：健侧卧位，患侧在上。

（2）体表定位：髂嵴，髂胫束行经路线。

（3）麻醉：1%利多卡因局部麻醉。

（4）刀具：Ⅰ型针刀。

（5）针刀操作（图 9-26）

①第 1 支针刀松解髂胫束浅层附着区前部：在髂前上棘后 2cm 定位，刀口线与髂胫束走行方向一致，针刀体与皮肤垂直，针刀经皮肤、皮下组织，到达髂嵴前部髂胫束浅层附着区前部骨面，调转刀口线 90°，在髂骨翼骨面上向下铲剥 2～3 刀，范围为 1～2cm。

②第 2 支针刀松解髂胫束浅层附着区中部：在髂嵴最高点定位，刀口线与髂胫束走行方向一致，针刀体与皮肤垂直，针刀经皮肤、皮下组织，达髂嵴髂胫束浅层附着区中部骨面，调转刀口线 90°，在髂骨翼骨面上向下铲剥 2～3 刀，范围为 1～2cm。

③第 3 支针刀松解髂胫束浅层附着区后部：在髂嵴最高点向后 2cm 定位，刀口线与髂胫束走行方向一致，针刀体与皮肤垂直，针刀经皮肤、皮下组织，达髂嵴髂胫束浅层附着区后部骨面，调转刀口线 90°，在髂骨翼骨面上向下铲剥 2～3 刀，

范围为 1～2cm。

④第 4 支针刀松解髂胫束上段：在大腿外侧上段定位，刀口线与髂胫束走行方向一致，针刀体与皮肤垂直，针刀经皮肤、皮下组织，当刀下有韧性感时，即到达髂胫束，再向内刺入 1cm，纵疏横剥 2～3 刀，范围为 1～2cm。

⑤第 5 支针刀松解髂胫束中段：在大腿外侧中段定位，刀口线与髂胫束走行方向一致，针刀体与皮肤垂直，针刀经皮肤、皮下组织，当刀下有韧性感时，即到达髂胫束，再向内刺入 1cm，纵疏横剥 2～3 刀，范围为 1～2cm。

（5）注意事项

①在髋关节前方松解前方关节囊时，先触摸到股动脉的确切位置后，再在向外旁开 2cm 处进行针刀操作是安全的。

②对关节强直的患者，一次针刀松解范围不可太多，需要分次进行松解。一般纤维性强直需 3～6 次。

③对骨性强直的患者，需用Ⅱ型针刀进行松解。

5. 第 5 次针刀松解缝匠肌止点

（1）体位：仰卧位。

（2）体表定位：胫骨上段内侧。

（3）麻醉：1%利多卡因局部麻醉。

（4）刀具：Ⅱ型针刀。

（5）针刀操作（图 9-27）　在胫骨上段内侧部定位，刀口线与下肢纵轴方向一致，针刀经皮肤、皮下组织至胫骨内侧骨面，贴骨面铲剥 2～3 刀，范围为 1cm。

术毕，拔出针刀，局部压迫止血 3 分钟后，用创可贴覆盖针眼。

针刀术后手法治疗：嘱患者屈膝，一助手压住患者双髂前上棘，术者一前臂置于患者患侧小腿上部，一手托住患侧小腿下部，使患者做髋关节"？"和反"？"运动 3 次。每次针刀术后，手法操作相同。对髋关节骨性强直的患者，针刀术后手法幅度不能过大，要循序渐进，逐渐加大髋关节活动的幅度，绝不能用暴力手法一次将髋关节活动到正常位置，否则会引起股骨头骨折，导致严重的并发症。

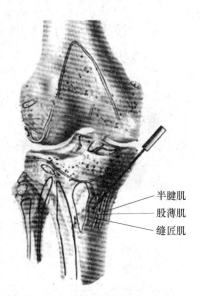

半腱肌
股薄肌
缝匠肌

图 9-27　针刀松解缝匠肌止点

第十章

强直性脊柱炎针刀术后康复治疗与护理

第一节 针刀术后康复治疗

（一）目的

针刀整体松解术后康复治疗的目的是进一步调节脊柱弓弦力学系统的力平衡，促进局部血液循环，加速局部的新陈代谢，有利于损伤组织的早期修复。

（二）原则

强直性脊柱炎针刀术后48～72小时可选用下列疗法进行康复治疗。

（三）方法

1. 毫针法

处方一：调节颈段脊柱弓弦力学系统，取风府、大椎、C_2～C_7夹脊穴。

操作：患者取坐位，局部皮肤常规消毒，用0.30mm×40mm一次性毫针针刺，得气后，用平补平泻法，留针30分钟，每日1次。

处方二：调节胸段脊柱弓弦力学系统，取身柱、陶道、灵台、大杼、肺俞、心俞。

操作：患者取俯卧位，皮肤常规消毒后，用0.30mm×40mm一次性毫针针刺，身柱、陶道、灵台向上斜刺0.5～0.8寸，大杼、肺俞、心俞向棘突斜刺0.5～0.8寸，得气后，用平补平泻法，留针30分钟，每日1次。

处方三：调节腰段脊柱弓弦力学系统，取悬枢、脊中、中枢、腰阳关、肾俞、三焦俞、气海俞。

操作：患者取俯卧位，皮肤常规消毒后，用0.30mm×50mm一次性毫针针刺，得气后，用平补平泻法，留针30分钟，每日1次。

2. 电针法

处方：华佗夹脊穴。

操作：患者取俯卧位，皮肤常规消毒后，用0.30mm×40mm一次性毫针针刺，得气后接G6805-Ⅱ型电针仪，采用疏密波，程度以耐受为度，每次30分钟，每日1次。

3. 灸法

处方一：长蛇灸。

操作：取督脉大椎至腰俞，铺上大蒜泥，在蒜泥上再铺上长蛇形艾炷1条，点燃施灸，灸 2～3 壮。每日 1 次。

处方二：阿是穴、大椎、肾俞、腰阳关。

操作：将燃着的艾条对准上述诸穴，距离为 2～5cm，进行回旋灸或雀啄灸，以患者能耐受、局部皮肤红晕为度。每日 1 次，10 次为 1 疗程。

4. 推拿疗法

处方一：①一般手法：一指禅推法、揉法、擦法、踩背法。部位为颈段脊柱、胸段脊柱、腰段脊柱两侧，双侧骶髂关节、髋关节、膝关节等。在上述部位周围取穴。②特效手法：拿法、捏脊法。

操作：患者取俯卧位，尽可能放松整个颈背腰部及双侧骶髂关节、膝关节。先用一般手法，再用特效手法。拿法要求两手同时分上下拿住一侧脊柱旁的中深层肌，同时用力往上提，捏脊法不要求每个脊柱节段都能听到"喀"的声响。

处方二：正骨手法治疗。

操作：患者取坐位，术者侧身立于患者一侧，一手掌置于患者大椎棘突，另一手掌置于其上协同用力。术者前臂和掌根的用力方向与患者身体成 40°，着力点在术者掌根部，自颈胸段开始，沿棘突向上至枕下、向下至胸椎，最终推按至骶尾部结束，每次按压时，呼气时向下按，吸气时放松，按压力度由轻到重，如此往返 5 次，用时约 10 分钟。以上手法每周进行 3 次。

处方三：脊柱及关节周围擦法、揉法、按压法、扳法。

操作：①患者取俯卧位，双肩部及两髂前上棘分别垫 1 个软枕头，使前胸及腹部悬空，两手臂屈肘置于头前。术者站于患者一侧，在患者颈胸腰背部沿脊柱及两侧至骶髂关节，用擦、揉法上下往返治疗，同时用手掌或双手重叠在一起在背部沿脊柱按压至骶髂关节及臀部，呼气时向下按压，吸气时放松。②患者取仰卧位，用擦法和揉法治疗髋、膝关节前部及大腿前内侧肌肉。然后使髋关节做屈曲、伸直、内收、外展、内旋、外旋被动活动，松解髋关节周围软组织粘连，最后做膝关节屈曲、伸直被动活动，松解膝关节周围软组织粘连。每日 1 次，1 个月为 1 疗程。

5. 拔罐法

处方一：刺络拔罐法。

操作：严格消毒后，按病变关节取穴，或取肿胀强直明显处，用皮肤针叩刺出血，然后加拔火罐，拔出血水，并使皮肤轻度青紫，每日或隔日 1 次，6 次为 1 疗程。

本法适用于风湿热痹及痰瘀痹阻所致的强直性脊柱炎。

处方二：走罐法。

操作：患者取俯卧位，全身放松，医者右手持罐，在患者背部涂以润滑油，顺着竖脊肌走行上下推动，直至皮肤出现潮红、瘀斑，用时 5～10 分钟，每周 2 次，4 周为 1个疗程。

6. 中药内服法

处方一：杜仲、熟地、五加皮、补骨脂、防风各 15g，川芎 15g，山萸肉 20g，狗脊 20g，当归 15g，羌活 15g，白芍 20g，桂枝 10g，鸡血藤 20g，甘草 6g。

用法：每日 1 剂，水煎服。1 个月为 1 个疗程，连服 3 个疗程。

处方二：狗脊 30g，淫羊藿 15g，怀牛膝 12g，青风藤 15g，泽兰 15g，威灵仙 15g，桑寄生 20g，杜仲 20g，桂枝 12g，鹿角片 10g，羌活、独活各 10g，制附片 10g，土鳖虫 10g，川断 5g，干姜 6g，炙麻黄 6g，制草乌 5g，透骨草 20g。

用法：水煎服，每日 1 剂，每剂煎 2 次，取汁 600ml，混匀后分早、晚 2 次服用，1 个月为 1 个疗程。

处方三：炒薏苡仁 30g，川断 30g，桑寄生 30g，补骨脂 20g，川芎 20g，威灵仙 20g，鹿衔草 15g，菟丝子 20g，怀牛膝 15g，当归 12g，知母 10g，红花 10g，制没药 10g，甘草 6g。

用法：用水浸泡 30 分钟后，先用武火煎，至沸腾后改文火煎 30 分钟，滤出药液，加水再煎，共煎 3 次取药液 300ml，分 3 次口服，1 个月为 1 个疗程。

7. 中药外治法

处方一：土鳖虫、地龙各 20g，穿山龙 10g，杜仲、狗脊各 15g，熟地 20g。

用法：上药加蜂蜜制成直径 3cm 的膏药。将膏药敷贴于患者双侧华佗夹脊穴，每日更换 1 次，每次 3～4 对穴位。7 次后，每 2 日更换 1 次，每次 3～4 对穴位。14 次后，每 3 日更换 1 次，每次 3～4 对穴位。敷贴全部所选穴位后疗程结束。

处方二：乳香、没药各 50g，川乌、草乌各 20g，威灵仙 15g，透骨草 30g，吴茱萸 30g。取穴分三组，第一组为督脉穴位，取大椎、至阳、筋缩、命门、腰阳关。第二组为膀胱经第一侧线穴位，取大杼、膈俞、肾俞。第三组为阿是穴。

用法：上药共研细末，用 60 度白酒将药粉和为糊状，密封保存。先用热醋敷贴穴位 30 分钟，然后每穴贴花生米大小药糊 1 块，胶布固定，12 小时后去掉。每日 1 次，10 次为 1 疗程，疗程间休息 5 日。

8. 药膳疗法

处方一：鹿茸 9g，杜仲 30g，补骨脂 30g，芝麻 150g，核桃肉 250g，黄酒、蜂蜜各适量。

用法：杜仲炒过，研为细末；鹿茸切片，用酒炙，烘干，研为细末；补骨脂与芝麻同炒至芝麻色黑，取出研为细末。将核桃肉捣为细末，加入杜仲、鹿茸、补骨脂、芝麻细末，拌匀，加炼过的蜂蜜，搅匀即成。每于饭前服 1 匙，温开水化开食用。

处方二：母鸡 1 只，生地黄 100g，黄精 100g，红枣 10 枚，清汤、黄酒、盐、味精各适量。

用法：宰鸡去毛及内脏，洗净，入沸水中煮沸 2 分钟；生地黄、黄精洗净；红枣加温水浸 2 小时，洗净。将生地黄、黄精、红枣一并纳入鸡腹中，再将鸡放入炖锅中，加清汤足量，放黄酒、盐、味精，上笼蒸 3 小时，即可食用。

处方三：羊腿肉 250g，制附片 10g，葱结、生姜片、猪油、黄酒、清汤、盐、味精、胡椒粉各适量。

用法：羊腿肉用水煮熟后捞出，切成约 2.5cm 的肉块；制附片洗净备用。取大瓷碗 1 只，放入羊肉，羊肉上铺放制附片、葱结、生姜片、猪油，并倒入黄酒及清汤，放锅内蒸 2 小时左右，拿出后挑出葱结、姜片，放味精、胡椒粉食用。

处方四：羊腿肉 500g，红参 10g，枸杞子 20g，肉苁蓉 15g，生姜片、葱、清汤、料酒、盐、味精各适量。

用法：将羊腿肉放入开水锅中煮透，再用冷水洗净，切成方块；红参用水浸 1 小时，切作薄片；肉苁蓉加水浸 1 小时。炒锅烧热，下羊肉、生姜片煸炒，放料酒炝锅，炒透后，将羊肉同生姜片一起倒入大瓦罐内，放入红参、肉苁蓉、枸杞子，加清汤、盐、葱，烧开后用文火煲煮 2 小时；去葱、生姜，放味精调味食用。

处方五：怀山药 30g，枸杞子 10g，带髓猪脊骨 1 副，木香 5g，盐、葱、味精各适量。

用法：猪脊骨洗净、剁碎，加水煮沸 3 分钟，取出用温水洗净；山药加水浸 1 小时，枸杞子、木香加水浸 10 分钟。将猪脊骨、山药片放入砂锅中，加水足量，用旺火煮沸，改用小火炖 30 分钟，将木香、枸杞子及所浸的水一并倒入，放葱、盐、味精，用小火炖煮 30 分钟，弃木香食用。

处方六：猪腰 1 只，骨碎补 15g，糯米 100g，盐适量。

用法：将猪腰对剖开，洗净，在开水中氽透，然后切成小丁。骨碎补用水煎取药汁。猪腰子、药汁、糯米一起入锅，加水适量，煮成粥，熟后放入盐即成。

处方七：生羊肠 1 具，薏苡仁 60g，龙眼肉 60g，淫羊藿 60g，沙苑子 60g，仙茅 30g，白酒 3000ml。

用法：将羊肠洗净曝干，切成小段，与其余药同装纱布袋中，放入坛内，倒入白酒，加盖密封，置于阴凉干燥处，每日摇动几次。经 21 日后，开封取出药袋，再用细纱布过滤，贮存在干净瓶内。

处方八：黑豆 30g，杜仲 30g，枸杞子 15g，熟地黄 30g，怀牛膝 10g，淫羊藿 10g，当归 10g，制附子 10g，茯苓 20g，川椒 6g，白术 10g，五加皮 10g，酸枣仁 6g，羌活 6g，防风 6g，川芎 6g，肉桂 3g，白酒 1500ml。

用法：上药晒干后研成粗末，置于瓷罐或玻璃瓶中，冲入白酒，密封 21 日后服用。

处方九：狗脊 80g，当归 60g，丹参 60g，白酒 2000ml。

用法：将上药共研粗末，装入干净瓶内，倒入白酒浸泡，置于阴凉干燥处，每日摇动几下，30 日后即可开封饮服。每日早晚各 1 次，每次饮服 10ml。

9. 物理疗法

处方一：超短波治疗。

操作：治疗部位无需暴露，选择压痛较局限的深部痛点对置放置两电极，治疗剂量采用温热量，以治疗过程中有微热感为宜。

处方二：短波治疗。

操作：针刀手术后的 48 小时开始短波治疗，每日治疗 2 次，每次 30 分钟，微热量，14 日为 1 个疗程，休息 2 日后行下 1 个疗程。

10. 中药熏蒸治疗

处方一：乳香 15g，没药 15g，威灵仙 15g，川牛膝 20g，羌活 15g，姜黄 10g，伸筋草 15g，川芎 15g，红花 10g，桂枝 10g。

操作：使用 DG2-1 型中药蒸浴理疗机，从漏斗口灌入中药 400～500ml。患者进入箱中，头露在箱外，接着加压及喷中药于蒸气锅及麦饭石上，中药蒸汽即充满整个治疗箱，箱内温度控制在 38～40℃之间，以患者感到舒服且能耐受的温度为宜，治疗时间约 30 分钟，14 日为 1 个疗程。

处方二：桂枝 15g，防风 15g，丹参 10g，羌活、独活各 15g，制乳香、制没药各 10g，秦艽 15g，细辛 5g，川芎 20g，红花 10g，茯苓 20g，当归 15g，白芥子 10g，黄芪 30g，党参 30g，制马钱子 1g，附子 6g。

操作：将所配中药用纱布袋包扎好，置于 HH-QL 型中药汽疗仪高压雾化器中的煎药锅内，加水至 600ml，通过中药蒸汽使舱内温度达到 37℃。患者取半卧位或卧位，颈部用毛巾包裹，保留头部于舱外，关闭舱门。舱内温度可调至 38～42℃，体质差者可调至 38～40℃，治疗时间 30 分钟，每日 1 次，10 日为 1 个疗程。

处方三：黄芪 30g，豨莶草 20g，防风 20g，鸡血藤 20g，红花 15g，丹参 15g，牡丹皮 15g，秦艽 15g，独活 15g，五加皮 20g，露蜂房 10g，青风藤 20g。

操作：将上述药物加水浸泡 1 小时，加热煎煮制成 5000ml 原液。患者坐入蒸气浴房中，先用蒸气熏蒸 10 分钟，然后开始进行药浴，时间为 30 分钟。在熏蒸过程中嘱患者不断活动各关节，以使长期疼痛、僵硬的关节功能得到改善。隔日进行 1 次，15 次为 1 疗程。

11. 牵引法

处方：脊柱牵引法。

操作：使用 JQ-1 型脊柱牵引床牵引，患者俯卧于机械牵引床上，固定其腋部及骨盆。牵引重量从 25kg 开始，根据患者耐受情况逐渐增加至与患者体重相等的重量。医者站于一侧，一手掌根部压住脊柱，另一手掌重叠置于其上，在慢速牵拉脊柱的同时，沿脊柱由上向下、由下而上地进行轻缓的推压，手法要稳健有力，循环往复 8 次左右，然后以平行、屈曲成角、后伸成角 3 个不同角度进行牵引，同时给予点、按、揉等手法。持续牵引 5 分钟左右，间隔 2 分钟后再次牵引，每次 20～30 分钟，治疗后保持脊柱平直姿势卧硬板床休息 5 小时。每周 2 次，3 周为 1 个疗程。

12. 刮痧疗法

处方一：红花、当归、川芎、桂枝、伸筋草、千年健、苏木、蜈蚣等药物调匀，制成药膏，涂抹于刮痧部位。

操作：将药物均匀涂抹于颈、胸、腰椎两侧，用水牛角刮痧板斜 45°角自颈至腰沿膀胱经第一侧线刮至皮肤潮红。刮痧每周 2 次，3 周为 1 个疗程。

处方二：①近取范围：患者背部以脊柱为中心的病变区域。②远取部位：双侧涌泉穴。

操作：①患者俯卧在治疗床上，显露背部，全身放松。②术者确定刮痧范围，在相应部位涂上润滑油，并按摩穴位，放松相关肌肉组织。③术者用消毒过的刮板在皮肤上以 45°的倾斜角，自上而下，由内到外，依次顺刮。操作中依据病情、病变特点，灵活运用点、线、面的结合，针对性刮摩重点部位。④刮摩力度以患者体质、胖瘦、病程及对疼痛的耐受程度而确定。一般瘦者、病程短者轻刮，反之则重刮。⑤术者应全神贯注，将自身正气通过刮具传达到皮肤，并与刮摩力相合，实施补泻手法。⑥刮摩背部同时，交替对双侧涌泉穴进行强力刮拭。⑦每个部位刮拭 5 分钟左右，约 30 次为宜，直至出现紫红色斑块，示体表出痧。7 日治疗 1 次，4 次为 1 个疗程。

13. 康复锻炼法

（1）颈段病变

颈项对抗式：10 秒×3 组，每日 1 次×60 日。

伸项式：10 秒×10 组，每日 1 次×60 日。

缩项式：10 秒×10 组，每日 1 次×60 日。

搓腰式：10 分钟×2 组，每日 1 次×60 日。

搓脚心：10 分钟×2 组，每日 1 次×60 日。

（2）胸段病变

引体向上：6 个×2 组，每日 2 次×60 日。

挺胸式：10 分钟×2 组，每日 2 次×60 日。

鼓胸式：10 分钟×2 组，每日 2 次×60 日。

搓腰式：10 分钟×2 组，每日 2 次×60 日。

搓脚心：10 分钟×2 组，每日 2 次×60 日。

（3）腰段病变

拱腰式：3 遍×2 组，每日 2 次×60 日。

搓腰式：10 分钟×2 组，每日 2 次×60 日。

搓脚心：10 分钟×1 组，每日 2 次×60 日。

（4）髋部病变

四向式：6 个×2 组，每日 2 次×150 日。

划圆式：6 个×2 组，每日 2 次×150 日。

击打式：6 个×2 组，每日 2 次×150 日。

后伸式：6 个×2 组，每日 2 次×150 日。

蹬车式：10 分钟×2 组，每日 2 次×150 日。

搓腰式：10 分钟×2 组，每日 2 次×150 日。

搓脚心：10 分钟×2 组，每日 2 次×150 日。

第二节　针刀术后护理

强直性脊柱炎针刀术后护理的目的是延缓病程，减少畸形的发生。

1. 心理护理

本病是隐袭性慢性进行性的关节病。教育患者认识本病，了解防治方法，按要求进行治疗与锻炼，掌握自我护理的方法。这对减少关节功能障碍、延缓病程，帮助患者参加正常的工作和学习尤为重要。

2. 活动基本原则

早期进行适当活动，可减少脊柱及关节畸形的程度。每日进行脊柱及髋关节的屈曲与伸展锻炼 2 次，每次活动量以不引起第 2 天关节症状加重为限。活动前应先按摩松解椎旁肌肉，可减轻疼痛，防止肌肉损伤。同时，水疗、超短波治疗等物理疗法，可起到解除肌肉痉挛、改善血液循环及消炎止痛的作用。维持直立姿势和正常身高。睡低枕以减少颈椎前弯，睡硬板床以保持脊柱的生理曲度。平时注意减少脊椎的负重，避免长期弯腰活动。过于肥胖的患者，应减轻体重，从而减轻关节的负担。

3. 预防感染

由于胸廓受累，易发生肺部感染，应鼓励患者每日进行扩胸运动及深呼吸。对生活不能自理的患者，给予翻身拍背，鼓励咳嗽。同时，注意补充营养，增强机体抵抗力。并发眼葡萄膜炎时，定时冲洗眼滞留的分泌物，保持结膜囊清洁，眼部不宜遮盖，以免发生感染。

4. 用药护理

应用柳氮磺胺吡啶期间，应定期检查血象，对粒细胞降低者，应采取保护性隔离措施。同时定期检查肝、肾功能，加强对肝、肾功能的保护。

5. 生活小常识

（1）穿衣要求：避免穿紧身的胸衣和背带裤，防止紧身衣裤限制脊柱活动。

（2）食物要求：患者应当吃富含营养的食品，如鱼、肉等含有丰富蛋白质的食物，同时吃水果和蔬菜来补充维生素，喝牛奶补钙等，但是要注意适当控制体重。

（3）注意戒烟酒：强直性脊柱炎会减弱肺的功能，吸烟会加重肺的负担，而更易使肺受到感染，故有吸烟史的患者需要戒烟。

（4）注意冷和热：不同方式的保暖会帮助减轻疼痛和身体的硬度，在早上或者是睡觉前洗个热水澡，用暖水袋和电热毯保温，平时做伸展的体操，都可以在一定程度上起到减轻症状的作用。

（5）坐姿：要求在家中和工作的地方选择座位硬、靠背直、比较坚固的椅子，最好椅背高一些可以到头的部位。有扶手的椅子对减轻疼痛有帮助。

（6）卧姿：应选用有一定硬度的床板和低枕。

第十一章

强直性脊柱炎针刀临证医案精选

医案一：以晨僵为主

患者：刘某某，男，25岁，职员，于2017年7月9日来我院就诊。

主诉：腰背部疼痛4年余。

现病史：患者于4年前因受凉劳累，出现腰部及后背疼痛，以后逐渐加重。活动受限，弯腰困难，躺、起不便，躺时间长腰背疼痛加重，起来活动后疼痛略减轻，晨僵明显，直腰时疼痛加重。曾被诊断为腰肌劳损、腰背筋膜炎等，经过针灸、理疗、中药、牵引、穴位注射等治疗，无明显效果。于2016年5月21日在武汉某医院检查，诊断为强直性脊柱炎，经口服柳氮磺吡啶、甲氨蝶呤、塞来昔布等治疗，效果不佳。为进一步治疗，而来我院就诊。

查体：腰背部两侧肌肉僵硬压痛，双侧骶髂关节压痛，"4"字征阳性，床边试验阳性。

辅助检查：HLA-B27阳性；ESR：80mm/h；CRP＞10mg/L；ASO＞500U。

影像学检查：骨盆平片显示：关节间隙未见明显变窄，双侧骶髂关节骨质侵蚀，骨密度增高；胸、腰椎正、侧位片显示：胸、腰椎轻度退行性改变；CT示：双侧骶髂关节骨质侵蚀，且侵蚀周围骨质硬化，关节间隙未见明显变窄。

诊断：强直性脊柱炎（早期）。

治疗：第一次在局部麻醉下使用Ⅰ型针刀和特型弧形针刀行针刀整体松解下后锯肌起点、背阔肌起点、竖脊肌起点、腰背筋膜止点、棘上韧带、棘间韧带，从而达到调节部分腰骶段脊柱弓弦力学系统和脊-肢弓弦力学系统的目的。第1~6支针刀松解腰段棘上韧带、棘间韧带；第7~10支针刀松解腰背筋膜浅层在髂嵴后部的止点和髂后上棘的止点；第11~14支针刀松解竖脊肌起点上、下部的粘连、瘢痕。针刀术后，嘱患者侧卧位，行腰部斜板手法。应用抗生素静滴3日。48小时后行俯卧位腰椎牵引治疗，牵引重量50kg，每次15分钟，每日1次，连续3日。

2017年7月16日二诊：患者自觉腰骶部疼痛减轻，无发热，仍有颈肩背部酸痛感，理疗后症状有所缓解。按计划使用Ⅰ型针刀整体松解所有胸椎棘突及斜方肌起点、上后锯肌起点、下后锯肌起点、大菱形肌起点、小菱形肌起点、背阔肌起点、棘上韧带、棘间韧带，从而达到调节部分胸段脊柱弓弦力学系统和脊-肢弓弦力学系统的目的。针刀术后，嘱患者俯卧位，术者双手叠十字行胸段脊柱弹压、揉搓手法。48小时后在床上做被动挺腹屈腰及四肢屈伸手法，下床后在医生的协助下进行腰前屈、后仰、侧弯、旋转等功能训练。

2017 年 7 月 25 日三诊：使用 Ⅰ 型针刀行颈段"T"形针刀整体松解术调节颈段部分脊柱弓弦力学系统和脊-肢弓弦力学系统。针刀术后，嘱患者俯卧位，一助手牵拉肩部，术者正对患者头项，右肘关节屈曲并托住患者下颌，左手前臂尺侧压在患者枕骨上，随颈部的活动施按揉法。用力不能过大，以免造成新的损伤。最后，提拿两侧肩部，并从患者肩至前臂反复揉搓几次。48 小时后行俯卧位颈椎牵引治疗，牵引重量 10kg，每次 15 分钟，每日 1 次，连续 3 日。

2017 年 8 月 2 日四诊：经过 3 次治疗患者感觉脊柱有松动感。针刀整体松解腰椎关节突韧带及胸腰筋膜中层在腰椎横突尖部的粘连、瘢痕。第 1～10 支针刀松解 L_1～L_5 双侧关节囊韧带；第 11～18 支针刀松解胸腰筋膜中层在 L_2～L_5 腰椎横突部的粘连、瘢痕。针刀术后，嘱患者俯卧位，一助手牵拉双侧腋窝，一助手牵拉双踝部，术者双手十字重叠，从 L_1 平面开始，逐步向下到 L_5 做弹压手法。应用抗生素静滴 3 日。48 小时后行俯卧位腰椎牵引治疗，牵引重量 50kg，每次 15 分钟，每日 1 次，连续 3 日。

2017 年 8 月 9 日五诊：针刀整体松解下段胸椎（T_7～T_{12}）所有关节突韧带。针刀术后，嘱患者俯卧位，一助手牵拉双侧腋窝，一助手牵拉双踝部，术者双手十字重叠，从 T_7 平面开始，逐步向下到 T_{12} 做弹压手法。48 小时后在床上做被动挺腹屈腰及四肢屈伸手法，下床后在医生的协助下进行腰前屈、后仰、侧弯、旋转等功能训练。

2017 年 8 月 16 日六诊：针刀整体松解上段胸椎（T_1～T_6）所有关节突韧带。针刀术后，嘱患者俯卧位，一助手牵拉双侧腋窝，一助手牵拉双踝部，术者双手十字重叠，从 T_1 平面开始，逐步向下到 T_6 做弹压手法。

2017 年 8 月 23 日七诊：针刀整体松解颈段所有关节突韧带。针刀术后，嘱患者俯卧位，一助手牵拉肩部，术者正对患者头项，右肘关节屈曲并托住患者下颌，左手前臂尺侧压在患者枕骨上，随颈部的活动施按揉法。用力不能过大，以免造成新的损伤。最后，提拿两侧肩部，并从患者肩至前臂反复揉搓几次。

2017 年 8 月 30 日八诊：患者感觉脊柱的活动度明显增加，晨僵明显减轻。针刀整体松解下后锯肌及腰髂肋肌止点的粘连、瘢痕。1～12 支针刀松解双侧腰髂肋肌及下后锯肌在肋骨上止点的粘连、瘢痕。针刀术后行手法治疗，患者正坐，以右侧为例加以描述。医生以右前臂自前向后插于右侧腋下，以右前臂向上提拉（即拔伸）肩部，将移位的关节和痉挛的肌肉理顺。随后嘱患者用力吸气，医生以左手掌根叩击右胸背侧患处 1 次。再令患者做深呼吸数次。

2017 年 9 月 6 日九诊：针刀松解胸腹壁软组织起止点的粘连、瘢痕。针刀主要松解胸锁关节处筋膜、胸部浅筋膜、胸肌筋膜、腹白线。针刀术毕，主动扩胸数次，主动伸腰活动数次。48 小时后在床上做被动挺腹屈腰及四肢屈伸手法，下床后在医生的协助下进行腰前屈、后仰、侧弯、旋转等功能训练。

2017 年 9 月 13 日十诊：患者述现在整个人变得轻松，早上起床很顺利，没有明显的晨僵感，腰背部及关节疼痛症状消失，平躺睡眠时腰背部无明显疼痛，弯腰活动正常，但脊柱后伸还是受限。嘱中药坚持服用半年，坚持康复锻炼，保持关节功能。

2018 年 9 月 12 日随访：恢复得很好，出院后症状呈螺旋好转。7 月份查 ESR：25mm/h。现在一直坚持跑步和康复操锻炼。中药坚持服用半年后就停了。

按语：针刀医学认为，强直性脊柱炎是在多种致病因素的作用下，关节周围的软组织及关节囊产生粘连、挛缩、瘢痕，使关节内产生高应力而导致关节内力学平衡失调、关节软骨破坏及在张力的刺激下纤维组织变性，最终产生骨性融合。根据针刀医学中关于软组织损伤动态平衡失调的理论，造成动态平衡失调的病理因素是粘连、挛缩和瘢痕。根据网眼理论，应用针刀对病变部位粘连、挛缩的组织进行整体松解，辅以手法治疗，可重新恢复关节力学平衡状态，从根本上达到治疗目的。与此同时，运用针刀松解关节所带来的创伤小，并且不易造成再次粘连和瘢痕，可以达到良好的治疗效果。

本例患者属于强直性脊柱炎的早期，是由于多种致病因素的作用，导致腰骶部的弓弦力学系统出现异常，特别是静态弓弦力学系统，主要就是关节周围的韧带和关节囊产生粘连、挛缩、瘢痕，使关节内产生高应力而导致关节内力学平衡失调，刺激关节周围的神经末梢，而产生疼痛、晨僵。这种高应力越高，产生的疼痛、晨僵就越重，病情就发作越快。通过针刀疗法对这些关节周围的软组织进行整体松解，使这种高应力逐渐解除，疼痛、晨僵自然就会好转。所以本例患者经过治疗后，达到临床治愈的效果。

医案二：颈段强直

患者：李某，男，35岁，工人，于2016年9月7日来我院就诊。

主诉：颈及胸背部疼痛9年余，颈部僵硬伴活动受限半年。

现病史：患者于9年前无明显诱因出现腰背部疼痛，钝痛伴晨起时僵硬，劳累、受凉时症状明显加重，适当活动后可减轻，在当地医院确诊为强直性脊柱炎。经针灸、推拿及理疗等治疗，效果不佳。于半年前出现腰背、颈部活动受限，翻身困难，影响睡眠，经当地多家医院治疗，症状无明显改善，为求进一步治疗，来我院就诊。

查体：颈部活动度严重受限，前屈10°，后伸21°，侧屈L25°、R25°，旋转L20°、R25°，胸椎后突加大，腰椎活动度前屈20°，后伸0°，侧屈L5°、R5°，$L_1 \sim L_3$左侧横突压痛，双侧"4"字试验阳性，双侧腹股沟中点下外压痛，四肢肌力、肌张力正常，双侧跟、膝腱反射正常，颈胸腰部肌肉僵硬。

辅助检查：HLA-B27阳性；ESR：55mm/h；CRP＞10mg/L。

影像学检查：X线示双侧骶髂关节融合，腰椎呈竹节样变，颈椎曲度变直，骨质增生明显。

诊断：强直性脊柱炎。

治疗：2016年9月7日进行第一次治疗：在局部麻醉下应用Ⅰ型针刀和Ⅱ型针刀松解颈段（$C_2 \sim C_7$）脊柱项韧带和棘间韧带的粘连及钙化点。术后嘱患者俯卧位，一助手牵拉肩部，术者正对头项，右肘关节屈曲并托住患者下颌，左手前臂尺侧压在患者枕部，随颈部的活动施按揉法。用力不能过大，以免造成新的损伤。最后，提拿两侧肩部，并搓患者肩至前臂反复几次。抗生素常规预防感染3日。术后第2天起每天超短波理疗30分钟，坐位颈椎牵引15分钟，重量15kg。

2016年9月14日进行第二次治疗：在局部麻醉下应用Ⅰ型针刀和Ⅱ型针刀松解$C_2 \sim C_7$关节囊韧带的粘连、瘢痕、挛缩及钙化点。术后嘱患者俯卧位，一助手牵拉肩部，术者正对头项，右肘关节屈曲并托住患者下颌，左手前臂尺侧压在患者枕部，随颈部的活动施按揉法。用力不能过大，以免造成新的损伤。最后，提拿两侧肩部，并搓患者肩至前臂反复几次。抗生素常规预防感染 3 日。术后第 2 天起每天超短波理疗 30 分钟，坐位颈椎牵引 15 分钟，重量 10kg。

2016 年 9 月 21 日第三次治疗：在超声引导下，应用Ⅰ型针刀和Ⅱ型针刀松解横突间韧带的粘连、瘢痕、挛缩。术后嘱患者俯卧位，一助手牵拉肩部，术者正对头项，右肘关节屈曲并托住患者下颌，左手前臂尺侧压在患者枕部，随颈部的活动施按揉法。用力不能过大，以免造成新的损伤。最后，提拿两侧肩部，并搓患者肩至前臂反复几次。抗生素常规预防感染 3 日。术后第 2 天起每天超短波理疗 30 分钟，坐位颈椎牵引 15 分钟，重量 10kg。

2016 年 9 月 28 日复诊：针刀施术部位仍有轻微不适感，颈部的活动度明显增大：前屈 50°，后伸 31°，侧屈 L35°、R35°，旋转 L40°、R45°。

按语：根据针刀医学理论，颈段强直性脊柱炎是由于颈椎弓弦力学系统受损，导致颈椎周围的弓弦结合部的软组织出现广泛的粘连、瘢痕和挛缩，这些病变软组织形成网络状立体病理构架，从而引发临床表现。通过对颈椎后方和两侧面弓弦结合部软组织的整体松解，破坏了疾病的病理构架，术后配合手法及理疗，使颈椎力线恢复正常，颈椎的力平衡得到调整，故患者恢复良好。

医案三：髋关节强直

患者：余某某，男，22 岁，无业，2016 年 5 月 13 日来我院就诊。

主诉：腰背部疼痛 7 年余，伴髋关节疼痛及活动受限 1 年。

现病史：患者于 7 年前因受凉潮湿，出现颈部、腰部及后背部疼痛，以后逐渐加重。活动受限，弯腰及蹲起困难，躺、起不便，躺时间长腰背疼痛加重，起来活动后疼痛略减轻。病后曾在湖北等地医院就诊，诊断为 "强直性脊柱炎"。给予"中药、雷公藤片、尪痹颗粒"等治疗，用药时症状减轻，停药后则上症反复。1 年前出现双髋部疼痛，屈伸、旋转、内收和外展活动受限制，站立、步行或持重时疼痛加重，髋部呈屈曲挛缩状态，臀部、大腿、小腿肌肉萎缩。X 线检查发现髋关节间隙变窄、模糊，软骨破坏。经出院患者介绍而来我院求治。

查体：胸椎后突加大，腰椎活动度前屈 20°，后伸 0°，侧屈 L10°、R10°，双侧 "4" 字试验阳性，双侧腹股沟中点下外压痛，髋部周围广泛压痛，髋关节活动度屈 90°，伸 5°，外旋 15°，内旋 10°，内收 10°，外展 15°。四肢肌力、肌张力正常，双侧跟、膝腱反射正常，颈胸腰部肌肉僵硬。

辅助检查：HLA-B27 阳性；ESR：55mm/h；CRP＞10mg/L。

影像学检查：X 线示双骶髂关节融合，腰椎呈竹节样变，髋关节间隙变窄、模糊，软骨破坏。

诊断：强直性脊柱炎。

治疗：2016 年 5 月 13 日第一次治疗：在硬膜外麻醉下应用使用Ⅰ型和Ⅱ型针刀及特型弧形针刀分别松解缝匠肌起点、股直肌起点、髂股韧带、髋关节前侧关节囊及部分内收肌起点。术后作髋关节 "？" 和反 "？" 手法，手法幅度不能过大，要循序渐进，逐渐加大髋关节活动的幅度。抗生素常规预防感染 3 日。针刀闭合性手术后 48～72 小时，在医生指导下进行髋关节被动伸屈、内收、外展等功能锻炼。术后 2～7 日，每日 1

次，术后 1~2 周，每日 3 次，并在医生指导下逐渐开始髋关节主动屈伸功能锻炼。

2016 年 5 月 20 日进行第二次针刀治疗：在硬膜外麻醉下，使用 II 型针刀，分别松解臀中肌起点、股方肌起点、髋关节外后侧关节囊。术后处理同第一次。

2016 年 5 月 27 日进行第三次针刀治疗：在 1%利多卡因局部麻醉下，使用 I 型和 II 型针刀，松解髂胫束起止点和缝匠肌止点的粘连、瘢痕。术后处理同第一次。

2016 年 6 月 3 日复诊：经过三次针刀整体松解，髋关节活动度明显改善，屈 120°，伸 10°，外旋 45°，内旋 35°，内收 18°，外展 25°，仍有疼痛，髋关节周围的肌肉力量还比较弱，只能拄双拐棍行走。嘱依髋关节强直康复操加大锻炼量。

2017 年 6 月 2 日随访：髋关节的活动度基本正常，已无疼痛感，能正常生活学习。

按语：依据髋部弓弦力学系统的解剖结构，以及髋关节强直的网状立体病理构架，松解髋部静态弓弦力学单元及髋关节周围浅层皮肤、筋膜、肌肉等软组织的粘连、瘢痕，及髋关节前、后方的关节囊，故患者髋关节功能明显改善。

针刀术后予手法和中药治疗，可以起到通经活络，行气止痛之功效，并能对周围软组织起到一定松解作用，从而缩短疗程，减轻患者痛苦，使髋关节尽快恢复动态平衡。

该患者在多种致病因素的作用下，髋关节弓弦结合部周围的肌肉、肌腱、韧带、筋膜、关节囊等软组织出现广泛粘连、挛缩、瘢痕，使关节内产生高应力而导致关节内力学平衡失调、关节软骨破坏及在张力的刺激下纤维组织变性，最终产生髋关节的骨性病变。根据慢性软组织损伤病理构架的网眼理论，以上三次针刀松解术以及术后手法、康复锻炼从根本上破坏了强直性脊柱炎髋关节病变的病理构架，恢复了髋关节的力学平衡状态，故能最终消除疼痛，使髋关节活动自如。

医案四：驼背

患者：张某某，男，41 岁，农民，2017 年 4 月 15 日来我院就诊。

主诉：腰背痛 11 年伴驼背 2 年。

现病史：患者于 11 年前出现腰背部疼痛和僵硬，病变逐渐影响到胸椎及颈椎，致其不能参加工作。曾先后多次到多家医院诊治，诊断为"类风湿关节炎"等，经治疗未见好转。近 2 年驼背越来越明显。

刻下症：患者精神较差，慢性病容，腰背强直，驼背，活动受限，腰背疼痛，夜晚加重，白天活动后减轻。

查体：转颈受限，脊柱强直，不能弯腰，驼背畸形，脊柱两侧的肌肉萎缩。枕墙距 16cm；指地距 48cm；胸扩度 1.5cm；20m 步行时间 20s；Schober 试验：2cm；"4"字试验：左（+），右（+）；双侧骶髂关节定位试验：左（+），右（+）。

辅助检查：HLA-B27（+）；CRP>1.2mg/dl；ESR：68mm/h。

影像学检查：X 线片示骶髂关节间隙模糊，腰椎间隙变窄，脊柱呈竹节样改变，腰椎前凸消失，胸椎后凸加大，呈驼背畸形。

诊断：强直性脊柱炎。

治疗：第一次针刀松解驼背驼峰处及上下 2 个节段脊柱软组织的粘连、瘢痕、挛缩和堵塞。在 1%利多卡因局部麻醉下应用 I 型针刀和特型弧形针刀分别松解 T_5~T_7 的棘上韧带、棘间韧带、关节突关节囊韧带、多裂肌、回旋肌、横突间韧带。术后在对抗牵引下做被动挺腹伸腰及四肢屈伸运动,嘱平卧硬板床休息 7 日,口服抗生素常规预防感染 3 日。

2017 年 4 月 22 日进行第二次针刀治疗:由第一次针刀已松解的节段向上定 3 个节段进行松解。在 1%利多卡因局部麻醉下应用Ⅰ型针刀分别松解 $T_2 \sim T_4$ 的棘上韧带、棘间韧带、关节突关节囊韧带、多裂肌、回旋肌、横突间韧带。术后在对抗牵引下做被动挺腹伸腰及四肢屈伸运动,嘱平卧硬板床休息 7 日,口服抗生素常规预防感染 3 日。术后 48 小时行俯卧位牵引,牵引重量 40kg,每次 1 小时,每日 2 次。

2017 年 4 月 29 日进行第三次针刀治疗:由第一次针刀已松解的节段向下定 3 个节段进行松解。在 1%利多卡因局部麻醉下应用Ⅰ型针刀分别松解 $T_8 \sim T_{10}$ 的棘上韧带、棘间韧带、关节突关节囊韧带、多裂肌、回旋肌、横突间韧带。术后在对抗牵引下做被动挺腹伸腰及四肢屈伸运动,嘱平卧硬板床休息 7 日,口服抗生素常规预防感染 3 日。术后 48 小时行俯卧位牵引,牵引重量 40kg,每次 1 小时,每日 2 次。

2017 年 5 月 6 日进行第四次针刀治疗:针刀松解胸腰结合部的强直。在 1%利多卡因局部麻醉下应用Ⅰ型针刀、Ⅱ型针刀及特制针刀分别松解 $T_{11} \sim L_1$ 棘突、棘间、肋横突关节及 L_1 关节突关节。术后在对抗牵引下做被动挺腹伸腰及四肢屈伸运动,嘱平卧硬板床休息 7 日,口服抗生素常规预防感染 3 日。术后 48 小时行俯卧位牵引,牵引重量 40kg,每次 1 小时,每日 2 次。俯卧位背部推拿 15 日,揉法 10 分钟、揉法 5 分钟、理筋 5 分钟、擦法 10 分钟。

2017 年 5 月 13 日进行第五次针刀治疗:在 1%利多卡因局部麻醉下应用Ⅰ型针刀松解前胸壁筋膜的粘连、瘢痕。术后在对抗牵引下做被动挺腹伸腰及四肢屈伸运动,下床后在医生协助下进行腰前屈、后仰、侧弯、旋转等功能训练,被动扩胸数次。口服抗生素常规预防感染 3 日。嘱患者 48 小时后依强直性脊柱炎康复操锻炼。

2017 年 5 月 20 日复诊:经过五次针刀整体松解,驼背畸形有比较明显的改善,疼痛也缓解一些,嘱坚持服用中药半年,坚持康复锻炼,保持关节功能。

2018 年 5 月 16 日随访:患者诉已无疼痛感,能挺起脊梁正常生活工作。

按语:许多学者认为强直性脊柱炎患者腰背部活动度下降的原因可能为疼痛和腰部肌肉的病变。针刀医学认为疼痛的产生是在多种致病因素的作用下,关节周围软组织及关节内产生粘连、挛缩、瘢痕,使关节内产生高应力而致关节内力学平衡失调、关节软骨破坏及在张力的刺激下纤维组织变性,出现疼痛和关节强直。而疼痛可不同程度地限制腰部肌肉的活动强度和范围,患者因疼痛而惧动造成肌肉萎缩和功能退化,导致脊柱关节活动度下降;而肌肉收缩能力下降又可直接影响腰部脊柱的结构稳定性,造成椎间小关节及其周围韧带组织和椎间盘损伤,从而加重疼痛,进一步导致腰部活动度的下降,形成恶性循环。如果能够对局部软组织、疼痛进行治疗,就可以打破恶性循环,阻止病情发展。针刀整体松解就可以解决这个难题。

根据网眼理论,应用针刀对病变部位粘连、挛缩的组织进行整体松解,辅以手法治疗,可重新恢复关节力学平衡状态,打破恶性循环,阻止病情发展,从根本上达到治疗的目的。

第十二章

强直性脊柱炎针刀临床研究进展

一、对病因病理的探讨

孙定文[1]认为强直性脊柱炎是一种以骶髂关节炎为标志性特点，以中轴关节慢性炎症为主要表现的慢性进展性风湿性疾病。其发病与免疫、环境等因素有关，有很高的致残率，可严重影响患者的生活质量。强直性脊柱炎脊柱病变主要涉及前纵韧带、横突间韧带、后纵韧带和棘上韧带。这4种韧带对致病因子的反应性不尽相同，其变性也并非同步进行，主要的病理改变是挛缩和硬化。

王国栋[2]认为强直性脊柱炎是由于各种原因致无菌性炎症，早期由于炎性浸润、组织肿胀、压迫牵拉感觉神经末梢以及多肽类等炎性介质刺激，出现痉挛性疼痛，进而自由基产生增多，脂质过氧化作用增强，造成骨、肌腱、韧带等组织进一步损伤，逐渐出现：①肌腱、韧带纤维化甚至钙化，压迫软组织内血管出现缺血性肌痛；②关节囊、椎间盘磨损、蜕变、缺血、缺氧，出现关节面破坏、关节硬化、关节腔内压力增高、张力性疼痛；③由于痉挛性疼痛，缺血性肌痛，肌腱、韧带纤维化，关节囊破坏，椎间盘磨损，关节发生微小移位，肌肉、韧带在异常状态下活动，反馈加剧收缩，使得肌张力持续增加，产生肌内高压，并形成恶性循环。

梁杰群[3]认为附着点病变是强直性脊柱炎的基本病变。附着点病变是指肌腱、韧带、关节囊等附着于骨的部位发生炎症、纤维化以至骨化，多见于骶髂关节、椎间盘、椎体周围韧带、跟腱、跖筋膜部位。由于机体组织动态平衡失调，导致局部软组织粘连、瘢痕及挛缩，从而产生顽固性疼痛及僵直。

张国恩[4]等认为强直性脊柱炎的基本病理变化为肌腱、韧带骨附着点病变，也可发生一定程度的滑膜炎症。常以骶髂关节发病最早，以后可发生关节粘连、纤维性和骨性强直。组织学改变为关节囊、肌腱、韧带的慢性炎症，伴有淋巴细胞、浆细胞浸润。强直性脊柱炎脊柱病变主要涉及前纵韧带、横突间韧带、后纵韧带和棘上韧带。这4种韧带对致病因子的反应性不尽相同，其变性也并非同步进行。主要的病理改变是挛缩和硬化。在强直性脊柱炎的病变过程中，当前二者尚在挛缩状态下逐渐发展时，后两者已逐步硬化。此种"前紧后硬"状态所产生的应力，使脊柱前屈变为必然，呈现一种"圆形驼背"。

胡志敏[5]认为强直性脊柱炎的病理表现主要是关节滑膜部位慢性炎症，表现为滑膜增殖肥厚，肉芽组织增生，绒毛形成，淋巴细胞浸润，附近的骨组织也有慢性炎症病灶。

以上病理改变最早侵犯骶髂关节，在 X 线片上表现为骶髂关节面模糊不清。它的关节软骨和滑膜腐蚀破坏较轻，不像类风湿关节炎那样发生骨吸收、脱钙、关节变形与脱位。本病的病理改变主要是关节软骨和关节囊、韧带、纤维环等关节周围组织逐渐纤维化，进而骨化，最终发展成关节骨性强直。在 X 线片上可看到颈、胸、腰椎等处呈现"竹节样变"。

张传稷[6]等认为强直性脊柱炎一般先侵犯骶髂关节，其后由于病变发展，逐渐累及腰、胸、颈椎，出现小关节间隙模糊、融合消失及椎体骨质疏松，韧带钙化、骨化，终致脊柱强直或驼背固定，甚至丧失劳动能力。并认为强直性脊柱病理改变主要为棘间韧带、小关节囊钙化及椎板后和小关节周围软组织粘连。

李邦雷[7]认为强直性脊柱炎是在多种致病因素的作用下，关节周围的软组织及关节内产生粘连、挛缩、瘢痕，使关节内产生高应力而导致关节内力学平衡失调，关节软骨破坏及在张力的刺激下纤维变性，最终产生骨性融合。强直性脊柱炎病变多始于骶髂关节，缓慢地沿脊柱向上蔓延，最后可发展为脊柱的强直而致残。强直性脊柱炎的病理是一种滑膜炎，是韧带、肌腱骨附着点的炎症。由于炎症的变化，在韧带、骨膜、骨小梁等处有肉芽组织增生，逐渐产生粘连、纤维化、骨化，最终可发生脊柱、关节的纤维强直和骨性强直。

王颂歌[8]等认为强直性脊柱炎是以中轴关节慢性炎症为主的疾病，肌腱附着点炎为其特征性病理变。以关节囊、肌腱、韧带的骨附着点为中心的慢性炎症为其病理过程。初期以淋巴细胞、浆细胞浸润为主，伴少数多核白细胞，炎症过程引起附着点的侵蚀，附近骨髓炎症、水肿，乃至造血细胞消失，进而肉芽组织形成，最后钙化，新骨形成，在此基础上又发生新的附着点炎症、修复，如此反复，使整个韧带完全骨化，形成骨桥或骨板。肌腱附着点炎不仅引起临床症状，还是判断疾病活动性的临床指标之一。

二、分型

易秉瑛[9]在针刀治疗晚期强直性脊柱炎（AS）376 例临床研究中报道了强直性脊柱炎晚期病残的 3 种特殊体姿。①脊－肢屈曲联合畸形：强直性脊柱炎晚期致残者，多处于一种特殊体姿，即多取"仰头、伸颈、驼背、屈髋、屈膝姿势"，其原因为病情活动时，患者常觉蜷曲、屈髋、屈膝、侧卧疼痛减轻，而平卧时疼痛加重。因此，多数患者在病情活动时常取"团体"姿势。在病情稳定期，患者行动必须抬头看路，时间一长，则形成"仰头、伸颈、驼背、屈髋、屈膝"的特殊姿态。②屈膝打躬畸形：有些患者仅一侧髋关节屈曲僵硬，而另一侧髋关节功能尚佳。故其站立时，身体必向髋关节僵硬侧倾斜。久而久之，脊柱向对侧侧凸，则在上述特殊体形的基础上，就再并发脊柱侧弯。因此患者站立或行走时，除仰头、伸颈、驼背外，一侧屈髋、屈膝、低肩，而身体另一侧肩稍高，形成一种屈膝打躬状姿态。③企鹅姿态：有些患者双侧髋关节稍屈曲僵硬，脊柱亦以僵硬为主。故其站立、行走时，臀部稍后翘（因髋关节伸直不到位）。此时，身体重心位于体前，患者必将双肩向后，以平衡重心，故形成挺胸、撅臀、稍伸头颈、脊柱僵硬的企鹅状态。

三、针刀手术入路

李邦雷[7]等认为针刀手术入路应为患者的病变疼痛部位及 X 线片所显示的病变部位。选取颈、背部脊柱两侧旁开 1.5cm 处和脊柱间隙及臀部、骶髂关节、膝关节的压痛点进行治疗。每次治疗时根据患者病情可选 5～10 个点。晚期脊柱强直者可在颈椎、胸椎、腰椎棘突旁 1.5cm，棘突间适当多选痛点进行治疗。治疗时患者取俯卧位，其腹下垫枕头，常规消毒，术者戴口罩、无菌手套。治疗时患者有明显的胀、麻、痛感。臀部治疗时，有时感觉放射到下肢是正常反应。

梁杰群[3]令患者取俯卧位，于脊柱带区及两侧骶髂关节区选取压痛显著的痛点进针刀。方法：通常刀口深度达骨膜或关节滑膜，采用纵行切割、横行摆动等各种针刀操作方法，对局部粘连、挛缩、板样硬化的软组织进行切割、剥离、扩通。针刀下有松动感时出针。在肋骨表面操作时，针刀不可离开骨面深刺。若患者无法耐受针刀操作时的胀感，可予进针点皮下局部麻醉。治疗时必须严格执行无菌操作。

张国恩[4]采用针刀结合中药治疗强直性脊柱炎 35 例，通过临床观察，根据病情采用不同的治疗方法。①以缓解临床症状为主的治疗方法：选择脊柱或周围关节最痛、最僵的部位，找准压痛点即施术点，主要松解棘上、棘间、横突间韧带及关节突关节、关节囊，运用四步进针法注药，每次松解 4～8 点，本着"先少后多"的原则逐次进行。②针对驼背畸形的治疗方法：第一次治疗，俯卧位，取驼背最高点脊柱正中左右旁开 1.5cm，即上、下横突或关节突关节之间进针刀，摸索性切开横突间韧带及横突间肌，直至针下有松动感；第二次治疗在第一次治疗的上、下相邻 4 个横突间隙选 4 点进针刀，以后依次向上、下延伸施术。如此每隔 2 日治疗 1 次，延展直到将胸、腰椎所有的横突间肌和韧带松解完毕为止。一般需 9～15 次手术。

游玉权[10]等在 C 型臂引导下行骶髂关节针刀松解术。先定位髂后上棘连线中点旁开 2.5cm、下 2.5cm，用手触到骶髂关节间隙后，局部用胶布固定带圈的金属铁丝。根据骨盆平片或骶髂关节 CT 片选择骶髂关节破坏较为严重的点，C 型臂 X 光机定位准确后用手术专用标记笔标记穿刺点，经过皮肤、皮下组织、骶髂后韧带，进入骶髂关节间隙，C 型臂交叉定位准确（确认在骶髂关节腔内）后，在间隙内上、中、下 3 个层面各垂直松解 3 刀。如为双侧骶髂关节炎，可间隔 1 个月后再进行另一侧骶髂关节针刀松解术。

四、治疗机制

孙定文[1]认为针刀疗法是闭合性微创手术，通过对局部病变组织进行直接剥离松解，神经、血管的卡压得到缓解，改善了局部血液循环，对因粘连、瘢痕、挛缩、关节微小错位等所造成的椎间力学动态平衡失调能够迅速缓解。腰背肌肉的紧张消除，脊椎应力得以调整，并且减轻了区域组织内压。有利于局部组织的新陈代谢，加快组织修复，从而恢复机体的动态平衡。同时针刀的针灸作用及镇痛液的营养和修复可减轻局部的炎性反应，抑制新的瘢痕形成，从而大大改善了患者的活动情况，对提高患者的生活质量、减低致残率有明显作用。

梁杰群[3]认为针刀是中医体针与西医手术刀相结合的产物，通过针刀对附着点处病变软组织的切割、剥离、扩通，使粘连得以分开，瘢痕得以刮除，局部血液、淋巴循环因而改善，营养供应增多，炎性致痛物质吸收加速，附着点炎性肿痛得以消除或改善，痉挛的肌肉筋膜得以松弛，动态平衡失调得以纠正，强直性脊柱炎的疼痛、僵直等临床症状得以消除或减轻。同时，通过整体复杂的反馈机制，针刀的刺激效果后续性不断地作用于已受"重创"的病灶，促使其向有利于康复的方向逆转并形成良性循环。

张国恩[4]认为，针刀疗法是闭合性微创手术，通过对局部病变组织进行直接剥离松解，神经、血管的卡压得到缓解，改善了局部血液循环，对因粘连、瘢痕、挛缩、关节微小错位等所造成的椎间力学动态平衡失调能够迅速缓解。腰背肌的紧张消除，脊椎应力得以调整。并且减轻了区域组织内压，有利于局部组织的新陈代谢，加快组织修复，从而恢复机体的动态平衡，达到治疗目的。同时，针刀又可以像针灸针一样起到针灸效果，达到疏通经络，恢复人体脏腑气血平衡的目的，真正体现了中医"通则不痛，不通则痛"的病理机制。

胡志敏[5]认为微型针刀直接作用于病变部位，能疏通、剥离粘连及变性之软组织，解除神经与血管卡压，改善病变组织的血液循环，消除非特异性局灶性炎症，阻止病情发展，恢复动态平衡。使疼痛得以消除，强直得以缓解。

张传稷[6]认为针刀治疗机制包括以下几点：①将长期与椎板、小关节粘连的组织松解来增加脊柱活动，同时活动与牵引又可以使针刀未松解的组织通过脊柱各项运动来牵拉松解。②对钙化的关节囊及周围组织，针刀直接将其破坏，而使小关节僵硬程度减轻。③松解后不仅恢复软组织活动功能，同时改善局部组织血液循环和局部营养，以及将局部堆积的代谢产物清除，尤其是致痛物质，因而有明显的止痛效果。④松解后内脏神经血液循环及营养改善，解除内脏神经卡压症状。⑤针刀松解的区域均为督脉走行区，因而有经络调节功能。

陈伯胜[11]认为针刀治疗强直性脊柱炎的中医学效应机制是：针刺腧穴，疏通经络；刀切经筋，松筋利节。针刀治疗点大都在腧穴及相关经络的压痛点上，可通过针刺腧穴以疏通经络、调整脏腑的阴阳偏颇而发挥治疗作用。针刀治疗不仅能缓解强直性脊柱炎病变局部瘀血肿痛症状，而且微循环也有明显的改善。故针刀治疗可改善机体的气血运行状态，使病变局部瘀滞不通的经络得以畅通，从而达到"以松治痛，通则不痛"的治疗目的。针刀通过切开关节囊、滑膜囊、肌腱、韧带、肌肉、筋膜等筋肉组织，松解软组织的粘连、瘢痕和挛缩，解除局部高压状态，促进渗出液的吸收，改善关节疼痛、肿胀和活动受限等临床症状，而这些组织多属中医学"经筋"范畴，针刀治疗强直性脊柱炎就是通过对经筋组织的切割，松解关节周围软组织，从而恢复关节的运动功能。陈俐[12]等也认为针刀作用于强直性脊柱炎的效应机制，一方面是以"针"的形式，对患者经络上的腧穴进行选取，通过针刺的方式调节气血，调和阴阳，另一方面则是以"刀"的形式，通过对经筋的切割，达到松解患处软组织，恢复关节功能的效果。

刘佳[13]从针刀治疗性假性炎症、免疫调节和整筋正骨三方面出发，阐明针刀治疗强直性脊柱炎的中西医相结合的本质机制。①针刀治疗性假性炎症：针刀刺入病变部位，使局部组织造成连续性的破坏，造成炎症的假象。这种假性炎症对于损伤部位的修复及免疫的调节具有积极的意义。②免疫调节：针刺时，针刺信号和病理信号（包括痛信号）在中枢神经系统各级水平相会并发生相互作用，经过整合作用过程传出信号后，影响中枢神经和下丘脑及垂体，释放出多种神经递质或激素调控内分泌和免疫系统功能，后者再释放出多种内分泌激素、免疫活性分子，对效应细胞、组织或器官及内环境的理化状态进行调节，内环境也可反馈性地对针刀治疗引起的神经系统与内分泌系统、免疫系统功能活动的变化进行调控。③整筋正骨：通过针刀松解病变部位的肌肉及韧带，改变了病变组织的生物力学，恢复脊柱基本的生理功能，从本质上改善病情，达到"整筋正骨"的效果。

李连泰[14]等认为针刀应用于强直性脊柱炎，主要是针对脊柱的软组织损伤。治疗机制：①剥离粘连组织、改善脊柱活动范围、止痛。软组织损伤后，所产生的粘连、瘢痕使肌肉、韧带、筋膜、腱鞘、滑囊的位置和运动时的方向发生改变。运动功能受损，破坏了脊柱的力学平衡，引起疼痛。小针刀疗法利用小针刀的"刀"的作用，剥离粘连组织，松解肌肉的痉挛，减压疏通滑囊的闭锁，切碎瘢痕硬结，改善、恢复局部的血供，降低局部致痛物质，如缓激肽、5-羟色胺、P 物质等的含量，提高局部氧分压，消除炎症，使脊柱周围软组织的功能得以逐渐恢复或改善，逐渐改善或恢复脊柱的外源性动力平衡，起到保护脊柱功能活动的作用。松解后不仅恢复软组织活动功能，同时改善局部组织血液循环，改善局部营养，同时将局部堆积的代谢产物清除，尤其是致痛物质，因而有明显的止痛效果。②针刺的作用。小针刀可像针刺针一样，选取各种疾病的治疗穴位，让小针刀的刀口线的方向和经络循行方向一致，避开神经、血管，达到适当深度，当得气时，可按小针刀施术方法纵横剥离几下，即可出针。小针刀的针刺作用，因针感较强，剥离后的针刺效应保持时间长，运针时间短，省时，疏通经气的作用明显增强，为针灸学开辟了一个新的领域。

五、临床疗效观察

1. 针刀为主的治疗方法

梁杰群[3]于脊柱带区及两侧骶髂关节区选取压痛显著的痛点进针刀。通常刀口深度达骨膜或关节滑膜，采用纵行切割、横行摆动等各种针刀操作方法，对局部粘连、挛缩、板样硬化的软组织进行切割、剥离、扩通。针刀下有松动感时出针。在肋骨表面操作时，针刀不可离开骨面深刺。每次治疗取 4～6 个进针点，每周治疗 2 次，10 次为 1 个疗程。一般治疗 2～3 个疗程。治疗 28 例，显效 14 例，有效 12 例，无效 2 例，总有效率达 92.8%。

张传稷等[6]采用针刀治疗强直性脊柱炎 9 例。患者取俯卧位，松解部位下面垫枕头，使脊柱保持后凸，后侧软组织绷紧，以利于操作。每次松解 4 个椎板、椎小关节囊及其周围肌腱和肌腱、韧带钙化组织。第一次选择脊柱活动度大的部位 T_{11}～L_2，以此为中心逐次向上、下扩展。若为解决颈部活动时，可先从上胸段开始。胸椎小关节间隙由后下向前上倾斜，关节面与水平位成 60°～70°角；而腰椎小关节间隙与矢状位相一致，并由内向外稍有倾斜。针刺前可在松解部位注射 2%利多卡因 1～1.5ml，加泼尼松龙 1ml 于椎板及小关节周围，一般在松解节段棘突旁 2cm 刺入皮下，进针到椎板，其松解顺序为椎板周围、小关节囊、关节周围、棘间韧带。小关节松解时应按倾斜方向及角度进行。当针尖刺入小关节囊时有磨砂感，严重者有刺入石灰块内的感觉，可多次渐进，松动后针尖可达小关节间隙内并顺其方向摆动。术后一般不出血，针眼处用创可贴覆盖。松解后抽去枕头，患者抓住床栏，术者持患者双小腿持续用力牵拉 3～5 分钟后，用手掌由轻到重按压脊柱，此时可见后凸部位下沉、变直，以患者耐受程度适可而止。患者站立后活动脊柱，包括前屈、后伸，左、右弯曲及旋转，术者以手掌放在松解区，可感到有撕裂样感，同时脊柱活动度增加。一般伸屈可增加 20°～30°；同时感到胸腹部畅快、腹部发热。术后坚持每日 2 次的腰部锻炼，包括牵拉单杠、摆腰、扩胸、俯卧撑等。坚持不懈地防止小关节及周围组织再度粘连，保持其活动度。按序列松解 1 个疗程后，脊柱活动改善情况：后伸增加 10° 以上、屈曲增加 20°～30° 4 例；后伸增加 5°～7°、屈曲增加 15°～20° 5 例；胸部紧缩感消失、呼吸改善、心悸消失 8 例；腹部畏寒消失、食欲增加 9 例。

易秉瑛[9]等采用针刀治疗强直性脊柱炎。①脊柱周围软组织针刀松解术：患者取俯卧位，行脊柱对抗牵引。常规从驼峰处开始松解，如驼峰处在 T_{12}～L_1 间，则第一次针刀松解 T_{11}～T_{12}、T_{12}～L_1、L_1～L_2 之棘突间及其两旁 2.5～3.0cm 处，三平面共 9 点；第二次松解术则取 T_{10}～T_{11}、T_9～T_{10}、T_8～T_9 三平面之 9 点；第三次松解术取 L_2～L_3，L_3～L_4，L_4～L_5 三平面之 9 点。依次松解完脊柱各节，松解不彻底之节段可以重复松解。用Ⅰ型 4 号针刀松解棘突间棘上韧带、棘间韧带等组织。用Ⅰ型 3 号针刀从棘间左、右两旁点进针，调整进针方向分别松解横突间软组织，上、下关节突关节周围组织，以及骶棘肌等。手术结束后，用创可贴覆盖针眼。再以手法松解脊柱前侧软组织，使驼背得以矫正。术后处理：行脊柱对抗牵引。驼背患者，术后平卧硬板床，持续对抗牵引（30kg）。在床上做挺腹四肢功能锻炼，不可下床。脊柱僵硬者，除牵引外，允许下床行腰前屈、后仰、侧弯、旋转等功能训练。按摩：常用分筋、理筋手法，每日 1 次，每次 30 分钟。10 次为 1 个疗程。②髋关节周围软组织针刀松解术：患者取仰卧或侧卧位。前侧进针点，选腹股沟韧带下相当于髋关节投影处，注意避开股神经、股动脉及股静脉。一般前侧选 3～4 点。侧路进针，取健侧卧位，进针点选髋关节投影处以及股骨大转子尖部与其前、后方，每次选 8～9 点。松解组织：松解髋关节的关节囊，以减小关节腔内压；松解附着于大转子上的软组织，以改善髋关节功能；针刀刺入骨皮质，以助骨内减压，同时促进骨内组织生长，改善骨血运及代谢。偶尔可刺入髋关节腔内，以减轻关节腔内压力及腔内之粘连，从而改善髋关节功能。针刀松解后，取出针刀，针眼贴创可贴；以手法协助患者屈髋、伸髋活动，以改善髋关节功能。术后处理：行患肢牵引，进一步松解髋关节周围的软组织。同时，配合进行髋关节功能锻炼，包括被动锻炼与主动锻炼。全组 376 例，100%有效。治疗后表现为症状消失或基本消失，驼背明显改善，髋关节、脊柱活动功能增强。如枕墙距，平均减少 10cm～12cm；身高平均增高 6.13cm；腰椎活动范围平均增加 38.75°。（前屈及后伸）；指地距离平均减少 29.81cm；髋关节屈伸活动度平均增加 65.04°。

都帅刚[15]等运用弧刃针刀治疗强直性脊柱炎。于胸、腰棘突间或椎体棘突旁开 1.5寸，取 3～5 个痛点为治疗点，将已消毒的羊肠线置入弧刃针刀中，后接针刀芯。按照《针刀临床治疗学》"四步法"进行纵切横剥。当施术者手下有松动感，患者有酸胀感时，缓慢推动针刀芯，将羊肠线埋入治疗点。然后将弧刃针刀尾部连接注射器，回抽无出血后注入含曲安奈德 5mg 和盐酸利多卡因 40mg 的混合注射液 2ml。每周 1 次，连续治疗 8 周。共治疗 79 例，疗效满意。

师存伟[16]于胸椎棘突间隙压痛点行针刀治疗，深度达棘上韧带下方及棘间韧带，行纵行剥离后转动针刀使之与纵轴垂直，切割 3～4 刀后旁开约 1cm 纵行进刀达关节突关节，剥离 2 刀后再向外旁开约 1.5cm 纵行进刀达横突骨面，转动刀锋与纵轴垂直，在横突上、下缘各横切 3 刀，切开横突间肌和横突间韧带，并在横突尖部纵行切割肋横突关节囊 3 刀。切记刀口不能离开骨面。同样方法再治疗下方 3 个椎体。腰椎只行棘上韧带及棘间韧带针刀治疗。每周治疗 1 次。治疗后，24 例患者的胸、腰椎各向活动受限情况均明显改善。Schober 试验均大于 3.5cm，深吸气与深呼气末胸围差均大于 3.5cm，取得了很好的临床效果。

祝君[17]等采用针刀平刺治疗强直性脊柱炎 40 例。根据患者的比例及脊柱 X 线正位片，测量椎旁小关节之间的距离，然后在患者体表定位，一般每间隙取 3~5 个穿刺点，压痛最明显处为进针刀点，穿刺深度达黄韧带、椎旁关节突关节处，行横向部分切割及纵向疏松剥离。每周 1 次，4 次为 1 个疗程。观察针刀治疗后患者疼痛的缓解、晨僵时间及专科体征的变化。专科体征包括胸廓活动度试验、指地距试验、Schober 试验。针刀平刺治疗 1 疗程后，显效：26 例，受累脊柱关节疼痛明显缓解，晨僵消失，专科体征明显改善；有效：14 例，受累脊柱关节疼痛减轻，晨僵时间缩短，专科体征有改善；无效：0 例，受累脊柱关节疼痛未减轻，专科体征无变化。有效率为：100%。

张春艳[18]在脊柱棘突双侧旁开 1.5cm 处，寻找压痛点进针，或以脊背部凸起的脊椎为中心，针刀刺入椎旁间隙，对周围粘连的组织进行纵向切开、横向分离，并配合手法按压脊柱，据患者耐受程度适可而止。穴位选择：以足太阳膀胱经背俞穴为术点，包括肺俞、厥阴俞、心俞、肝俞、胆俞、脾俞、胃俞、督俞、肾俞、大肠俞、关元俞、膀胱俞以及八髎穴等。每隔 7 天治疗 1 次，4 次为 1 个疗程。临床治疗 60 例强直性脊柱炎患者，其中治疗显效 19 例，患者局部疼痛症状消失，驼背畸形有不同程度改善，颈椎活动度增加；治疗有效 39 例，患者脊背疼痛明显减轻；临床治疗无效 2 例。临床治疗总有效率达 96.67%。

刘佳[13]依据"针刀治疗性假性炎症–免疫调节–整筋正骨"理论指导人体局部治疗点选取，以骶髂关节和脊柱各椎体的棘突、关节突关节为主，辅以临证加减治疗点，运用横行针切、纵行针切、纵行摆针等特定手法进行针刀治疗。在治疗的 20 例强直性脊柱炎患者中，显效 7 例，有效 12 例，无效 1 例。

王丽杰[19]等第一次定点于驼背最高点、棘间、横突间，共 3 点；第二次定点于第一次针刀手术的上段棘间、横突间，共 3 节 9 点；第三次定点于第一次针刀手术的下段，选 3 节共 9 点。依此类推。当脊柱驼背段全部针刀松解完毕后，可重新再以最高点开始，每次选 3 节 9 点，继续治疗，直到临床治愈为止。松解脊柱以外软组织挛缩点，如腹部点：腹直肌腱，肋弓下缘，耻骨上；胸廓点：胸骨与肋软骨交界处压痛点，腰背筋膜压痛点，第 12 肋下及髂骨翼上压痛点；其他软组织挛缩点：如腹内、外斜肌，下后锯肌等。均分次，每次不超过 9 点。本组 69 例患者，治疗后全部有效，其中临床治愈 48 例，占 69.56%；临床显效 16 例，占 23.19%；临床有效 5 例，占 7.25%。

2. 针刀配合中药治疗

张国恩[4]等采用针刀结合中药治疗强直性脊柱炎 35 例，自拟扶正通督方，药物包括雷公藤、川续断、金狗脊、补骨脂、鹿角胶、龟甲胶、制附片、生熟地、赤白芍、炙蜈蚣、羌独活等，在中药辨证治疗的基础上，采用针刀进行治疗。选择脊柱或周围关节最痛、最僵的部位，找准压痛点即施术点，主要松解棘上、棘间、横突间韧带及关节突关节、关节囊,每次松解 4~8 个点。治疗 35 例,显著好转 18 例(51.4%),好转 16 例(45.7%),无效 1 例(2.9%),总有效率 97.1%。疗效与年龄无明显关系,而与病程有明显关系,病程在 1 年以内者,显著好转达 75.6%;1~12 年者,显著好转则降为 38.2%~18.55%。获效患者,其治疗次数多在 5 次以内,少数需 6~15 次。

韩清森[20]等采用补肾强督方联合针刀治疗强直性脊柱炎。针刀治疗:在患者脊柱弯曲最高点以及其两侧各 1cm 处各进 1 刀,并在每个脊椎间隙并排各进 3 刀,各点进行常规消毒处理之后,注入 1~2ml 加有确炎舒松 A 的 2%利多卡因溶液,等到患者疼痛缓解、消失以后,再次原点进刀,中间的小针刀进一步切开患处的棘间韧带,两侧点的小针刀平行于患处的骶棘肌。待小针刀至椎板后,首先纵向进行剥离,再横向进行 2~3 刀剥离,之后切开横突间肌,如果患者横突间有疼痛感,可以对其横突尖端以觉松软为准,轻切 2 刀。术后行牵引治疗,3 天 1 次,拉伸患者被切开的肌肉、韧带,同时切开其上、下各一横突间和椎间肌,直至被累及之横突骨质全部切开。在上述基础上外加补肾强督方联合治疗。方药组成包括熟地黄、金狗脊各 30g,川续断、杜仲、知母各 20g,白芍、赤芍各 15g,鹿角胶、骨碎补、补骨脂、桂枝、淫羊藿、羌活、防风、怀牛膝各 10g。水煎服,术后早晚各服 200ml,两个月为 1 个疗程,治疗 3 个疗程。治疗 50 例,无效 3 例(6.00%),临床缓解 21 例(42.00%),有效 12 例(24.00%),显效 14 例(28.00%),总有效 47 例(94.00%)。

李林雅[21]等采用娄氏强脊汤联合针刀疗法治疗强直性脊柱炎。①中药内服:风湿型方选娄氏强脊宁 I 号汤,药用威灵仙、千年健、川牛膝各 10g,丹参、白芍、生地、薏苡仁各 20g,独活 12g,木瓜、香附各 15g,甘草 9g。水煎服,每天 1 剂,分早晚 2 次服。肾督亏虚型方选娄氏强脊宁 II 号汤,药用淫羊藿、何首乌、桑寄生、川牛膝、丹参、鸡血藤、白芍、独活各 30g,当归、木瓜、威灵仙各 20g,黑豆 60g,甘草 10g,黄酒 100ml。水煎服,每天 1 剂,分早晚 2 次服。中药连用 1 个月。②针刀疗法:骶髂关节痛者,沿骶髂关节疼痛部位进行针刀关节松解术;髋关节痛者,在髋关节前、内、外侧关节囊及滑膜组织做针刀闭合切割术;腰痛者,在腰部弧顶切割松解棘上韧带、棘间韧带、横突间肌和横突间韧带;颈背痛者,治疗的原理、方法与腰部基本相同。混合型治疗方法是以上方法的综合运用。每次 4~6 个点,同一部位 7 天手术 1 次,2 次 1 个疗程;不同一部位 3 天手术 1 次。每次手术后贴上创可贴,口服青霉素 V 钾片 0.5g,每天 3 次,连用 3 天。治疗 21 例,经治疗 1 个月,结果治愈 12 例,好转 5 例,未愈 4 例,总有效率 81.95%。

佟颖[22]等采用针刀联合二妙丸加减方治疗湿热浸淫型强直性脊柱炎。①针刀治疗:选取腰背部椎体旁压痛处,或骶髂关节压痛处,或腰椎的棘突间隙,进行纵行针法剥离 3~5 次,刀下有松解感时,再横行施针 2~3 次。针刀术 1 周行 2 次。②二妙丸加减方:杜仲 30g,伸筋草 15g,千年健 15g,土鳖虫 10g,水蛭 15g,三七 10g,清半夏 15g,青礞石 15g,忍冬藤 15g,菟丝子 15g,山茱萸 15g,威灵仙 30g,肉苁蓉 15g,地龙 15g,穿山龙 30g,皂角刺 15g,黄精 15g,草薢 15g,甘草 15g。水煎服。治疗 6 个月后,30 例患者中,显效 19 例(63.33%),有效 9 例(30.00%),无效 2 例(6.67%),总有效 28 例(93.33%)。

郭效德[23]等采用小针刀联合益肾骨痹汤治疗中晚期强直性脊柱炎。①针刀治疗:定点从脊部驼背最高点的棘间、横突间,上段棘间、横突间,下段棘间、横突间等点,依次类推，从定点处进刀，中间切开棘间韧带，两侧刀口线平行于骶棘肌。进针深度达椎板后，先纵行剥离，再横切剥离。刀刃移向两横突间，切开横突间肌，若横突处有压痛，刀刃移向横突尖缓慢切剥。每次切剥上、下各一椎间和横突间肌，直至胸、腰椎被累及之棘间、横突间肌和横突间韧带、靠横突骨质全部切开。每周1次，2个月为1个疗程，共2个疗程。②中药益肾骨痹汤：黄芪、当归、独活各10g，丹参、地龙、土茯苓各8g，鸡血藤、川芎各6g，牛膝、杜仲、补骨脂各15g。每天1剂，分2次服，4周为1个疗程，中间休息7天，进行第2个疗程。基础治疗：包括口服柳氮磺胺吡啶片、甲氨蝶呤、雷公藤多苷等。治疗30例患者，显效23例，有效6例，无效1例，有效率96.7%。

王爱华[24]采用小针刀配合五劳七损方治疗强直性脊柱炎髋关节病变30例。①五劳七损方：桔梗10g，川续断10g，牛膝15g，远志10g，防风10g，杜仲10g，赤石脂15g，肉苁蓉10g，山茱萸10g，熟地黄10g，桑寄生15g，附片（先煎）10g，山药10g，黄柏10g，桂枝10g。每日1剂，水煎分服。②针刀治疗：松解股直肌施术点（在两侧髂前下棘股直肌起点处的压痛点）、腹股沟韧带施术点（髂前上棘沿耻骨方向的腹股沟韧带上的痛点）、髂股韧带施术点（髂前下棘与耻骨联合连线中点垂直向下外2cm）、耻骨肌起点施术点（在耻骨肌起点）、缝匠肌施术点（在髂前上棘缝匠肌起点）、髂胫束施术点、臀大肌施术点、臀中肌施术点、股骨大转子尖施术点（股骨大转子尖压痛点）、转子间嵴施术点（转子间嵴内侧骨缘）。针刀每5天治疗1次，连续治疗3次为1疗程。治疗30例患者，结果：治愈12例，显效10例，有效5例，无效3例，愈显率73.3%，有效率90.0%。

苟斌虎[25]等采用强脊宁一号汤联合针刀治疗强直性脊柱炎肌腱附着点炎。①强脊宁一号汤：威灵仙、钻地风、千年健、川牛膝各10g，独活12g，甘草9g，香附、木瓜各15g，生地黄、丹参、白芍、薏苡仁各20g。煎煮之后分早晚2次服用，一个疗程为2周。②针刀治疗：于患者最明显肌腱附着点炎压痛位置进针刀，依据疏通剥离法进行处理后，进针至骨突处，通过切开剥离法进行3～4下操作后出针。治疗31例，结果：显效18例，有效12例，无效1例，治疗有效率达96.77%。

李一平[26]根据补肾督、清湿热的治疗原则予以自拟方口服，方药组成：杜仲30g、伸筋草15g、千年健15g、土鳖虫15g、水蛭15g、三七10g、清半夏10g、忍冬藤20g、青礞石20g、菟丝子25g、山茱萸25g、威灵仙15g、肉苁蓉30g、地龙15g、穿山龙15g、黄精15g、草藤20g、甘草10g等。每日一剂（300ml），分两次早晚饭后温服，一次服用量为150ml。针刀治疗：①腰骶部病变的针刀治疗：第1次针刀松解胸腰结合部的强直；第2次针刀松解$L_2 \sim L_4$的强直；第3次针刀松解$L_5 \sim S_1$的强直；第4次针刀松解腰部筋膜及竖脊肌腰段的粘连、瘢痕、挛缩和堵塞。②胸背部病变的针刀治疗：第5次针刀松解驼背驼峰处及上、下各1个节段脊柱软组织的粘连、瘢痕、挛缩和堵塞；第6次由第5次针刀已松解的节段向上定3个节段进行松解；第7次由第5次针刀已松解的节段向下定3个节段进行松解；第8次针刀松解胸壁前筋膜的瘢痕和粘连。伤口恢复后可进行适当功能锻炼。每5日行针刀术1次，6周疗程中共施术8次。15例患者治疗后，临床缓解1例，显效8例，有效5例，无效5例，总有效率达93.3%。

鄢卫平[27]等采用针刀疗法与中医辨证治疗强直性脊柱炎。针刀治疗：每次可松解4～6个椎板、椎小关节囊及其周围肌腱和肌腱、韧带钙化组织，一般以$T_{12} \sim L_2$为中心逐次向上、下扩展。松解后可用脊柱斜板手法及错脊疗法，由轻到重按压脊柱，可感到松解部位有撕裂样感，同时脊柱活动度增加，一般可增加 20°～30°。术后坚持每天 2 次以上的腰背部锻炼。辨证论治：①肾虚督寒型：药用制附片、补骨脂、熟地、淫羊藿、狗脊、杜仲、牛膝、独活、鹿角胶、桂枝、延胡索、苏木等。水煎服，每日 1 剂。②湿邪化热型：药用黄柏、虎杖、泽兰、土茯苓、山药、羌活、桑枝、知母、片姜黄、何首乌、炙麻黄、防己、忍冬藤等。水煎服，每日 1 剂。③邪及肝肺型：药用柴胡、瓜蒌、川楝子、枳壳、郁金、陈皮、牛膝、狗脊、杜仲、肉桂、甘草等。水煎服，每日 1 剂。治疗 60 例，结果：显效 40 例，有效 16 例，无效 4 例，有效率 93.33%。

张鑫杰[28]等采用中药联合针刀疗法治疗强直性脊柱炎 36 例。中药治疗：①湿热型：威灵仙、熟地黄、千年健、川牛膝、丹参、白芍、生地黄、独活、羌活各 12g，青蒿 20g，鳖甲 9g，木瓜 15g，甘草 6g。水煎服，日 1 剂，早晚分 2 次服用，连服 1 个月。②肾虚型：何首乌、桑寄生、牛膝、熟地黄、丹参、鸡血藤、白芍、独活各 30g，川芎 12g，当归、威灵仙各 20g，鳖甲 6g，甘草 8g。水煎服，日 1 剂，早晚 2 次分服，连用 1 个月。针刀疗法：骶髂关节疼痛者，在滑膜组织及关节前、内、外侧关节囊做针刀闭合切割术；腰痛明显者，在腰部疼痛上部切割松解棘上韧带、棘间韧带、横突间肌与横突间韧带；颈项部与胸椎疼痛者的治疗原理及方法与腰部基本相同。混合型综合运用以上方法治疗。针刀治疗每次 4～6 个点，同一部位 7 天治疗 1 次，14 天为 1 疗程；不同部位 3 天治疗 1 次，15 天为 1 疗程。本组 36 例中，显效 20 例，好转 14 例，无效 2 例，有效率为 94.4%。

胡韬[29]采用针刀及中药外敷治疗强直性脊柱炎及肌腱附着点炎。患者口服非甾体类抗炎镇痛药（美洛昔康胶囊），结合雷乌方外敷病变位置，每日外敷 2 次，每次 20～30 分钟，连续 2 周为 1 个疗程。雷乌方：大黄 15g，雷公藤 20g，青风藤 20g，制川乌 15g，芒硝 15g，制乳香 12g，透骨草 20g，伸筋草 20g，制没药 12g。在此基础上联合应用针刀疗法治疗。根据患者病痛位置在肌腱附着点炎压痛感最为强烈处进针刀，沿肌腱平行进针刀，行疏通剥离后将针刀深入至骨突点，剥离 4～5 下退出。骶髂关节疼痛者行针刀关节松解；腰痛者重点在腰部弧顶切割松解横突间肌和横突间韧带。对同一患处 7 天针刀治疗 1 次，可治疗 2 次，对不同患处 3 天针刀治疗 1 次。治疗 29 例，结果：显效 18 例（62.1%），有效 9 例（31.0%），无效 2 例（6.9%），治疗有效率达 93.1%。

周楠[30]采用针刀疗法配合中药熏蒸治疗强直性脊柱炎 20 例。①针刀疗法：根据患者病情取夹脊穴，间隔取穴，针刀缓慢探索到达穴位的深层肌肉附着点，得气后在肌肉附着点上进行提插或铲拨，范围不超过 2mm，如有结节要切开剥离，当术者手下有松动感，患者出现酸胀感时，即可出针。每周 1 次，4 次为 1 个疗程，疗程间隔半个月，连续治疗 3 个疗程。②中药熏蒸：术后第 3 天，患者仰卧于熏蒸床特制药垫上，熏蒸颈背腰部等疼痛部位，根据患者耐受力及季节不同设定治疗温度，一般温度为 45～50℃，以患者耐受为度，每次 50 分钟。每日 1 次，4 次为 1 个疗程，疗程间休息 15 日，连续治疗 3 个疗程。20 例经治疗后，显效 11 例，占 55%；有效 6 例，占 30%；无效 3 例，占 15%。总有效率为 85%。

3. 中西医结合治疗

王国栋[2]采用中西医结合治疗强直性脊柱炎。①针刀治疗：以Ⅰ型 3 号、Ⅰ型 4 号针刀松解，常规消毒，每次选择 9～12 点松解，如骶髂关节，棘间，棘上，棘旁，上、下关节突，髋关节，耻骨联合，髂嵴，横突，胸肋关节，坐骨结节等。以最痛点为首选点，依次分别施术。术后针眼消毒，以创可贴外敷，每周 1 次，3 个月为 1 个疗程。②药物治疗：补肾蠲痹汤。全部患者经 1～4 疗程治疗，热重者减附、桂用量，加重生地、知母用量，另加黄柏；寒重者重用桂、附；兼其余变症者，随证加减。西药：用控制症状药，尼美舒利、双氯芬酸钠、雷公藤多苷片及柳氮磺吡啶等。③康复锻炼：每次针刀治疗后做脊柱牵引，合并髋关节功能障碍者行患肢牵引 1 次，期间建议患者做按摩、理疗及关节功能主动和被动锻炼。④心理治疗：强直性脊柱炎患者多数在情绪上表现为低落、忧伤，同时由于病程长，多次求治效果不佳而失去信心。根据患者的社会、家庭、经济状况和个人心理素质等多方面因素进行心理治疗，使其建立战胜疾病的信心。治疗 48 例，痊愈 18 例，占 37.5%；明显好转 25 例，占 52%；好转 5 例，占 10.5%；无无效病例。

木荣华[31]等采用中西医结合治疗强直性脊柱炎，取得较好的疗效。针刀治疗：患者俯卧位，取双侧骶髂关节的压痛点，腰背部肌肉僵硬、压痛处，以及相应椎体的棘突和棘间（每次取 3～4 个椎体）。常规消毒，铺巾，局部麻醉。用Ⅰ型 4 号针刀垂直进针至双侧骶髂关节处，可以到达关节面做分割松解；腰背部的肌肉可做多点的纵横切开；再以胸椎或腰椎为中心，用针刀分别对挛缩的棘上、棘间韧带及粘连、钙化的软组织施行纵行切开，横向分离。术后创口用创可贴覆盖，每周 1 次，一般不超过 6 次。手法治疗：①局部放松法：患者取俯卧位，医者立于其一侧，用掌揉、拳搓法放松其脊柱两侧及臀部肌肉，用拇指点按脊柱二侧背俞穴及局部压痛点，弹拨双侧骶髂关节的痛点，一般为10 分钟。②胸腰悬按法：患者取俯卧位，上胸部及其两髋处分别垫 2 个枕头，使前胸及腹部悬空，医者站于旁，用双手掌重叠在患者背部沿脊柱按压至骶髂关节及臀部，按压时要配合患者呼吸，呼气时向下按压，吸气时放松，尽量使腰骶部后伸。③腰椎后扳法：患者取俯卧位，医者用一手按压其腰骶部，另一手分别将左、右大腿中下段用力向上扳，以患者能忍受为度，每侧行 3～4 次。④屈髋松解法：患者取仰卧位，医者用揉法和搓法松解髋关节前部及大腿前内侧肌肉，然后尽量使其屈髋、屈膝，以患者能忍受为度，最后使患者髋关节做屈曲、伸展、内收、外展、内旋、外旋被动活动，松解髋关节周围软组织粘连，每周 1～2 次。治疗 80 例，临床控制 26 例，显效 42 例，有效 11 例，无效 1 例，显效率 85.0%。

田雪梅[32]采用中西医结合配合针刀治疗强直性脊柱炎 68 例。①药物治疗：柳氮磺吡啶 1g/次，2 次/日；甲氨蝶呤 10mg/次，1 次/周；益肾蠲痹丸 8g/次，3 次/日。②针刀治疗：以疼痛及功能受限严重的部位为首发治疗点，根据患者的耐受程度，首次治疗选择 6～9 个阳性反应点标记。先纵向剥离，再横向铲剥，刀下无明显阻力时出刀，同一部位 5～7 天治疗 1 次，不同部位 2～3 天治疗 1 次，3 次 1 疗程。③局部配合手法或牵引。治疗效果：治愈 10 例（14.7%），显效 34 例（50%），有效 24 例（35.3%），无效 0例（0%）。总有效率 100%。

朱祺[33]等采用针刀结合药物治疗强直性脊柱炎。在给予非甾体类抗炎药（布洛芬胶囊）改善病情的基础上，加用针刀治疗结合益赛普皮下注射。针刀松解于脊柱带区及两侧骶髂关节区取压痛明显的痛点进针，根据患者耐受程度首次治疗选择 6～9 个反应点，进针部位以病变部位为基点，连续 3 个椎体作为进针点，分为两组：①脊柱棘上韧带（3个）、横突间韧带（6 个）；②脊柱棘间韧带（3 个）、关节突关节（6 个）。脊柱带区进针点两组配合骶髂关节区不同压痛点交替治疗。7 天治疗 1 次，2 个月为 1 个疗程。益赛普皮下注射：注射部位可为大腿、腹部或上臂。剂量为每次 25mg，每周 2 次，每次间隔 3～4 天。治疗 30 例，结果：显效 16 例，有效 10 例，无效 4 例，总有效率达 86.7%。

王智明[34]等采用针刀联合依那西普改善强直性脊柱炎脊柱功能障碍。皮下注射依那西普 50mg，1 次/周。在依那西普治疗基础上加用针刀治疗，按照疼痛及功能受限严重程度依次治疗，选病变部位棘突下及横突部位为治疗点，进行疏通和剥离，5 天 1 次，整个病变脊柱治疗一遍为 1 个疗程。治疗 30 例患者，显效 10 例，有效 19 例，无效 1 例，总有效率达 96.67%。

翁锐华[35]采用针刀配合药物治疗强直性脊柱炎。①药物治疗：疼痛明显者，均加用非甾体类抗炎药尼美舒利分散片，消炎止痛；若肌肉强直明显，均予肌松剂盐酸替扎尼定片，缓解肌紧张；另配合柳氮磺吡啶肠溶片、甲氨蝶呤片，抗炎、抑制免疫；白芍总苷胶囊，调节免疫。②针刀治疗：于颈、胸背、腰骶部分三段行棘突、横突间点以及骶髂关节针刀松解治疗，每天治疗一段，间隔 7 天行第 2 次针刀治疗，以 7 天为 1 个疗程。经过 3 个疗程治疗后，28 例患者，临床治愈 6 例；显效 12 例；有效 8 例；无效 2 例；总有效率达 92.9%。

鄢卫平[36]等在给予口服双氯芬酸钠（每次 50mg，每日 2 次）基础上加用针刀治疗。针刀每次可松解 4～6 个椎板、椎小关节囊及其周围肌腱和肌腱、韧带钙化组织，一般以 $T_{12}～L_2$ 为中心逐次向上、下扩展。选择棘突、横突间点、骶髂关节行松解。另外每天腰背部锻炼（摆腰、扩胸、俯卧撑、左右旋转）2 次以上。治疗 1 个月为 1 个疗程，治疗 1 个疗程后评价疗效。治疗 60 例，显效 40 例，有效 16 例，无效 4 例，总有效率 93.33%。

孟锦焕[37]等运用三联药物加针刀治疗强直性脊柱炎 60 例。患者随机分为 A、B 两组。A 组：柳氮磺吡啶每次 0.5g，每日 3 次；甲氨蝶呤每次 10mg，每周 1 次或每次 5mg，每周 2 次；雷公藤多苷每次 20mg，每日 3 次。B 组：在三联药物基础上加用小针刀局部治疗，以纵轴椎体（颈、胸、腰、骶）关节疼痛、活动功能受限为主要表现者，根据病情轻重以针刀在局部进针 2～6 个部位，进针深度 2～3cm，骶髂关节炎者在 CT 导引下局部进针 4～5cm，边进针边予剥离粘连、消解松压，达到进针深度后留针 20 分钟，根据患者病情严重程度选用其他治疗方法，包括辅助治疗和基本治疗（给予非甾体类抗炎镇痛药、补充钙剂、保护胃黏膜，有贫血倾向者予补血治疗），两组相同。两组治疗后比较，B 组明显优于 A 组（$P<0.01$）。

阚丽丽[38]等运用疏筋解结针刀闭合松解术结合药物治疗强直性脊柱炎。将 60 例强直性脊柱炎患者随机分为治疗组和对照组，每组 30 例。对照组给予常规药物口服治疗：沙利度胺片，每次 100mg，每日 1 次，睡前口服，所有患者在 4 周的治疗期内均规律服用。若患者炎性反应指标高，可配合服用双氯芬酸钠缓释胶囊，每次 50mg，每日 2 次，疼痛减轻后可停用。治疗组在对照组治疗的基础上加用疏筋解结针刀闭合松解术。颈部、腰部、髋部是强直性脊柱炎病变最严重的部位，在松解部位的选取上，利用触诊法探查足太阳经筋、督脉上的筋结点以判断脊柱节段的受累和病变程度。具体探查手法：以拇指指腹面沿足太阳经筋、督脉，自上而下，逐一进行按压、推移诊察，寻找结筋病灶。病灶处往往有挛缩、结聚表现，触诊可发现结节、条索样结筋部位。按压筋结点时，往往会有疼痛、酸胀、麻木、灼热、触电感。针刀定点步骤：通过上述触诊步骤，先选择病变最严重的脊柱节段，在椎体棘突定 1 点，左、右侧旁开 2cm 各定 1 点，共 3 点为一个椎体的治疗平面。然后再取该椎体上、下各 1 个治疗平面，共 9 个部位，作为一个治疗单元进行松解。每次选择病变最严重的一个治疗单元进行松解治疗，每周 2 次，共治疗 4 周。2 组均以 4 周为 1 个疗程。结果：治疗组晨僵时间、扩胸度、BASDAI 评分、BASFI 评分改善更为显著，与对照组比较，差异有统计学意义（$P<0.05$）。

王海东[39]采用针刀联合药物治疗强直性脊柱炎髋关节改变 46 例。采用非甾体类抗炎药、改善病情药物及针刀治疗。针刀治疗方法为：根据患者的实际情况选取内收肌腱点、外旋肌点、前外侧点、外侧点、后外侧点、内收肌点、闭孔点治疗，每 5 天 1 次，6 次为 1 疗程。经过针刀松解 5 次后，46 例中 28 例能下蹲自如，两腿并拢，行走步态基本恢复正常，局部疼痛消失；6～10 次治疗后，12 例达到上述治疗效果；剩余 5 例经11～18 次治疗后，症状缓解；1 例经治疗 20 次后效果不明显。有效率达 97.8%。

陈群华[40]等采用 CT 引导下针刀松解术配合药物治疗强直性脊柱炎 30 例。将 60 例强直性脊柱炎患者随机分为对照组和观察组，每组各 30 例，对照组常规口服柳氮磺吡啶肠溶片，每次 0.5g，每日 3 次，连续服用 12 周。观察组在对照组治疗基础上采用骶髂关节针刀疗法：患者取俯卧位，双手置于身体两侧，保持腰椎平直；电子计算机断层扫描机扫描骶髂关节，选择关节面侵蚀较多的层面作为穿刺平面；应用预先粘贴于体表的粒子，记好该层面的数据，借助红外定位线，用记号笔在骶髂关节皮肤表面标定穿刺点；常规消毒，铺巾，用 2%利多卡因 5ml+0.9%生理盐水 5ml 进行局部浸润麻醉；选择12 号硬膜外导针及直径 1.2mm 的针刀按 CT 观察到的进针方向进针，直达测量深度，CT 复扫确认导针及针刀位于骶髂关节内；双侧各给予 1ml 2%利多卡因+1ml 0.9%生理盐水介入注射；后做针刀松解，第一刀松解后，退出针刀少许但不退出骶髂关节，改变针刀方向，向上及向下各间隔约 1cm 再行一刀松解，术毕。间隔 4 周治疗 1 次，共治疗3 次。结果：治疗后 VAS、BASDAI、BASFI 评分降低程度观察组均大于对照组（$P<0.05$）。

何彦[41]采用针刀配合功能锻炼治疗强直性脊柱炎 50 例。针刀治疗：顺着患者的督脉、足太阳膀胱经的背部经脉循行方向和各棘突之间的间隙，以及在椎旁寻找明显的压痛点和结节处，先用利刃针刀穿破深筋膜，然后拔出利刃针刀，再从切口处插入钝刃针刀，穿过深筋膜到达结节和粘连处，对结节、粘连处和棘间韧带等进行横向和纵向的剥离，使粘连组织及结节处的纤维断离。每周治疗 2 次，2 周为 1 个疗程。功能锻炼：①颈部运动：患者取坐位或站立位，上下左右缓慢地活动头颈部，每个方向持续 5 秒。②扩胸运动：患者取站立位，双手握拳置于胸前，向左右两侧分开，右手向后，掌心朝内，掌贴左侧肩胛骨。左手上举过头，屈肘贴枕部抱头，同时头颈腰背拧转向左后方，然后双手放下，双手置于胸前，向左右两侧分开。左手向后，掌心朝内，掌贴右侧肩胛骨，右手上举过头，屈肘贴枕部抱头，同时头颈腰背拧转向右后方，每个方向持续 15 秒。③腰背部运动：患者俯卧于床上，双腿并拢伸直，双上肢置于躯干旁，头、胸、肩、双上肢、双下肢同时抬离床面，仅腹部紧贴床面，每次持续 10 秒，每天进行 10 次。所有动作均应由慢到快，活动范围由小到大，循序渐进，以患者锻炼后肌肉无疲劳感觉为度，因人而异制定每次锻炼的时间，早晚进行，以不造成关节炎症在第 2 天加重为限。治疗 1 个月后，50 例患者中临床缓解 40 例，显效 8 例，有效 1 例，无效 1 例，总有效率 98%。

4. 针刀结合督灸治疗

刘春燕[42]采用在督脉上实施灸法，取大椎到腰俞穴的督脉脊柱段。用麝香1g、斑蝥0.06g为主药，再根据患者病情辨证施治加配伍药，如湿证加苍术、厚朴；寒证加附子、肉桂；风证加独活、五加皮。混合后撒于督脉成线状，再铺桑皮纸，再放姜泥（生姜750g捣碎）呈梯形（上窄下宽），然后将艾绒搓成长为5cm的梭形条依次放于姜泥上，再分两端和中点，3点同时点燃灸疗，连灸3壮，一般患者第2日在灸疗部位有一些珍珠状水疱，给予消毒后放疱。督脉灸疗每月1次。同时采用局部痛点阻滞、棘间及椎旁小关节阻滞、针刀松解及手法纠治。3个月为1个疗程。治疗50例，临床缓解23例，显效15例，有效10例，无效2例。总有效率96%。

柴忠[43]等采用针刀、督灸配合药物治疗强直性脊柱炎。督灸治疗前先制备药泥，药物组成为川芎、牛膝、杜仲各 20g，乳香、没药、苍术、羌活、独活各 20g，丹参、大黄、透骨草、伸筋草、海桐皮各 30g，荆芥、防风、赤芍各 15g，红花、白芷、川椒、制川乌、桂枝、延胡索、艾叶、天南星、冰片各 10g，细辛 5g。各药物研末后，用陈醋、蜂蜜调成泥状。患者取俯卧位，相关督脉穴（大椎至腰俞）进行常规消毒后，将新鲜生姜切成 1 元硬币大小的姜片放到穴位上，再将药泥堆到姜片上，呈现两边高中间低的凹槽形，用艾绒制成长 3cm 的艾条，放置于凹槽中，点火施灸，每壮艾条燃尽，移去灰渣，继续放下一壮，一般需灸 3 壮。若督灸后出现水疱，可刺破水疱，涂抹烫伤药膏。每 10 天治疗 1 次，共治疗 3 次。行督灸治疗 5 天后予以针刀松解治疗。在脊柱及两侧骶髂关节区取压痛明显的痛点进针，根据患者耐受程度及安全性，治疗首次选择 6 个反应点，取 $C_5 \sim C_7$、$L_3 \sim L_5$ 椎体棘突旁 0.5 寸关节突关节及棘间韧带作为进针点。第 2 次选择相应颈、腰椎横突间韧带。操作交替进行。每 10 日治疗 1 次，共治疗 3 次。同时将注射用骨肽注射液 90mg 溶于 0.9%氯化钠注射液 150ml，静脉滴注，每日 1 次，共治疗 30 次。治疗 30 例，结果：显效 5 例，有效 13 例，无效 2 例，总有效率 90.0%。

5. 针刀配合马钱子导弹术

胡志敏[5]采用针刀配合马钱子导弹术治疗强直性脊柱炎，疗效满意。马钱子导弹配方为生马钱子、麝香、檀香、木香、降香、苏合香、苏木、狗脊、威灵仙、透明质酸酶、医用羊肠线、95%乙醇等，浸泡数日备用。无菌镊取一段已被上述方药浸泡好的马钱子导弹——羊肠线，线的长度颈、胸、腰椎为 0.5cm，髋关节为 1～2cm，放置在腰椎穿刺针套管的前端，从针尾插入一段针芯内，快速穿入针刀孔内，直刺、斜刺或平刺，刺到针刀深度后稍提起 0.1cm，再边推针芯，边退针管，将导弹植入穴位或病灶处的皮下组织或肌层内。术毕敷盖创可贴。每周 1 次，7 次为 1 个疗程。针刀疗法：脊柱周围软组织松解术。患者取俯卧位，第一次定点为驼背最高点的棘间、横突间（两旁 2.5～3.0cm 处），上段棘间、横突间，下段棘间，横突间等 3 节共 9 点。第二次定点取第一次针刀松解处的上段 3 节 9 点，第三次定点取第一次针刀松解处的下段 3 节 9 点，依此类推。当脊柱驼背段各节松解完毕后，发现不彻底之节段查重复松解，每次选 3 节 9 点，每周 1 次。操作：取用Ⅰ型 4 号针刀松解棘突间之棘上韧带、棘间韧带等软组织，用Ⅰ型 3 号针刀从棘间左、右两旁之点进针，调整进针方向，分别松解横突间之软组织，上、下关节突关节周围组织以及骶棘肌等。松解完毕，留针刀 10 分钟，再植入马钱子导弹。

6. 针刀结合短波治疗

李邦雷[7]等根据患者的病变疼痛部位及 X 线片所显示的病变部位，选取颈、背部脊柱两侧旁开 1.5cm 处及脊柱间隙及臀部、骶髂关节、膝关节的压痛点进行治疗。每次治疗时根据患者病情可选 5～10 个点。晚期脊柱强直者，可在颈椎、胸椎、腰椎棘突旁 1.5cm，棘突间适当多选痛点进行治疗。治疗时患者取俯卧位，其腹下垫枕头，常规消毒，术者戴口罩、无菌手套。治疗时患者有明显的胀、麻、痛感。臀部治疗时，有时感觉放射到下肢是正常反应。7 日治疗 1 次。治疗 94 例，临床治愈为临床症状消失或基本消失，能参加正常工作，计 51 例，占 54.26%；显效为临床症状明显改善，计 29 例，占 30.85%；有效为临床症状均有改善，计 9 例，占 9.57%；无效为治疗前后临床症状无明显改善，计 5 例，占 5.32%。总有效率为 94.68%。针刀治疗最少 4 次，最多 18 次，平均治疗 7.5 次；短波治疗最少 3 个疗程，最多 7 个疗程，平均 4 个疗程。

梁杰群[3]采用针刀治疗强直性脊柱炎 28 例。患者取俯卧位，于脊柱带区及两侧骶髂关节区选取压痛显著的痛点进针刀。通常刀口深度达骨膜或关节滑膜，采用纵行切割、横行摆动等各种针刀操作方法，对局部粘连、挛缩、板样硬化的软组织进行切割、剥离、扩通。针刀下有松动感时出针。在肋骨表面操作时，针刀不可离开骨面深刺。若患者无法耐受针刀操作时的胀感，可予进针点皮下局部麻醉。每次治疗取 4～6 个进针点，每周治疗 2 次，10 次为 1 个疗程。一般治疗 2～3 个疗程。治疗时必须严格执行无菌操作。针刀手术后的第 2 日开始短波治疗，每日治疗 2 次，每次 20 分钟，微热量，10 日为 1 个疗程，疗程后休息 2 日再行下 1 个疗程。28 例患者中，显效 14 例，有效 12 效，无效 2 例，总有效率达 92.8%。

7. 土家医酒火疗法配合针刀治疗

王鹏[44]等采用土家医酒火疗法配合针刀治疗强直性脊柱炎 36 例。土家医酒火疗法：患者俯卧，解开外衣或外裤，暴露患处，在患处铺好治疗巾。先将药酒盛入碗内，用火点燃，医生手持治疗锤，将治疗锤放入酒火碗中，锤体纱布着火后迅速拿起放置在治疗部位，反复捶打患处，药酒熄灭后，又放入药酒碗取火，反复 10 余次，一般以患处局部发热为度。酒火捶叩打完毕后，在患者腰背局部涂上少量药酒，施按揉手法治疗 5～10 分钟。每次操作时间为 10～15 分钟。药酒配制：寻骨风 200g、接骨木 100g、三百棒 300g、湘西皮子药 300g、一支箭 100g、地雷 100g、半截烂 100g、赶山鞭 200g、铁灯台 100g、满山香 200g、大血藤 300g、过岗龙 300g。用 50° 以上包谷烧酒 5kg 浸泡 10～20 天，每天摇匀 2～3 次。隔天 1 次，1 月为 1 疗程。针刀治疗：松解股直肌施术点（在两侧髂前下棘股直肌起点处的压痛点）、腹股沟韧带施术点（髂前上棘沿耻骨方向的腹股沟韧带上的痛点）、髂股韧带施术点（髂前下棘与耻骨联合连线中点垂直向下外 2cm）、耻骨肌起点施术点（在耻骨肌起点）、缝匠肌施术点（在髂前上棘缝匠肌起点）、髂胫束施术点、臀大肌施术点、臀中肌施术点、股骨大转子尖施术点（股骨大转子尖压痛点）、转子间嵴施术点（转子间嵴内侧骨缘）。每周 1 次，4 次为 1 疗程。治疗 36 例中，显效 11 人，占 30.55%；有效 23 人，占 63.89%；无效 2 人，占 5.56%。总有效率为 94.44%。

8. 针刀配合臭氧治疗

魏汉贤[45]等采用小针刀松解术配合臭氧注射治疗强直性脊柱炎 36 例。依据患者颈、胸、腰椎及骨盆正侧位 DR 片测量，先定棘间点，然后向两边旁开 2～3.5cm 定关节突点，行针刀松解治疗。针刀治疗结束后行臭氧治疗，对各个针刀术口用 45μg/ml 的医用臭氧 3～5ml 注射，每侧骶髂关节内注射 10～15ml。脊柱强直明显者可适度行手法松解。结果：36 例患者中显效 16 例，有效 19 效，无效 1 例，总有效率达 97.2%。

9. 针刀配合牵引治疗

钟宇春[46]采用针刀及牵引疗法治疗强直性脊柱炎。先进行脊柱对抗牵引。在牵引完成后，在患者脊柱两侧存在痛感的部位实施针刀松解术。先使用Ⅰ型 4 号针刀松解患者脊椎棘突间的棘上韧带和棘间韧带等组织，然后用Ⅰ型 3 号针刀从棘间旁进针，并调整进针方向，在针刀到达脊柱横突间后松解其横突间的软组织，上、下关节突周围组织和骶棘肌等。每 3 天对患者进行 1 次针刀治疗。同时对患者的颈椎、胸椎及腰椎等进行牵引，每天 1 次，每次 1 小时。治疗 40 例患者，临床效果显著。

10. 针刀联合拨针治疗

朱俸涟[47]采用针刀联合拨针疗法治疗强直性脊柱炎。在脊柱两侧的棘突、横突、关节突旁找到病变的部位定位定点，或依据 X 线、CT、MRI 等选取病变的部位，每次可选择 3～6 点，一般在颈、胸、腰椎的棘突、横突、椎板或骶髂关节囊的附着点找到肌腱韧带纤维化或有条索出现的部位进行通透剥离松解。以针刀为主，拨针为辅进行治疗。即先行针刀逐层点切，针刀治疗后，在肌纤维粘连广泛、肌筋膜增厚的部位加用拨针疗法，即用一次性使用无菌性圆头小拨针或消毒后的 Z 型拨针，在浅、深筋膜层分肉之间做 360°拨针法松解术。31 例患者在进行治疗 6 周与治疗 12 周后，晨僵时间、功能性指数评分、VAS、血沉、CRP 均较治疗前降低（$P<0.05$），且治疗 12 周后疗效较治疗 6 周后改善（$P<0.05$）。

11. 针刀联合子午流注针法

胡剑威[48]等采用针刀疗法联合子午流注针法治疗强直性脊柱炎 40 例。基础治疗予常规西药治疗，包括非甾体类抗炎止痛药物（双氯芬酸钠）、慢作用抗风湿药物（柳氮磺吡啶、来氟米特）、免疫抑制剂（甲氨蝶呤）、关节保护剂（锝［^{99}Tc］亚甲基二膦酸盐注射液）。每周治疗 1 次，以半年为 1 个疗程。在基础治疗上加用子午流注针法联合针刀疗法治疗，从第 1 胸椎开始依次将所有的胸、腰椎横突间肌、横突间韧带、棘突间韧带松解。每次治疗 3～5 个椎体。5～7 天后做第 2 次针刀手术，然后按子午流注针法，取此时相对应穴位，进针后按照病情虚实施补泻手法。结果显效 34 例，有效 3 例，无效 3 例，有效率达 92.50%。

12. 激光针刀疗法

侯秀娟[49]等采用激光针刀结合药浴治疗强直性脊柱炎。激光针刀术：以规定穴位（椎体棘突旁开 1.5 寸）为手术点，行针刀松解剥离，每周 1 次，共 3 周。中药蒸汽浴治疗：药物包括牛膝 20g，桑寄生 20g，肉苁蓉 20g，淫羊藿 20g，骨碎补 20g，川断 20g，桂枝 20g，羌独活 20g，桃仁 15g，红花 15g，赤芍 15g，鸡血藤 15g，伸筋草 15g，透骨草 15g。保持温度在 45～50℃之间，每次 30 分钟（轻微汗出即可），每周 3 次，共 3 周。基础治疗包括口服双氯芬酸钠缓释片和柳氮磺吡啶。结果：治疗 2 周后胸廓扩张度和 Schober 试验距离增加，指地和枕墙距离减少，治疗 3 周后上述指标进一步改善。

程建明[50]等采用激光针刀配合中药外敷治疗强直性脊柱炎。激光针刀治疗松解点选取骶髂关节、棘间、棘上、棘旁、上下关节突、髋关节、横突、胸肋关节等部位，每次选取相邻 3～5 个椎体。每 5 天进行 1 次针刀松解术，连续治疗 5 周。中药外敷：组成包括雷公藤、伸筋草、透骨草各 40g，细辛、川乌、桂枝、红花、荆芥、防风、羌活各 30g，用食醋约 250g 兑水少许将药袋浸湿，笼屉内蒸约 30 分钟，拿出后置于患者腰背部或臀部，用加热板加热外敷约 1 小时。每 2 天治疗 1 次，连续治疗 15 次。35 例治疗后，显效 20 例，有效 13 例，无效 2 例，总有效率 94.3%。

杜学辉[51]采用激光针刀配合中药熏蒸治疗强直性脊柱炎 60 例。激光针刀治疗：根据患者病变情况，分别选取颈、胸、腰段椎体棘突间及横突间点、骶髂关节压痛点，松解患部韧带、肌腱及炎性粘连、挛缩的软组织，并于局部行激光照射。休息 1～2 天，1 周后可行第 2 次治疗，2 次为 1 个疗程。激光针刀术后第 2 天可行中药熏蒸治疗。熏蒸药物组成：当归 15g，川芎 15g，制乳香、制没药各 15g，赤芍 20g，青风藤、海风藤各 30g，络石藤 30g，忍冬藤 30g，鸡血藤 30g，伸筋草 30g，五加皮 30g。每次熏蒸约 30 分钟。结束后擦干汗液，避风平躺 1 小时左右，每日 1 次，12 次为 1 个疗程。治疗 2 个疗程后结果：显效 15 例，有效 43 例，无效 2 例，总有效率 96.7%。

13. 综合治疗

赵海博[52]等采用针刀结合中药熏蒸联合西药综合治疗强直性脊柱炎 35 例。在服用塞来昔布胶囊、柳氮磺吡啶等西药的基础上行针刀治疗。选取疼痛比较敏感部位的棘突旁 1.5cm 和棘突间痛点部位，寻找肌肉中痉挛的细小的条索状、颗粒状阳性疼痛结节点进行松解，每周 1 次，共 4 次。针刀松解 48 小时后，给予中药熏蒸治疗，药物包括延胡索 30g、透骨草 20g、鸡血藤 40g、红花 15g、莪术 30g、制川草乌各 20g、制马钱子 6g、威灵仙 20g、羌独活各 20g、骨碎补 20g、天南星 20g、秦艽 30g、汉防己 25g。熏蒸颈背腰部等疼痛部位。每次 30 分钟。每周 3 次。均以 4 周为 1 个疗程，共治疗 3 个疗程。35 例患者经综合治疗后，结果显示临床症状、体征及实验室指标改善均优于单纯西药组。

张太敬[53]运用针刀联合药物外敷治疗强直性脊柱炎 33 例。针刀治疗根据患者的情况选取内收肌腱点、外旋肌点、前外侧点、外侧点、后外侧点、内收肌点、闭孔点进行松解，5 天 1 次，6 次为 1 个疗程。针刀术后第 4 天，开始应用透骨草、制川乌、马钱子、威灵仙、伸筋草、乳香、没药等中药，研成粗末装入布袋中，每 250g 为 1 袋。加入白酒以及醋放入锅蒸 20 分钟后置于手术部位，一般每次 30 分钟。经过针刀松解 6 次后 33 例中 18 例能下蹲自如，两腿并拢，行走步态基本恢复正常，局部疼痛消失；经 7～12 次治疗后 9 例达到上述治疗效果；其余 5 例经 13～18 次治疗后，症状缓解；1 例经治疗 20 次后效果不明显，有效率为 96.9%。

李江明[54]等采用综合疗法治疗强直性脊柱炎。①针刀治疗：找准受累的肌腱、韧带附着点，用针刀行切割松解治疗，每次 1～2 部位，3～5 日 1 次。②静脉滴注：风寒湿痹型用 0.9%氯化钠液 250ml 加黄芪注射液 30ml、香丹注射液 20ml，静滴，每日 1 次，半个月为 1 个疗程；风湿热痹型用 10%葡萄糖液 500ml 加脉络宁注射液 20ml、香丹注射液 20ml，静滴，每日 1 次，半个月为 1 个疗程。③微波治疗：对准疼痛部位，调至合适功率。每日治疗 30～40 分钟。治疗 268 例中，240 例随访 2～4 年，有效者 230 例，无效者 10 例，总有效率为 95.8%。

李连泰[55]等采用蠲痹通督汤配合小针刀松解术及中药熏蒸综合治疗强直性脊柱炎。

口服蠲痹通督汤（狗脊 30g、杜仲 15g、怀牛膝 15g、黄芪 20g、当归 15g、青风藤 15g、独活 15g、防己 10g、制马钱子 10g、延胡索 10g、全蝎 10g、蜈蚣 3～4 条等，自制）。兼有风寒痹阻的，可加用桂枝、细辛等；兼有湿热阻络的，可加用栀子、茯苓、苍术等；兼有瘀血阻络的，可加用制乳香、没药等。每日 1 剂，水煎服，早晚各 1 次，每次 150ml。针刀松解胸、腰椎棘突间隙及椎旁压痛处，每周 2 次，每次 2～3 个部位。可配合应用中药熏蒸腰背部、激光照射脊椎及椎旁，每日 1 次。4 周为 1 个疗程，治疗 3 个疗程。治疗 63 例，疗效显著。

王国栋[56]采用蠲痹通络汤配合小针刀综合治疗强直性脊柱炎。蠲痹通络汤组成：生地 10g，知母 10g，川断 15g，牛膝 15g，杜仲 15g，骨碎补 15g，羌、独活各 10g，防风 10g，煅自然铜 15g，土鳖虫 10g，蜈蚣 2 条，红花 10g，僵蚕 10g，赤、白芍各 10g，伸筋草 10g，透骨草 30g，薏苡仁 30g，甘草 10g。阳虚则加桂枝、制附子；阴虚发热则重用生地、知母，另加黄柏、连翘、忍冬藤等。服用方法：每日 1 剂，分 2 次服，7 日一调方，28 日为 1 个疗程，中间休息 7 日进行第 2 个疗程。针刀松解点：骶髂关节、棘间、棘上、棘旁、上下关节突、髋关节、耻骨联合、髂嵴、横突、胸肋关节、坐骨结节等。每周 1 次，3 个月为 1 个疗程，共 2 个疗程。基础治疗予萘普生缓释片、柳氮磺吡啶片、甲氨蝶呤片。并辅以康复锻炼及心理治疗等。本组治疗 42 例，临床缓解 20 例，显效 15 例，有效 7 例，无效 0 例，总有效率达 100%。

马的峰[57]采用五联外治综合疗法治疗强直性脊柱炎。①推拿按摩：将劲朗辣椒碱软膏均匀涂抹后，采用掌按或大小鱼际按摩全脊柱及背部膀胱经，可增加擦法以促进血液循环。②推罐、刮痧：术者选取瓶口光滑、3 号大小的玻璃火罐，先在施行推罐刮痧的整个背部均匀地涂上薄薄的一层跌打万花油，用闪火法将火罐吸附于背部督脉大椎穴上，行督脉循经推罐刮痧，用轻柔适中的力度（以患者感觉舒适为度）自上而下来回约 20 次，上可至风府、哑门穴，下可至长强穴，推刮至皮肤出现紫红痧斑或患者自觉全脊柱有明显的发热感即可，不强求出痧。在推罐、刮痧的同时可重点揉按点刮督脉上的命门、至阳、灵台、大椎、风府等穴。然后从上而下顺刮整个背部的华佗夹脊穴，来回约 20 次。最后推刮膀胱经一、二线，由上而下，由内到外，依次顺刮，来回约 20 次；在推刮的同时重点揉按点刮膀胱经上的天柱、肺俞、心俞、厥阴俞、膈俞、肝俞、胆俞、脾俞、胃俞、肾俞、大肠俞、小肠俞、三焦俞、次髎穴。推刮时使罐口接触面尽可能平稳、均匀、深透有力。推罐、刮痧一般 7～10 日施术 1 次，治疗 15 次为 1 个疗程，3 个疗程结束后进行临床疗效评估。③针刀松解术及刺血拔罐：于脊柱带区及两侧骶髂关节区选取压痛最为明显的痛点作为针刀进针点。每次可选取 4～6 个进针点，7～10 日治疗 1 次，15 次为 1 个疗程。术毕用消毒纱布稍行止血后，即在针刀进针点上用 3 号玻璃火罐行刺血拔罐，血量一般控制在 5ml 以内，留罐 5 分钟。本组 68 例，治疗 3 个疗程后：临床痊愈 52 例，占 76.47%；显效 8 例，占 11.76%；好转 6 例，占 8.82%；无效 2 例，占 2.97%。总有效率 97.03%。

蒋志刚[58]采用小针刀综合疗法治疗强直性脊柱炎 60 例。①针刀治疗：从屈曲的最高点开始取进针点。中间一刀，该点两侧 1cm 各进 1 刀，每节椎间隙并排 3 刀。常规消毒后，各点注入 2%利多卡因加确炎舒松 A 混合液 1～2ml，待疼痛明显消失后，在原针点进针刀，中间切开棘间韧带，两侧刀口线平行于竖脊肌。进针深度达椎板后，先纵行剥离，再横切剥离 2～3 刀。之后刀刃移向两横突间，切开横突间肌，如在横突处有压痛，刀刃移向横突尖缓慢切剥 2～3 刀，以觉松软为度。术后进行重力牵引，使被切开的肌肉、韧带被拉开延长，3～4 日 1 次，每次切剥上、下各一椎间和横突间肌，直至胸、腰椎被累及之棘间和横突间肌及横突间韧带靠横突骨质全部切开。②手法点穴按摩：从胸椎至腰椎施以滚法。从胸至腰椎双椎突处和各棘突两侧施以重摩法。用拇指或中指关节以指代针顺足太阳膀胱经双侧各穴进行点揉，驼背度数大者，让患者背靠高枕仰卧，医生与助手两人各按双肩和双髂前上棘，同时下压使其前纵韧带延长，以使驼背渐渐伸直，基本伸直后，开始仰卧位，行 5 点式腰背肌锻炼，嘱平时做扩胸运动及拉吊环、单杠等以巩固疗效。60 例治疗后疼痛完全消失，屈曲全部纠正，相应功能均恢复，有效率为 100%。

李华[59]以针刀为主综合治疗强直性脊柱炎。针刀疗法配合银质针疗法：首先采用针刀松解脊柱周围僵硬变性的软组织及相关关节，1 周后采用银质针疗法，在脊柱棘突旁华佗夹脊穴和足太阳膀胱经线路上，在"宁离其穴，不离其经"的原则指导下，每次选择 4 节椎体，双侧经络线同时应用，每侧扎两排，选用 4 号银针，每 1cm 扎 1 针，针尾套上 2×2cm 的药艾球进行加热灸疗，在同一个部位治疗时应离开原针孔 1cm 进针，每周治疗 1 次，至疼痛感和压痛征消失为度。手法治疗：采用脊柱压揉术对脊柱各椎节及四肢关节系统进行揉按治疗，每日 1 次，30 次为 1 个疗程。药物疗法：①中药治疗：核桃仁、枸杞子、川续断、骨碎补、鸡血藤、当归身、制乳香、制没药、蒲黄等道地中药，蜜炼为丸，每丸含生药 6 克，每日 3 次，每次 2 丸，3 个月为 1 个疗程，连用 5～6 个疗程。②每次针刀、银针手术后应用抗生素 3 日，及复方丹参注射液静滴，每日 1 次，10 次为 1 个疗程，间隔 3～5 日继续应用，连用 3～5 个疗程。③中药气浴：每日 1 次，每次 30 分钟左右，温度保持在 37～42℃之间，以周身出汗为度，药浴后补充水及电解质。④西药治疗：柳氮磺胺砒啶片（SASP）第 1 周每次 0.25g，至第 4 周起每次 1.0g，每日 2 次，口服。甲氨蝶呤片（MTX）从 5mg 开始，每周 1 次，口服，每周增加 2.5mg，至 10～15mg 维持。二药合用维持 8～12 个月。用药期间，每周查 1 次血、尿常规，肝、肾功能，以作增减或取舍该药之参考。⑤护理与健康锻炼：按《针刀医学原理》一书中的康复治疗，终身忌烟酒。35 例患者，治疗后缓解 15 例，占 43%；显效 14 例；好转 6 例，占 17%；无效为 0 例，总有效率 100%。

葛恒清[60]采用以针刀疗法为主的综合治疗，对脊柱周围软组织、髋关节周围软组织、腹壁软组织、肌腱末端处病灶行针刀松解、减压、剥离术，手法整复术，脊柱及下肢牵引术，按摩、理疗及中西药物治疗等。治疗病例达 500 例，均取得理想效果。

王勇[61]等采用针刀综合疗法治疗强直性脊柱炎。在患者脊柱两侧有压痛及存在肌肉挛缩的骨突部行针刀松解，3 日治疗 1 次，每次 6～10 个部位，连续 4 周；以后 4 周 1 次，连续治疗 12 周。手法推拿 3 日治疗 1 次，同时予颈、胸、腰椎牵引，每日 1 次，每次 30 分钟，连续 4 周。脊柱及各关节进行系统的功能锻炼，每日 2 小时，分 4 次实施，连续 12 周。沙利度胺片每次 50mg，每日 1 次，口服，每 10 日加 50mg 直至 150mg，维持 24 周；或柳氮磺吡啶肠溶片每次 0.25g，每日 2 次，口服，每周加 0.25g 直至 1.0g，维持 24 周。30 例患者，治疗前后不同时间点身高、枕墙距、Schober 试验、颈椎活动度、VAS、ESR 和 CRP 比较差异有统计学意义（$P<0.05$）。

王光宇[62]采用针刀综合疗法治疗强直性脊柱炎 35 例。①中药治疗：自行研制的葛建痹痿康口服液（药物组成：红花、丹参、葛根、建曲、防风、苍术、当归、秦艽、西洋参等加 50 度白酒浸泡而成），每次 25ml，每日 2 次，根据临床症状缓解程度可连续服用半年或 1 年以上。②针刀治疗：对脊柱周围软组织、髋关节周围软组织行针刀松解术。③牵引及手法治疗：脊柱周围软组织针刀松解术后患者平卧硬板床，以 60kg 的重量行持续对抗牵引 30 分钟后，给予颈、胸、腰手法按摩及四肢屈伸手法，后行腰前屈、后屈、后仰、侧弯、旋转等功能训练，每日 1 次。髋关节周围软组织针刀松解术后，先以手法协助患者做屈髋、伸髋活动，然后做患肢牵引，每日 1 次。④康复治疗：行俯卧撑、仰卧起坐、四肢关节伸屈锻炼。治疗 35 例中，治愈 4 例，有效 29 例，无效 2 例，有效率 94%。

李连泰[14]等将 60 例强直性脊柱炎患者随机均分为两组，对照组口服非甾体类抗炎药+柳氮磺吡啶片+甲氨蝶呤片治疗，治疗组在此基础上加用针刀闭合松解术及中药熏蒸等治疗，嘱患者避风寒湿，保持良好的姿势，进行适当的腰背部功能锻炼。2 个月后观察腰椎活动度及症状的改善情况。结果：两组有效率比较，治疗组明显优于对照组，差异有显著性（$P<0.05$）。

六、针刀术前、术后护理

张传稷[6]认为针刀术前、术后护理对强直性脊柱炎的康复非常重要。强直性脊柱炎是一种全身免疫性疾病，故治疗还应本着内外结合的原则。如注意防止受凉受潮；因其他疾病诱发者应同时治疗；饮食方面应禁止食用海鲜类食品及淀粉含量高的食品，因为淀粉含量高可使肠道内克雷伯杆菌繁殖加快，而该菌所产生的毒素酷似白细胞抗原（HLA-B27），抗体对两者分辨不清，因而加重关节、肌腱部位的炎症反应，使其病情加重。

李玉琴[63]认为良好的护理与强直性脊柱炎的康复关系密切。对患者及其家属进行疾病知识的教育、心理支持，不仅有助于患者主动参与治疗并与医师积极合作，而且也是患者长期坚持治疗中社会心理及康复的需要。与患者讲解术后功能锻炼的重要性，及早进行康复锻炼对强直性脊柱炎患者的后期康复极为重要。在长期坚持、循序渐进、量力而行的原则下指导患者进行体育锻炼，以取得和维持脊柱关节的最好位置，增强椎旁肌肉和增加肺活量，其重要性不亚于药物治疗。

林丽勤[64]认为实施最佳的护理措施是提高针刀手术疗效的重要保证。①术前护理：心理护理，以消除患者的思想顾虑，增加治疗信心，配合治疗和护理。认真做好术前准备，术前做好治疗室、针刀常规灭菌准备。同时要认真准备好术中用物及各种抢救药品和器械。对过度紧张者，术前可遵医嘱给予镇静药。②术中护理：护理人员应熟悉手术的步骤，积极配合医师准备好术中用物。医生施治时，护理人员应密切观察患者病情变化，予持续心电监护。经常询问针感，观察面色及表情。③术后护理：术后在针孔处覆盖无菌敷料，并按压 3 分钟，防止出血，并在每一针孔处贴上专用的伤口贴。如手术结束后发现术区有深在的肿痛，渐进性加剧，则疑有深部血肿形成，应立即局部冷敷。应做好术后病情观察、饮食指导、并发症（疼痛、感染、尿潴留等）的护理、功能锻炼指导及出院后健康指导等护理措施。

田广芳[65]认为规范的、综合的、全程性护理，能最大限度地增强针刀治疗效果，改善和稳定受累关节的功能。①术前护理：心理护理：使患者解除顾虑和恐惧心理，建立起对医护人员和针刀疗法的信任感和安全感，以最佳心理状态接受治疗。术前准备：护士应协助医生做好术前的辅助检查、患者身体准备、手术室消毒等工作。②术中护理：协助患者准备手术体位，配合术者操作，并密切观察术中患者病情变化。③术后护理：包括伤口护理、观察病情变化、生活护理、加强功能锻炼、中医特色护理、饮食护理等。

覃月彩[66]认为在以针刀为主综合治疗强直性脊柱炎的护理中，心理护理可缓解焦虑、抑郁情绪，使患者以最佳心理状态接受治疗。术前准备包括认真做好术前检查，严格掌握适应证，确保手术成功。术前检查刀具，常规高压灭菌。术中护理有体位护理，协助患者取舒适的俯卧位，利于进针和进针后手法的操作；病情观察，注意观察患者的精神状态。术后护理中一般护理如术后卧硬板床，保证脊柱的最佳功能位置；穿刺口护理，应保持穿刺口处清洁干燥，避免水和汗渍浸湿穿刺口，敷料脱落应及时更换。饮食护理，合理地进行饮食调配；功能锻炼，可保持脊柱的生理弯曲，防止畸形，保持胸廓的活动度，维持正常的功能，保持骨密度和强度，防止骨质疏松和肢体废用性肌肉萎缩等。

刘敏[67]认为在整个护理过程中，只有对患者的心理、生活、功能锻炼等方面给予正确指导、护理，尽可能满足患者合理的身心需要，同时建立良好的医患关系，使其树立战胜疾病的信心，才能缩短疗程，提高疗效，消除疾病，减轻痛苦，提高患者的生活质量。

参考文献

[1] 孙定文. 单纯药物与伍用小针刀治疗强直性脊柱炎的临床疗效分析[J]. 中国现代医药杂志，2006，8（10）：133.

[2] 王国栋. 强直性脊柱炎的中西医结合治疗 [J]. 中医药学刊，2006，24（5）：959.

[3] 梁杰群. 小针刀治疗强直性脊柱炎 28 例 [J]. 广西中医药，2007，30（1）：32.

[4] 张国恩，钱玉中，李琪. 针刀结合中药治疗强直性脊柱炎 35 例临床观察 [J]. 中华实用中西医杂志，2004，4（17）：3075.

[5] 胡志敏. 针刀配合马钱子导弹术治疗强直性脊柱炎 [J]. 科学之友，2007（4B）：171.

[6] 张传稷，潘宝祥. 针刀松解治疗强直性脊柱炎的临床研究 [J]. 中国药物与临床，2003，3（3）：268.

[7] 李邦雷，李征. 针刀与短波治疗强直性脊柱炎 94 例 [J]. 中国针灸，2006，26（7）：501.

[8] 王颂歌，曹玉举，潘宏伟，等. 小针刀治疗强直性脊柱炎肌腱附着点炎 40 例 [J]. 中国中医药现代远程教育，2010，8（21）：137.

[9] 易秉瑛. 针刀治疗晚期强直性脊柱炎（AS）376 例临床研究报告 [J]. 科学之友，2007（4B）：151.

[10] 游玉权，陈长贤，许超尘，等. 骶髂关节小针刀治疗强直性脊柱炎临床观察 [J]. 风湿病与关节炎，2016，5（3）：14-18.

[11] 陈伯胜. 基于经络腧穴理论对针刀治疗强直性脊柱炎的效应机制探讨 [D]. 兰州：甘肃中医药大学，2016.

[12] 陈俐，王莘智，刘丹. 基于经络腧穴理论对针刀治疗强直性脊柱炎的效应机制探讨 [J]. 临床

医药文献电子杂志，2019，6（11）：73-75.

[13] 刘佳. 针刀治疗强直性脊柱炎的机制及临床方法研究［D］. 南京：南京中医药大学，2011.

[14] 李连泰，丁静，李海然，等. 小针刀治疗强直性脊柱炎 30 例临床观察［J］. 中国临床医生，2014，42（5）：77-78.

[15] 都帅刚，王学昌，孔倩倩，等. 弧刃针刀综合疗法治疗强直性脊柱炎的疗效及安全性［J］. 辽宁中医杂志，2019，46（3）：602-605.

[16] 师存伟. 小针刀治疗强直性脊柱炎临床观察［J］. 甘肃医药，2013，32（8）：617-618.

[17] 祝君，胡玉龙. 针刀平刺治疗强直性脊柱炎 40 例［J］. 中国妇幼健康研究，2016，27（S2）：538.

[18] 张春艳. 针刀为主治疗强直性脊柱炎临床观察［J］. 中国中医骨伤杂志，2009，17：161.

[19] 王丽杰，王同江，刘歆. 针刀治疗强直性脊柱炎临床观察［C］//中华中医药学会针刀医学分会 2008 年度学术会议论文集. 天津，2008.

[20] 韩清森，谢卫平，李彦枝，等. 补肾强督方联合小针刀治疗强直性脊柱炎临床研究［J］. 陕西中医，2018，39（8）：1141-1143.

[21] 李林雅. 娄氏强脊汤联合针刀疗法治疗强直性脊柱炎［C］//第十二届全国中医风湿病学术研讨会专辑. 昆明，2008.

[22] 佟颖，刁志惠，孙乐，等. 小针刀联合二妙丸加减方治疗湿热浸淫型强直性脊柱炎临床疗效观察［J］. 辽宁中医药大学学报，2018，20（7）：8-10.

[23] 郭效德，周莹，蔺波. 小针刀联合益肾骨痹汤治疗中晚期强直性脊柱炎临床研究［J］. 河南中医，2014，34（3）：447-449.

[24] 王爱华，王海东. 小针刀配合五劳七损方治疗强直性脊柱炎髋关节病变 30 例［J］. 西部中医药，2015，28（4）：120-122.

[25] 苟斌虎，牛时季，曹磊. 小针刀治疗强直性脊柱炎肌腱附着点炎的疗效［J］. 中国卫生标准管理，2020，11（3）：99-101.

[26] 李一平. 针刀联合补肾督、清湿热法治疗肾虚湿热型大偻的临床观察［D］. 哈尔滨：黑龙江中医药大学，2017.

[27] 鄢卫平. 针刀疗法与中医辨证治疗强直性脊柱炎临床观察［C］//中华中医药学会针刀医学分会 2013 年度学术年会论文集. 兰州，2013.

[28] 张鑫杰，张晓娜，王刚，等. 中药联合针刀疗法治疗强直性脊柱炎 36 例［J］. 河南中医，2011，31（9）：1046-1047.

[29] 胡韬. 小针刀治疗强直性脊柱炎及肌腱附着点炎的疗效观察［J］. 现代诊断与治疗，2016，27（11）：1992-1994.

[30] 周楠，刘方铭. 针刀疗法配合中药熏蒸治疗强直性脊柱炎 20 例［J］. 上海针灸杂志，2013，32（2）：136.

[31] 木荣华，张纯武. 中西医结合治疗强直性脊柱炎疗效分析［J］. 浙江中西医结合杂志，2004，14（3）：144.

[32] 田雪梅. 中西医结合配合小针刀治疗强直性脊柱炎 68 例临床分析［J］. 中国社区医师（医学专业），2011，13（31）：163.

[33] 朱祺，郑谅. 针刀结合药物治疗强直性脊柱炎［J］. 临床医学，2016，36（1）：122-124.

[34] 王智明,李伟青,田雪梅,等.针刀联合依那西普改善强直性脊柱炎脊柱功能障碍疗效观察[J].西部中医药，2016，29（1）：119-122.

[35] 翁锐华.针刀配合药物治疗强直性脊柱炎 58 例 [J].求医问药（下半月），2011，9（11）：306.

[36] 鄢卫平，李景周，强天明.针刀治疗强直性脊椎炎 60 例 [J].西部中医药，2013，26（12）：118-119.

[37] 孟锦焕，黄冬梅，孙玲.三联药物加小针刀治疗强直性脊柱炎 60 例临床研究 [J].中国医学创新，2009，6（26）：54-55.

[38] 阚丽丽，王海东，刘安国.疏筋解结针刀闭合松解术对强直性脊柱炎患者功能活动的影响[J].风湿病与关节炎，2019，8（5）：17-19.

[39] 王海东.针刀联合药物治疗强直性脊柱炎髋关节改变 46 例体会 [C] //中华中医药学会针刀医学分会 2009 年度学术会议论文集.济南，2009.

[40] 陈群华，葛继荣，殷琴.CT 引导下针刀松解术配合药物治疗强直性脊柱炎 30 例 [J].福建中医药，2018，49（2）：9-11.

[41] 何彦.小针刀配合功能锻炼治疗强直性脊柱炎 50 例[J].基层医学论坛,2017,21(25):3427-3428.

[42] 刘春燕.督灸合针刀治疗强直性脊柱炎 50 例 [J].中国医药卫生，2005，6（1）：62.

[43] 柴忠，李可畏，梁旭.针刀、督灸配合药物治疗强直性脊柱炎疗效观察 [J].上海针灸杂志，2017，36（3）：327-330.

[44] 王鹏，石慧娟，田园，等.土家医酒火疗法配合针刀治疗强直性脊柱炎 36 例临床观察 [J].中国民族医药杂志，2017，23（11）：18-19.

[45] 魏汉贤，黄碧青，梁颖霞，等.小针刀松解术配合臭氧注射治疗强直性脊柱炎 36 例 [J].广西中医药，2014，37（4）：51-52.

[46] 钟宇春.用针刀疗法治疗强直性脊柱炎的效果研究[J].当代医药论丛,2015,13(24):282-283.

[47] 朱俸涟.针刀联合拨针疗法治疗强直性脊柱炎患者的临床观察 [D].南京：南京中医药大学，2018.

[48] 胡剑威，马丽，董利平.子午流注针法联合针刀疗法治疗强直性脊柱炎 40 例 [J].风湿病与关节炎，2014，3（6）：8-11.

[49] 侯秀娟，朱跃兰.激光针刀结合药浴治疗对强直性脊柱炎脊柱功能的作用 [J].中华中医药学刊，2010，28（8）：1705-1706.

[50] 程建明，穆敬平，郑苏，等.激光针刀配合中药外敷治疗强直性脊柱炎疗效观察 [J].上海针灸杂志，2014，33（11）：1038-1040.

[51] 杜学辉.激光针刀配合中药熏蒸治疗强直性脊柱炎 60 例疗效观察 [J].河北中医，2009，31（8）：1154-1155.

[52] 赵海博，翟明玉，白玉，等.针刀结合中药熏蒸联合西药治疗强直性脊柱炎 35 例 [J].风湿病与关节炎，2014，3（3）：27-29.

[53] 张太敬.针刀联合药物外敷治疗强直性脊柱炎 33 例 [J].河南中医，2011，31（2）：172-173.

[54] 李江明，彭忠明，刘洪周，等.综合疗法治疗强直性脊柱炎 268 例 [J].湖北中医杂志，2002，24（11）：48.

[55] 李连泰，韩贵俊，李海然，等.蠲痹通督汤配合小针刀松解术及中药熏蒸治疗强直性脊柱炎疗效观察 [J].中草药，2012，43（12）：2478-2480.

[56] 王国栋. 蠲痹通络汤配合小针刀治疗强直性脊柱炎 80 例疗效观察 [J]. 中国实用医药, 2009, 4（24）: 165-167.

[57] 马的峰. 五联外治疗法治疗强直性脊柱炎临床疗效机制探讨 [J]. 中医外治杂志, 2009, 18（2）: 36-38.

[58] 蒋志刚. 小针刀综合疗法治疗强直性脊柱炎 60 例 [J]. 云南中医中药杂志, 2010, 31（1）: 53.

[59] 李华. 针刀为主综合治疗强直性脊柱炎的方法与疗效临床研究 [C] //2014 针药并用及穴位用药学术研讨会、山东针灸学会 2014 年学术年会论文集. 济南, 2014.

[60] 葛恒清, 唐铭含, 杨永权, 等. 针刀治疗强直性脊柱炎 [C] //中华中医药学会针刀医学分会全国第九次针刀医学学术年会论文集. 南京, 2010.

[61] 王勇, 刘玉霞, 刘忠建, 等. 针刀治疗强直性脊柱炎的效果观察 [J]. 临床误诊误治, 2010, 23（8）: 712-713.

[62] 王光宇. 针刀综合治疗强直性脊柱炎 35 例 [J]. 中国医药指南, 2012, 10（15）: 625-626.

[63] 李玉琴. 针刀治疗护理早中期强直性脊柱炎临床观察 [J]. 湖北中医杂志, 2012, 34（6）: 62.

[64] 林丽勤. 小针刀治疗强直性脊柱炎的围手术期护理 [J]. 当代护士（中旬刊）, 2012（9）: 42-43.

[65] 田广芳. 小针刀治疗强直性脊柱炎的围手术期护理 [C] //中华中医药学会针刀医学分会 2013 年度学术年会论文集. 兰州, 2013.

[66] 覃月彩. 针刀为主综合治疗强直性脊柱炎的护理 [J]. 护理实践与研究, 2010, 7（8）: 42-43.

[67] 刘敏. 针刀治疗强直性脊柱炎的护理 [J]. 国际护理学杂志, 2011, 30（6）: 851-852.

第十三章
强直性脊柱炎针刀术后康复保健操

"康复"这个词语来源于中世纪的拉丁语，其意是指"重新获得能力"。

20 世纪 90 年代，国际卫生组织对康复的定义为：康复是指综合协调地应用各种措施，最大限度地恢复和发展病者、伤残者的身体、心理、社会、职业、娱乐、教育和周围环境相适应方面的潜能。

所以，"康复"一词的含义是强调患者本身的活动能力和发展患者的潜能，说明康复的意义是强调患者的主动能力。针刀疗法发明以来，在其四大基本理论的指导下，治愈了成千上万的慢性软组织损伤和骨质增生患者，对一些局部的软组织损伤及骨质增生性疾病，比如桡骨茎突狭窄性腱鞘炎、跟骨骨刺等，只需使用 1~2 支针刀进行 1 次闭合性松解就能治愈，于是，有的医生就片面地认为，针刀治疗疾病就是靠针刀扎几下就行了，不需要其他辅助措施，其结果是普遍存在针刀见效快、复发率高的现象，以至于医生和患者都承认针刀治疗有效，但在短时间内就会复发。造成这种现象的原因一方面是对慢性软组织损伤的病理机制认识不足，只把疼痛点当成针刀的治疗点，不清楚慢性软组织损伤的病理结构是以点成线、以线成面的立体网络状病理构架，另一方面是不重视针刀术后的康复，忽略了人体自身的主观能动性。针刀治疗只是帮助人体进行自我调节的一种手段，是一种扶正的手段，人体弓弦力学系统的修复必须由人体自身发挥调节作用才能恢复正常的动态平衡。随着针刀医学的发展，针刀治疗的适应证不断扩大，已经从骨伤科疾病扩展到内、外、妇、儿、五官等多科疾病的治疗，在长期针对强直性脊柱炎的治疗实践中，我们发现针刀的治疗次数不再是 1~2 次，可能达到 10~15 次，针刀的治疗部位也不再是 1~2 刀，而是 12~15 刀。这样，针刀术后人体的自我修复就需要更长的时间，因此，我们根据人体弓弦力学系统和慢性软组织损伤的病理构架理论设计了强直性脊柱炎针刀术后康复操，帮助人体进行针刀术后的自我调节，这种方法是让患者主动参与，充分发挥人体的自主意识，将动态弓弦力学单元的锻炼和静态弓弦力学单元的锻炼两者有机地结合起来，加快针刀术后组织的修复，尽快恢复人体弓弦力学系统的力平衡。

本套康复操具有如下特点：

（1）每一式都在神情安逸、放松中练习，使患者取得事半功倍的疗效。总在喜、怒、哀、怨、恨中，何来平衡之趣。

（2）在伸肩式、扣肩式和突腰式中都安排了静力练习的时间，持续用力 8 秒后，加大用力做短促的动力收缩 1 次。这是根据针刀医学整体理论、网眼理论和中医推拿"寸劲"演变而来，这种方法可以将运动练习从动态弓弦力学单元的练习逐渐转变到静态弓弦力学单元的练习，从局部弓弦力学系统的练习逐渐转变到整体弓弦力学系统的练习，体现了以点成线、以线成面的整体康复理念。

（3）虽然每一式都明确了练习部位和主要运动肌群，且每式都具有调节机体的整体性和协调性的作用，但其练习量的多少需要患者根据自身的条件，量力而行，不可拘泥。

（4）很多练习者欲速愈，试图整天地练习，却忘记了欲速不达的古训，在完成了适合自身练习量的前提下，应参加非练习的各项动作内容，甚至参加社会活动，在乐趣中培养康复的信心，我们谓之"功课以外，快乐之中"。

（一）预备式（图13-1）

身心放松，神态安逸，两脚并拢，周身中正，两手自然下垂，目平视前方，深呼吸3次。

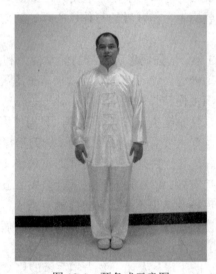

图 13-1　预备式示意图

（二）伸肩式（图13-2，图13-3）

1. 练习原理

本式练习肩关节肩袖肌群、肩带肌及呼吸肌的协同运动能力，增加胸廓的活动度。

2. 练习方法

两脚并拢，周身中正，两手体前十字交叉上举于头顶上方，翻掌心向上，肩、肘、腕及双臂用力作推举状，同时，用最大力量深吸气，持续8秒，第9秒时，加大用力向上推举1次，放下双臂，还原体侧，自然呼吸3次，重复上述动作9次。

（三）扣肩式（图13-4，图13-5）

1. 练习原理

本式锻炼胸大肌、背阔肌、肩胛下肌及呼吸肌等各肌群的协同运动的能力，增加胸廓的活动度。

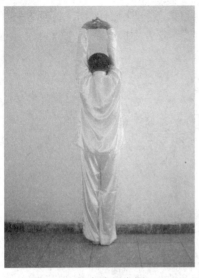 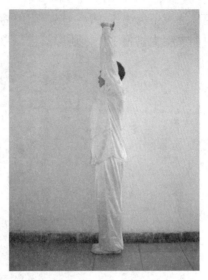

图 13-2　伸肩式示意图（1）　　　　图 13-3　伸肩式示意图（2）

2. 练习方法

　　两脚分开与肩同宽，两膝微下蹲，双臂置于体侧，向内用力内旋、内收，尽最大力量含胸并配合深吸气，持续用力 8 秒，第 9 秒时加大用力内旋、内收 1 次，还原放松，自然呼吸，反亦同。反复 3 次，自然呼吸 3 次，重复 3 次。

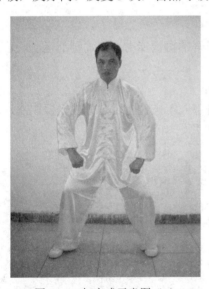 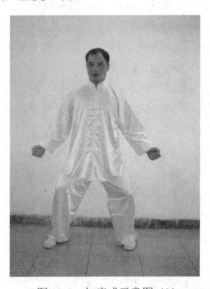

图 13-4　扣肩式示意图（1）　　　　图 13-5　扣肩式示意图（2）

（四）突腰式（图 13-6）

1. 练习原理

本式锻炼竖脊肌、髂腰肌、腹内斜肌、腹外斜肌、腰大肌等肌群的协调运动能力。

2. 练习方法

双脚并拢，两手叉腰，向前微俯身，臀部用力后翘，腰向前塌压，持续 8 秒，第 9

秒时腰稍加大用力塌压 1 次；然后腰用力向后拱顶，臀部用力前扣，持续 8 秒。第 9 秒时腰稍加大用力拱顶 1 次；还原放松，自然呼吸。反方向同理，重复 3 次。

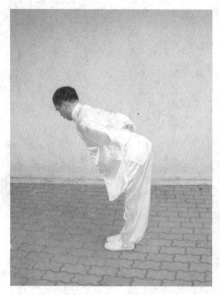

图 13-6　突腰式示意图

（五）搓腰式（图 13-7，图 13-8）

1. 练习原理

本式锻炼腰背肌群、上肢肌和下肢肌各肌群的协调能力。通过腰部运动，培补身体元气，增强生命原动力。

2. 练习方法

两手从体侧向后上升，中指相接，抚于腰部向下搓动，至尾骨尖轻揉 3 次，双手上升，搓回腰部，连续 9 次，还原放松，自然呼吸。

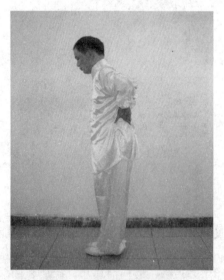
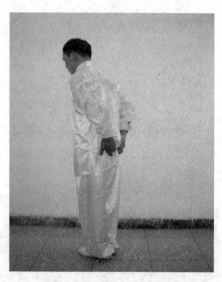

图 13-7　搓腰式示意图（1）　　　　　图 13-8　搓腰式示意图（2）

（六）象行式（图13-9）

1. 练习原理

本式锻炼腰背肌以及全身所有肌群的协调运动能力。

2. 练习方法

四肢触地，全身放松，颈项自然向前伸直，仿大象向前爬行，练习时全脚掌和全手掌放松触地行走，前进、后退共20步，还原放松，自然呼吸。

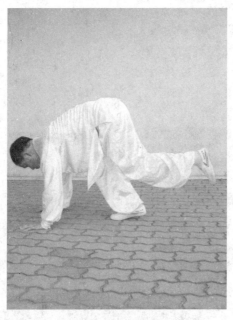

图13-9　象行式示意图

（七）搓脚心（图13-10，图13-11）

1. 练习原理

本式通过对肾经经气的激发，培补身体元气，增强生命原动力，以及锻炼全身各肌群的协调能力。

2. 练习方法

左腿屈髋、屈膝，左手轻扶左脚掌，右手掌心从左足跟轻轻搓至左足尖，往返9次，还原放松，自然呼吸3次。左、右各重复练习9次。

（八）推腹式（图13-12，图13-13）

1. 练习原理

本式对内脏进行挤压和按摩，使内脏均接受了有序的被动运动。同时，锻炼了腰背肌群、多裂肌、回旋肌等的协调能力，所以提高内脏和肢体的协同运动能力。

2. 练习方法

平躺于练习毯上，两手从体侧上升，掌心相叠置于胸部，肩、肘、腕放松，相叠的双手沿体前正中线轻推至耻骨联合部，稍停，轻压。然后，相叠的双手稍离腹部皮肤寸许，沿体前正中线返回胸部，双手沿体前正中线再轻推至耻骨联合部，稍停，轻压，如此反复 50 次，还原放松，自然呼吸 3 次。同理，继续沿两侧锁骨中线各轻推 50 次，然后再回到体前正中线轻推 50 次，还原放松，自然呼吸 3 次。

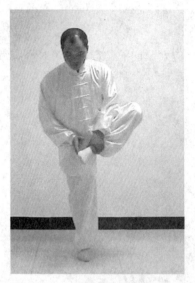 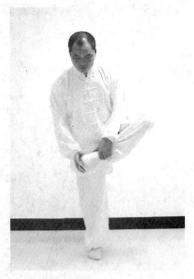

图 13-10　搓脚心示意图（1）　　　　图 13-11　搓脚心示意图（2）

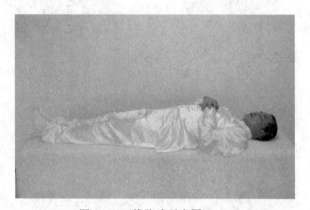

图 13-12　推腹式示意图（1）

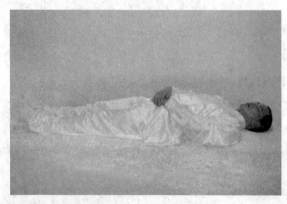

图 13-13　推腹式示意图（2）

（九）推掌式（图 13-14）

1. 练习原理

本式通过呼吸运动的力量传递，让内脏和脊柱周围的韧带及上、下关节突关节产生有序运动，锻炼脊柱静态弓弦力学系统和内脏的协同运动能力。

2. 练习方法

平躺于练习毯上，两手掌心相叠置于腹部，全身放松，自然呼吸，认真体会吸气时腹肌对双手掌的推动和气流对腰部的撑涨感，默数 300 次。

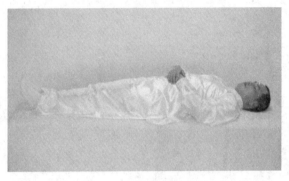

图 13-14　推掌式示意图